药学课程思政教学案例集

主 编｜韩 峰 徐华娥
副主编｜张宏娟 赵昆磊

U0300964

人民卫生出版社
·北 京·

版权所有，侵权必究！

图书在版编目（CIP）数据

药学课程思政教学案例集 / 韩峰，徐华娥主编 . —北京：人民卫生出版社，2021. 11（2023.9 重印）

ISBN 978-7-117-31568-5

Ⅰ . ①药…　Ⅱ . ①韩…　②徐…　Ⅲ . ①医学院校 - 思想政治教育 - 教案（教育）- 中国　Ⅳ . ①G641

中国版本图书馆 CIP 数据核字（2021）第 083375 号

| 人卫智网 | www.ipmph.com | 医学教育、学术、考试、健康，购书智慧智能综合服务平台 |
| 人卫官网 | www.pmph.com | 人卫官方资讯发布平台 |

药学课程思政教学案例集
Yaoxue Kechengsizheng Jiaoxue Anliji

主　　编：韩　峰　徐华娥
出版发行：人民卫生出版社（中继线 010-59780011）
地　　址：北京市朝阳区潘家园南里 19 号
邮　　编：100021
E - mail：pmph @ pmph.com
购书热线：010-59787592　010-59787584　010-65264830
印　　刷：北京盛通商印快线网络科技有限公司
经　　销：新华书店
开　　本：787 × 1092　1/16　印张：10
字　　数：243 千字
版　　次：2021 年 11 月第 1 版
印　　次：2023 年 9 月第 2 次印刷
标准书号：ISBN 978-7-117-31568-5
定　　价：49.00 元

打击盗版举报电话：010-59787491　E-mail：WQ @ pmph.com
质量问题联系电话：010-59787234　E-mail：zhiliang @ pmph.com

编委 （按姓氏笔画排序）

马腾飞　南京医科大学药学院
王秀珍　南京医科大学药学院
王源园　南京医科大学第一附属医院
邓益斌　苏州大学药学院
史丽英　南京医科大学药学院
冯黎黎　南京医科大学药学院
朱荔　南京医科大学药学院
朱海亮　南京大学生命科学学院
仲琰　东南大学化学化工学院
刘阳　南京医科大学药学院
刘利萍　南京医科大学药学院
许飞飞　南京医科大学药学院
许贯虹　南京医科大学药学院
苏钰文　南京医科大学药学院
李飞　南京医科大学药学院
李瑞　南京医科大学药学院
李歆　南京医科大学药学院
李玲玲　南京医科大学药学院
李晓坤　河南中医药大学药学院
杨静　南京医科大学药学院
杨旭曙　南京医科大学药学院
杨家强　遵义医科大学药学院
吴迪　南京医科大学第一附属医院
吴斌　南京医科大学药学院
何广武　南京医科大学药学院
邹颖　南京医科大学第一附属医院
辛洪亮　南京医科大学药学院
汪妙然　宿迁市第一人民医院
张吉　南京医科大学第一附属医院
张军　南京医科大学药学院

张青　南京医科大学药学院
张杜枭　南京医科大学第一附属医院
张丽颖　南京医科大学药学院
张振琴　南京医科大学药学院
张爱霞　南京医科大学药学院
陈其　三江学院
陈冬寅　南京医科大学药学院
陈立娜　南京医科大学药学院
陈维琳　南京医科大学药学院
陈筱清　首都医科大学中医药学院
林小燕　福建医科大学附属漳州市医院
林瑜辉　南京医科大学药学院
金阳　南京医科大学药学院
周佳　上海交通大学医学院附属新华医院
　　　药学部
周萍　南京医科大学药学院
周颖　南京医科大学第一附属医院
周其冈　南京医科大学药学院
罗晓娟　三江学院
居一春　南京医科大学药学院
段振东　南京医科大学药学院
胡静　南京医科大学第一附属医院
胡琴　南京医科大学药学院
昝珂　中国食品药品检定研究院中药民族药
　　　检定所
姜慧君　南京医科大学药学院
洪俊丽　南京医科大学药学院
徐玲燕　南京医科大学附属逸夫医院
徐群为　南京医科大学康达学院
秦亚娟　南京医科大学药学院

3

顾融融　南通大学附属医院

高　锁　贵州中医药大学药学院

郭　苗　南京医科大学第一附属医院

梁承远　陕西科技大学食品与生物工程学院

温小安　中国药科大学药学院

蔡　政　南京医科大学药学院

潘玉珍　大连理工大学化工学院

戴柔丽　南京医科大学第四附属医院
　　　　医务部

魏芳弟　南京医科大学药学院

魏梦琳　南京医科大学第一附属医院

魏继福　南京医科大学第一附属医院

前　言

习近平总书记在全国高校思想政治工作会议以及全国教育大会上要求高校思想政治教育需融入各课程教学和改革的各环节、各方面，使其与思想政治理论课同向同行，形成协同效应，实现立德树人，牢牢把握思想政治理论课在社会主义核心价值观教育中的核心地位，充分发挥其他所有课程的育人价值。目前，这种通过课程思政方式践行立德树人的理念已经深入人心，各大高校正如火如荼地开展相关工作。

为深入贯彻习近平总书记的要求，南京医科大学药学院组织了全国20余家药学相关单位的药学工作者，他们有从事一线教学科研工作的高校教师，有来自各大医院的临床药师，也有从事药品检验的工作人员，大家结合平时的工作经验总结了自己在教学中积累的案例以及工作中遇到的实践问题，按照药物分析学、化学、临床药物治疗学、生药学、药事管理学、药物化学、药理学、药剂学、临床药理学九个学科方向编写了95个具有代表性的药学课程思政教学案例，为药学及相关专业的院校教师与学生提供参考。本书编撰的课程思政教学案例着重强调价值塑造在专业学习中的突出地位，培养学生成为实现中华民族伟大复兴的生力军，肩负起国家和民族希望的使命和责任。通过编撰这些案例，我们希望将知识传授与理想信念教育有机结合起来，力求实现润物无声的立德树人教育目的。

本书编写过程中，适逢新型冠状病毒全球肆虐，全国人民在中央和各级政府的带领与指导下，上下一心，共同抗疫，取得了抗疫阻击战的决定性胜利。这场没有硝烟的战斗也让全国人民感受到了祖国的强大、民族的自信，激发了民众的爱国之情，可以说，全国人民打赢这场战役本身就是一个鲜活的思政教育范例。《药学课程思政教学案例集》在这样的背景下出版，将会进一步加强药学专业学生的理想信念教育，有利于将他们培养成德智体美劳全面发展的社会主义建设者和接班人。

药学专业课程思政教学案例集的编写尝试在国内尚属首次，结合药学专业特点，编写案例浅显易懂、生动有趣，我们衷心希望本书能够在药学教育中发挥积极作用，并得到读者们的青睐。

在编写过程中，我们得到了药学界各位同仁们的指导与帮助，在此一并表示诚挚感谢！由于编写时间有限，难免存在疏漏，敬请谅解，欢迎各位读者批评指正！

《药学课程思政教学案例集》编委会

2021年11月于南京医科大学

目 录

第九章　临床药理学课程思政教学案例　139

第一章 药物分析学课程思政教学案例

1. 工匠精神与生物大分子检测——坚持不懈、敏锐细心

2018 年，*Nature* 发表了一篇题为 *High performance plasma amyloid-β biomarkers for Alzheimer's disease*[《阿尔茨海默病的高性能血浆淀粉样 β 生物标记物》] 的文章，研究者在个体水平上预测了脑内 β- 淀粉样沉积的潜在临床应用价值，为阿尔茨海默病的早期广泛筛查提供了可能 [1]。这项工作被新闻媒体进行了大量的宣传，众多媒体纷纷以"一滴血就可以提前 30 年检测出 AD 患者"为主题进行了报道 [2]。在这篇论文的作者名单中有一个熟悉的名字：田中耕一（Koichi Tanaka），2002 年诺贝尔化学奖获得者。

田中耕一，1959 年出生于日本富山市。他出生一个月母亲就因病去世了，由叔叔田中光利抚养长大。由于家境清贫，田中耕一从小就养成了节俭的好习惯，按田中耕一的说法是秉承了祖母"捨てるのはもったいない（扔掉就是浪费）"的理念。受叔叔影响，田中耕一特别擅于动手，上学做实验的时候也勤于思考，敢于发挥想象力，常得到一些与众不同的结果；高中班主任常说他"研究心旺盛"。田中耕一高中毕业后考入了全日本排名第三的东北大学工学部电气工学系。大学毕业后，田中耕一才得知自己的身世，特别是亲生母亲因病早逝的悲剧促使他决定投身医疗检测设备的相关工作。于是，田中耕一进入了岛津制作所（岛津公司的前身）下属技术研究本部中央研究所，从事电气设备研发工作 [3]。

1985 年起，田中耕一参与开发一种新型质谱仪，负责生物大分子质量激光测量方法的研究。质谱测量分子量时，需要把样品分子离子化并使其带电，再利用电磁场将不同的离子按照质量来进行分离并检测。但因为生物大分子分子量大，离子化过程需要较高能量，容易导致结构被破坏。如何解决这个难题，就成了田中和同事们的当务之急。

田中耕一的任务是尝试向样品中添加辅助介质帮助提升蛋白质的分子离子化率。虽然田中筛选了几百种辅助介质，但始终没有取得任何实质性的进展。此时，有同事建议他用钴超细金属粉末试一试，这些金属颗粒的粒径接近激光波长，可以高效吸收光能。于是，田中耕一开始尝试将超细钴粉分散在有机溶剂中作为辅助介质，以期提高分子离子化率，但结果仍不理想。

1985 年 2 月的一天，在尝试测量维生素 B_{12} 分子量的试验中，田中耕一误将甘油当成丙酮作为分散剂分散钴超细金属粉末 [4]。考虑到钴超细金属粉末价格不菲，从小具有"捨てるのはもったいない"理念的田中耕一心想，如果把溶剂甘油除掉，剩下的钴粉是可以重新使用的。于是田中耕一把混合物进行了真空干燥，为了加快挥发速度，他又打开了激光源对钴粉混合物进行照射。为了检验挥干后的钴粉是否可以重复利用，他还用监测设备观察信号。突然，他注意到信号当中出现了一个前所未有的微弱信号峰，而且看上去并不像噪音

峰。多次重复结果相似，田中耕一意识到这可能就是一个有意义的质谱信号峰，这个信号显示的结果正是样品维生素 B_{12} 的分子量。

看到这一结果，田中耕一备受鼓舞，他继续尝试将这个体系用于检测分子量更大的化合物，经过了无数次条件优化，终于在 1985 年下半年检测到了一种酶的分子量，这是生物大分子检测史上划时代的突破。

田中耕一发明的这种离子化方法被称为基质辅助激光解吸附电离法（matrix-assisted laser desorption ionization, MALDI）[5]。MALDI 解决了极性大、热稳定性差的蛋白质、多肽、核酸等生物大分子的分子量测定难题，为现代蛋白质组学提供了有力武器。因其在"发明生物大分子的质谱分析法"方面作出的杰出贡献，田中耕一获得了 2002 年诺贝尔化学奖。

获得诺贝尔奖之后，各种荣耀纷至沓来。但田中耕一不为所动，远离喧嚣，在之后的十六年里，潜心研究体内重要大分子与疾病的内在联系，在 AD 相关蛋白的检测等领域取得了一系列重大研究成果。

也许有人会把田中耕一的成功归因于他的那次"失误"，也许有人觉得他"运气好"。可事实上，如果没有他那无与伦比的工匠精神，如果没有他那千百次的尝试与失败，如果没有他的坚持不懈，如果没有他异于常人的细心观察和科学嗅觉，甚至如果没有他的"捨てるのはもったいない"理念，上天是不会眷顾他的！机会总留给有准备的人，是金子就一定会发光。

参考文献：

[1] NAKAMURA A, KANEKO N, VILLEMAGNE V L, et al. High performance plasma amyloid-β biomarkers for Alzheimer's disease. Nature, 2018, 554(7691): 249-254.

[2] 邹昱, 张庆文, 陈佩杰, 等. β-淀粉样蛋白研究热点与内容分析. 基因组学与应用生物学, 2019, 38(11): 5164-5174.

[3] 刘珊, 后藤顺一, 安达三郎. 2002 年诺贝尔化学奖获得者——田中耕一. 光谱学与光谱分析, 2003(04): 829-830.

[4] 韦佳. 田中耕一其人其事. 日本学刊, 2003(02): 154-158.

[5] LOO J A, SMITH R D, VEENSTRA T D. The Tools of Proteomics. Advances in Protein Chemistry, Academic Press, 2003: 65, 25-56.

（南京医科大学药学院　许贯虹　胡　琴）

2. 齐齐哈尔第二制药厂"亮菌甲素"事件反思——诚信做药、生命至上

2006 年 4 月，中山大学附属第三医院 65 名患者使用齐齐哈尔第二制药厂（以下简称齐二药）生产的亮菌甲素注射液，其中多人出现急性肾衰竭临床症状，最终 13 名患者死亡、2 名患者重伤。一时之间，举国震惊。经广东省药品检验所查明，该批号亮菌甲素注射液中

含二甘醇,是导致患者急性肾功能衰竭的罪魁祸首。

我们看一下案件的经过:

2006 年 4 月 19 日,广州中山大学附属第三医院(以下简称中山三院)传染科开始使用齐二药生产的亮菌甲素注射液。

2006 年 4 月 22 日至 30 日,中山三院传染科发现重症肝炎患者中先后出现多人急性肾功能衰竭症状,其中有 11 人死亡,初步怀疑是因为使用了齐二药生产的亮菌甲素注射液。

2006 年 5 月 9 日,广东省药品检验所初步查明齐二药生产的亮菌甲素注射液中含有二甘醇。

2006 年 5 月 20 日,由中华人民共和国监察部、中华人民共和国公安部、中华人民共和国卫生部、国家食品药品监督管理局组成的联合调查工作组对齐二药制售假药案件进行了深入调查。

2007 年 8 月 8 日,广州市中级人民法院公开庭审本案刑事部分,法庭认定,5 名被告的行为都构成重大责任事故罪,一审判决主犯朱传华有期徒刑 7 年,其余 4 人被判处有期徒刑 4~6 年。

在这起案件中,不法商人王桂平伪造药品生产许可证等证件,将工业原料二甘醇冒充药用辅料丙二醇出售给齐二药。齐二药采购员钮忠仁违规购入假冒丙二醇,化验室主任陈桂芬等人严重违反操作规程,未将检测图谱与"药用标准丙二醇图谱"进行对比鉴别,并在发现检验样品"相对密度值"与标准严重不符的情况下,将其改为正常值并签发合格证,致使假冒药用辅料投入生产,制造出假药——亮菌甲素注射液,并投放市场[1]。据新闻媒体报道,庭审中,齐二药总经理尹家德竟表示对假药事件毫不知情,副总经理郭兴平则承认公司 GMP 认证是花 10 万元买来的。采购员钮忠仁表示自己看不懂化验资料;化验室主任陈桂芬甚至没有初中毕业,更没有受过专业培训;副总经理朱传华明知溶剂密度超标,竟称"公司内部惯例是即便产品检验不合格也要按合格开(指合格报告书)"[2]。

本案中提到的亮菌甲素是亮菌的重要成分,具有消炎、促进胆汁分泌、松弛胆总管末端括约肌、降低十二指肠紧张度等作用[3]。亮菌甲素注射液多用于急性胆囊炎、慢性胆囊炎、其他胆道疾病并发急性感染及慢性浅表性、萎缩性胃炎、黄疸型肝炎等疾病的治疗[4],是临床常用药。事件中的两个关键是丙二醇和二甘醇。丙二醇是药品生产中常用的一种溶剂,其安全性和稳定性已得到充分证明;二甘醇也是一种工业溶剂,与丙二醇外观极为相似,都是无色、无臭、透明、吸湿性的黏稠液体,但二甘醇却是"劣迹斑斑"。自 1933 年起,二甘醇曾至少引起四起震惊全球的药害中毒事件,导致近 500 人死亡,所以在药品生产中被禁止使用。然而就是这种禁用物质却出现在了齐齐哈尔第二制药厂生产的亮菌甲素注射液中。

为什么犯罪分子会用二甘醇冒充丙二醇呢?追逐利益是根本原因。市场上工业原料级的二甘醇价格不到药用辅料丙二醇的一半。据王桂平交代,他以每吨 7 000 元左右的价格购进二甘醇,再以每吨 14 500 元转手卖给齐二药。按规定,经销商销售药用辅料时必须向药厂提供相关资质证明。而王桂平则伪造了营业执照、药品生产许可证、药品注册证、产品检验单和产品合格证。

那么,企业如何正确鉴别丙二醇还是二甘醇呢?方法很简单,只需一台普通的红外光谱仪就可以做到。《中国药典(2020 年版)》四部规定,注射用丙二醇的红外光吸收图谱应与对照图谱一致。丙二醇和二甘醇结构式有一定的相似处,所以红外光谱也非常接近,但是很明显,由于二甘醇中有 C—O—C 键,而丙二醇没有,所以二甘醇的不对称伸缩振动峰是区别两者的特征峰。

一场本可通过简单鉴别就能够避免的悲剧,却由于生产商的利欲熏心、生产者的玩忽职守、各级管理部门的监管缺失,最终导致了不可原谅的后果。"亡羊补牢,犹未迟也"。但愿药品监管部门、生产企业,以至每一个生产者都以对人民高度负责的精神,切实做好生产、销售、流通的每一个环节,为大众提供质量可靠、安全有效的药品。

参考文献:

[1] 孟庆. "齐二药"赔偿案一审判决震惊医界. 医院管理论坛, 2008, 7 (25): 19-22.

[2] 李玮, 宋民宪. 论生产、销售假劣药罪的犯罪主观方面. 医学与法学, 2014, 6 (01): 41-45.

[3] 王建军, 李平. 亮菌制剂研究概况. 中医药临床杂志, 2010, 22 (05): 469-470.

[4] 周智, 赖宁, 凌宁, 等. 亮菌甲素治疗黄疸型肝炎 234 例疗效观察. 重庆医学, 2004 (08): 1221-1222.

(南京医科大学药学院 许贯虹)

3. 三聚氰胺毒奶粉事件的警示——质量至上,锐意革新

2008 年 9 月震惊中外的"三鹿毒奶粉"事件在中国爆发。事件揭发的原因是 2008 年 9 月 8 日,甘肃省岷县 14 名婴儿同时患上了婴儿不易患的肾结石。至 2008 年 9 月 11 日甘肃全省共发现 59 例肾结石患儿,部分患儿已发展为肾功能不全,并有 1 人死亡。这些婴儿最终被确认共同点都是食用了三鹿价位为 18 元左右的奶粉。不仅如此,人们发现两个月来中国多省已相继发生类似事件。中华人民共和国卫生部当时高度怀疑三鹿牌婴幼儿配方奶粉被三聚氰胺污染。2008 年 9 月 12 日三鹿集团声称,此事件是由于不法奶农为获取更多的利润向鲜牛奶中掺入了三聚氰胺。随即,国家相关部门加强监管力度,为保证乳制品安全对其进行了彻查,尤其是设专项检测了婴幼儿奶粉中三聚氰胺的含量。当时我国共有 109 家婴幼儿奶粉生产企业,国家质量监督检验检疫总局对这些企业的 491 批次产品进行排查,检验显示有 22 家企业 69 批次产品检出了含量不同的三聚氰胺。该事件亦重创中国制造商品信誉,多个国家禁止了中国乳制品进口[1]。

为什么在鲜牛奶中掺入三聚氰胺会获得更多的利润呢? 决定因素是蛋白质含量的分析方法和三聚氰胺的性质。

乳制品中的蛋白质含量是评定其质量优劣的重要营养指标之一。根据国家标准,0~6 个月婴幼儿奶粉的蛋白质含量必须达到 12~18g/100g, 6 个月 ~3 岁婴幼儿奶粉的蛋白质含量必须达到 15~25g/100g。乳制品中蛋白质含量通常采用"凯氏定氮法",其基本原理为:以 $CuSO_4$ 或 SeO_2 作催化剂,加入 K_2SO_4 提高沸点,以促进消化分解过程,将试样与浓 H_2SO_4 共煮,使有机化合物中的碳和氢转化为 CO_2 和 H_2O 并逸出,氮转变为铵盐(NH_4)$_2SO_4$。随后,铵盐溶液中加入过量的浓 NaOH,加热煮沸,将 NH_3 蒸出,用 2% H_3BO_3 吸收,生成 $H_2BO_3^-$;最后,用 HCl 标准溶液滴定,根据 HCl 的浓度和体积,计算出样品中的氮元素含量,

乘以 6.25，则得蛋白质含量 [2]。"凯氏定氮法"能够准确测出氮元素含量，但是，却无法区分氮元素来源，无法辨别测得的氮元素是来自蛋白质还是其他物质，只要添加一些含氮量高的物质就可造成蛋白质含量达标的假象。

三聚氰胺是一种三嗪类含氮杂环化合物，分子式为 $C_3H_6N_6$，含氮量为 66% 左右，按凯氏定氮法换算成蛋白质的含量为 416%。因此，三聚氰胺也称为蛋白精。牛奶中如果掺入三聚氰胺并加入大量的水，其中的氮含量肯定会符合标准，也就是蛋白质含量会符合标准。李项华 [3] 的研究显示，每千克牛奶添加 0.1g 三聚氰胺，其蛋白质含量的检测值就能提高 0.4%。此外，奶牛饲料中三聚氰胺污染也可能是导致牛奶三聚氰胺污染的一个因素。研究表明，给奶牛饲喂被三聚氰胺污染的饲料，也可在其所产的牛奶中检测出三聚氰胺，并且与饲料中三聚氰胺的含量呈高度相关性。三聚氰胺价格低廉，批发价为 6 元 /kg 左右。有人估算在植物蛋白粉和饲料中，使测试蛋白质含量增加一个百分点，用三聚氰胺的花费只有真实蛋白质原料的 1/5。另外，三聚氰胺作为一种白色结晶粉末，没有明显的气味和味道，掺杂后不易被发现。但是，三聚氰胺没有任何营养价值，本身属于低毒性物质，进入体内后，在胃酸的强酸环境作用下，逐步发生水解，形成三聚氰酸。三聚氰胺和三聚氰酸这两种物质都不能被机体转化，只能随血液循环运动到肾脏。在肾脏中，两个物质通过分子间氢键形成一个大分子复合物。这种复合物不溶于水，可在肾脏中蓄积、结晶并形成结石，造成肾小管阻塞、积水，最终导致肾衰竭，甚至危及生命。经常饮水的成年人并不易形成三聚氰胺结石，但在水摄入量较少且肾脏较小的婴幼儿体内，则容易形成结石 [4]。

自 2008 年爆发三聚氰胺毒奶粉事件后，三聚氰胺含量的检测方法就成为需首要解决的问题。GB/T 22388—2008 规定了原料乳、乳制品以及含乳制品中三聚氰胺的三种测定方法，即高效液相色谱法、液相色谱 - 质谱 / 质谱法和气相色谱 - 质谱联用法（包括气相色谱 - 质谱法和气相色谱 - 质谱 / 质谱法）。三种方法均属于色谱分析法，即先将样品中的三聚氰胺分离，而后对其进行定性和定量分析，其优点是灵敏、准确，但缺点也很突出——需要昂贵而精密的大型仪器、专门训练的技术人员、检测耗时长。分析工作者一直致力于新方法的建立，酶联免疫法、比色分析法、毛细管电泳法、拉曼光谱法等不断涌现 [1, 5]，但依然满足不了经济实惠、便于携带、操作简单、现场快速检测的要求。这条道路依然漫长，需要分析工作者不断创新、探索和努力。

参考文献：

[1] 谭佳媛. 基于表面增强拉曼光谱和超分子作用快速检测三聚氰胺. 上海：浙江工业大学，2017.

[2] 胡琴，彭金咏. 分析化学. 北京：科学出版社，2016.

[3] 李项华. 问题奶粉罪魁祸首——三聚氰胺. 中国计量，2008，10：42-43.

[4] KOBAYASHI T, OKADA A, FUJII Y, et al. The mechanism of renal stone formation and renal failure induced by administration of melamine and cyanuric acid. Urological Research, 2010, 38（2）：117-125.

[5] 王硕. 三聚氰胺表面等离子体共振免疫传感检测研究. 天津：天津科技大学，2015.

（南京医科大学药学院　魏芳弟）

4. 梁晓天院士巧解中药结构——不拘一格、百折不挠

从 2002 年的严重急性呼吸综合征（severe acute respiratory syndrome，SARS），到近期的手足口病、甲型 H1N1 流感，再到 2020 年的新型冠状病毒肺炎，中医药疗效确切、优势显著，不断为人类健康作出贡献。党中央、国务院高度重视中医药发展，习近平总书记指出："切实把中医药这一祖先留给我们的宝贵财富继承好、发展好、利用好。"推进中药现代化，一直是药学工作者努力的方向。梁晓天院士便开创了应用谱学技术研究中药化学成分的化学结构的先河。

20 世纪 50 年代中国靠经典的化学反应方法来测定天然产物的化学结构，但国外已经开始采用现代谱学手段（紫外光谱、红外光谱、核磁共振波谱与质谱法）测定化学结构了。梁晓天敏锐地意识到这是一套在速度、效率和准确度上远远超过化学方法的先进手段，立即紧追紧赶。他凭借自己扎实的物理、化学基础，率先采用核磁共振波谱，在短短一年内就成功地确定了治疗脊髓灰质炎后遗症和面神经麻痹的药物一叶萩碱的结构，令国内外专家瞩目[1]。

为推广核磁共振技术、摸索出一套解谱方法，梁晓天一头扎进艰苦烦琐的演算堆中。20 世纪 60 年代初，我国处于经济困难时期，由于缺乏营养，他全身浮肿，伏案时间过长，双腿、双脚肿胀难忍，经常连鞋都穿不上。长期劳累使梁晓天患上肝炎，有几次连喝水的杯子也拿不住。领导和同事劝他休息，他眼含热泪、饱含深情地说："请大家理解我。我千辛万苦回国，不是找个安逸的生活，我的最终愿望就是为祖国人民服务。"[2]那时国内还没有电子计算机，他就用普通的计算尺，反复进行推导演算。无论何时何地，他总是手不离稿纸。十年过去了，他终于演算出一种简单的公式，成功地简化了核磁共振中复杂的 ABC 和 AA′BB′ 系统的解析方法，该项成果对核磁共振波谱的推广应用具有重要的实用意义。在大量工作的基础上，梁晓天编译了《核磁共振波谱解析简论》，编著了《高分辨核磁共振氢谱的解析和应用》。这两部较早的有关核磁共振专著，至今仍为各大院校相关专业的主要参考书，其中《高分辨核磁共振氢谱的解析和应用》于 1978 年获得全国科学大会著作奖[3]。

凭着渊博的知识和勇于探索的精神，梁晓天确定了一系列含量极少、结构复杂的药物化学结构，如驱蛔虫药川楝素、抗疟疾药鹰爪素、抗生素类药创新霉素、治疗急性胆道感染药亮菌甲素等。同时，他还在合成"鱼腥草素"等消炎药、探讨克山病的病因等方面做出了突出成绩，成为我国将紫外光谱、红外光谱、核磁共振波谱和质谱法等技术引进和应用于测定化学结构的先驱者，为填补我国波谱学理论和技术的应用推广作出了重大贡献。在他的积极推动下，我国的药物研究迅速赶上国际先进水平。为此，1994 年梁晓天获得首届中国医学科学奖，是获该奖的第一人，也是当年唯一的一位。1995 年梁晓天获得何梁何利基金科学与技术进步奖（化学奖）[4]。

目前，谱学技术在中药研究中已被广泛应用，但中药品种不断推陈出新，中药的质量还远没有科学量化，有待于药学工作者传承梁晓天院士不断探索、乐于奉献的精神，结合现代分析技术，为中药的研制提供更有效的手段，实现中药现代化。

参考文献：

[1] 江泸沪,岳颖,李莹,等. 默默奉献 勇于探索——记首届中国科学家获得者梁晓天教授. 中国科技奖励(获奖人物),1995,4: 13-15.

[2] 高军,王本进. 冲破艾森豪威尔封锁的药学家——梁晓天. 首都医药,2000,7(2): 5-6.

[3] 姬政. 介绍著名药物化学家梁晓天. 药学通报,1984,19(7): 49-51.

[4] 高军,纪玉英,王本,等. 5名美国飞行员战俘换回的科学家——我国著名药物化学家、中国科学院院士梁晓天的传奇人生. 首都医药,2005,6: 47-50.

（南京医科大学药学院 魏芳弟）

5. 从"长春长生疫苗"事件谈生物制品的质量控制——人民至上、诚实守信

2017年11月3日,原国家食品药品监督管理总局接到中国食品药品检定研究院报告,在药品抽样检验中,检出长春长生生物科技有限公司(简称长春长生)生产的批号为201605014-01的百白破疫苗效价指标不符合标准规定[1]。2018年7月15日,在飞行检查中发现其冻干人用狂犬病疫苗生产存在编造生产记录和产品检验记录、随意变更工艺参数和设备等行为,严重违反了《中华人民共和国药品管理法》《药品生产质量管理规范》有关规定,国家药品监督管理局已责令企业停止生产,收回药品GMP证书,召回尚未使用的狂犬病疫苗[2]。长春长生违法违规生产狂犬病疫苗被立案调查。

上述案例距今不久,令人印象深刻。生物制品作为药品,不同于一般商品。药品是用于患者,而生物制品,尤其是预防类生物制品,是用于健康人群,特别是用于儿童的计划免疫,其质量的优劣,直接关系到亿万人尤其是下一代的健康和生命安危[3]。疫苗关系人民群众健康,关系公共卫生安全和国家安全。案例中百白破疫苗效价指标不合格,可能影响免疫保护效果,但安全性指标符合标准。那么,此处的安全性和效价指标分别是什么含义呢?

生物制品性质特殊、组分复杂、生产工艺中易引入特殊杂质和污染物,对该类杂质的检查又称为安全性检查。《中国药典(2020年版)》收录的生物制品质量标准中涉及的安全性检查有异常毒性检查、热原检查法、细菌内毒素检查法、外源性DNA残留量测定、菌体蛋白残留量测定等。上述案例中,中国食品药品检定研究院曾依法对企业申请批签发的疫苗,逐批进行过安全性指标检验,经查批签发记录,该批号疫苗安全性指标符合标准。因此,接种该批号疫苗安全性风险没有增加。

有效性是指使用后能产生相应的效力。对吸附百白破联合疫苗的效价测定包括百日咳疫苗、白喉疫苗和破伤风疫苗的免疫效价。本次案例中,长春长生生产的该批号百白破疫苗中,百日咳、破伤风效价不符合标准规定,白喉效价指标符合标准规定。

在狂犬病疫苗事件中,疫苗生产存在随意变更工艺参数和设备等行为。2017年8月,

国家药品监督管理局发布《生物制品上市后变更研究技术指导原则》。指导原则按照变更对产品质量、安全性、有效性可能产生影响的程度和风险划分为三类:微小变更、中度变更和重大变更,均有具体明确的要求。药品生产期间如有任何变更,都需要根据相应的变更技术指导原则向药品监管部门递交申请。

上述案例中,长春长生严重违反了《中华人民共和国药品管理法》及其实施条例,以及《药品生产质量管理规范》《药品生产监督管理办法》和《生物制品批签发管理办法》等法律法规和规章。2018年8月,国家药品监督管理局公布调查结果,指出长春长生八项违法事实:一是将不同批次的原液进行勾兑配制,再对勾兑合批后的原液重新编造生产批号;二是更改部分批次涉案产品的生产批号或实际生产日期;三是使用过期原液生产部分涉案产品;四是未按规定方法对成品制剂进行效价测定;五是生产药品使用的离心机变更未按规定备案;六是销毁生产原始记录,编造虚假的批生产记录;七是通过提交虚假资料骗取生物制品批签发合格证;八是为掩盖违法事实而销毁硬盘等证据。

最终,国家药品监督管理局对长春长生处以罚款91亿元的顶格罚款,撤销狂犬病疫苗药品批准证明文件,撤销涉案产品生物制品批签发合格证,吊销药品生产许可证,对于涉嫌犯罪的企业负责人,由司法机关依法追究刑事责任。2019年4月20日,疫苗管理法草案提交十三届全国人大常委会十次会议审议。二审稿对生产和销售假劣疫苗、申请疫苗注册提供虚假数据以及违反药品相关质量管理规范等违法行为,提出加大处罚力度,严惩重罚。

人民健康所系,亿万生命相托。疫苗关系人民群众健康,关系公共卫生安全和国家安全。疫苗质量的优劣直接关系到亿万人尤其是下一代的健康和生命安危。所以,疫苗的质量标准有别于其他商品,必须强调其特殊性,即安全性、有效性和可接受性。必须进行原材料、生产过程(包括培养和纯化工艺过程)和最终产品的全程质量控制,以确保产品符合质量标准的要求。作为药学工作者,应具备强烈的药品质量全面控制观念,培养良好的专业素养和实事求是、严谨的科学作风,以胜任我国药品质量分析的各项工作,具备研究和解决突发药品质量问题的思维和能力。

参考文献:

[1] 刘少楠,徐爱强,栾桂杰,等. "效价不合格百白破疫苗事件"对山东省儿童疫苗接种短期影响的实时监测. 中国疫苗和免疫,2019,25(3):317-321.

[2] 赵欣悦,姜柏生. 长春长生疫苗事件中存在的监管问题及建议措施. 南京医科大学学报(社会科学版),2019,91:106-109.

[3] 宋华琳. 美国疫苗监管法律制度评介及启示. 中国食品药品监管,2018,8:32-37.

(南京医科大学药学院 洪俊丽)

6. 抗生素中致敏性物质控制方法的建立——以人为本、勇于担当

青霉素,自1929年被英国微生物学家弗莱明发现以来,挽救了无数人的生命。尤其是第二次世界大战时,青霉素立下了赫赫战功。青霉素类或头孢类药物均属于β-内酰胺类抗生素。过敏反应,尤其是速发型过敏反应,是该类抗生素最主要的不良反应,可引起患者皮肤瘙痒、呼吸急促、血压下降、过敏性休克甚至死亡[1]。有研究表明,0.7%~10%人群对β-内酰胺类抗生素过敏,即使进行皮试,仍有"假阴性"的可能[2]。因此,对β-内酰胺类抗生素中致敏性物质的分析研究,已成为全球公共卫生问题。

事实上,药物本身并不是过敏原,导致过敏的是药物中的高分子杂质。抗生素中的高分子杂质是药物中分子量大于药物本身的杂质总称,分子量一般在1 000~5 000D,个别可至10 000D,而β-内酰胺抗生素药物的分子量一般在700~900D之间。这些杂质进入人体后,与蛋白质或多肽结合成复合抗原,引起速发型过敏反应[3]。统计数据表明,药品中高分子杂质的含量直接影响过敏反应发生率,因此,对β-内酰胺类抗生素中高分子杂质的控制,是多年来国内外科研工作者一直研究和探讨的课题[4]。

《美国药典23版》(United States Pharmacopoeia 23, USP 23)首次收载了HPLC外标法定量测定头孢他啶中的高分子杂质含量,但由于β-内酰胺类抗生素的高分子杂质非常不稳定,且是聚合度不断变化的动态高聚物,所以制备和标化杂质对照品非常困难,因此USP 23中头孢他啶高分子杂质的含量测定方法自1995年1月正式颁布后三年内,一直因不能提供标准品而未予执行,不得不在1998年11月颁布的USP 23第9增补本中宣布删除,且在2000年出版的USP 24中也再未提出。《英国药典2011版》(British Pharmacopoea 2011, BP 2011)在各论中,采用RP-HPLC对阿莫西林、氨苄西林、头孢噻肟钠等品种中高分子杂质进行控制,用相对保留时间定位,主成分自身对照法测定二聚体和三聚体的含量,但实践发现,该方法开发难度大,制备杂质对照品困难,无法定位色谱流出峰中哪些杂质为高分子杂质。因此,β-内酰胺类抗生素中高分子杂质的控制方法一直是国际研究的难点。

20世纪70年代,根据国家"六五""七五"攻关课题的要求,我国科学家们开始对β-内酰胺类抗生素中高分子杂质的化学结构和生物学特性进行研究。我国科学家金少鸿、胡昌勤等在国际上首次建立了凝胶色谱法对高分子杂质进行分析与限量控制[5]。

凝胶色谱法(gel chromatography),又称分子排阻色谱法,是利用凝胶介质的分子筛作用实现分离。药物的分子量相对较小,能够自由进入凝胶颗粒内部,而高分子杂质分子量大,被排阻无法进入内部。此外,凝胶颗粒内部比表面积较大、空间较小,药物分子在凝胶内部更易被吸附,从而使高分子杂质与药物分离。

如果将该分离过程比作一场迷宫障碍赛,那么,高分子杂质和小分子药物就是运动员。流动相推动运动员同时开始奔跑。体型较大的运动员,无法进入狭窄通道,因此走的路程短,率先到达终点。体型较小的运动员,能够进入到狭窄的弯曲通道,因此走过的路程更长,与通道内部的作用力更强,后到达终点,从而实现杂质的分离。

由于杂质复杂多样,具有不均一性和不确定性,其对照品不易制备和标定。我国科研工作者潜心钻研,发展出新的定量方法——自身对照外标法[6]。该方法以药物自身为对照品,测定其在特定色谱条件下缔合时的峰响应指标,然后改变色谱条件,测定实际样品中高分子杂质峰的响应指标,按外标法计算,即得样品中高分子杂质相当于药物本身的相对含量。

我国金少鸿、胡昌勤等科研工作者心系国人用药安全,勇于担当作为,努力解决关键性技术的瓶颈问题,在国际上首次采用凝胶色谱法成功地对抗生素中的高分子杂质进行限量控制,这对临床合理使用 β- 内酰胺类抗生素,控制过敏反应具有重要的指导意义。此外,我国科学家通过与国内生产单位合作研究,找到了 β- 内酰胺类抗生素在生产、贮存和使用过程中产生高分子杂质的原因,探讨聚合物形成机制,并协助生产单位改进生产工艺,降低了高分子杂质的含量。目前,凝胶色谱法已列入《中国药典》(2020 年版),成功对多种抗生素中的高分子杂质进行了分离和分析,该方法在国家攻关项目、科研、药品质量控制及药品生产中已广泛应用。

参考文献:

[1] 周法庭,朱晓丹,波顺庆,等. β- 内酰胺环和侧链结构诱导青霉素类抗生素过敏的研究进展. 医学综述, 2018,24(3):444-448.

[2] 刘洋,吴惠金. β- 内酰胺类抗生素的过敏反应的现状分析. 中国医药导刊,2009,11(9):1548-1549.

[3] 江晓玲,刘昆,邓俊丰,等. 头孢菌素类抗生素中高分子杂质的研究进展. 国外医药(抗生素分册), 2007,28(6):264-269.

[4] 侯玉荣,袁耀佐,张玫,等. 高效凝胶色谱法测定头孢呋辛酯及制剂中高分子杂质的含量. 药物分析杂志,2012,32(2):267-272.

[5] 金少鸿,胡昌勤,仇士林,等. β- 内酰胺类抗生素过敏反应的研究. 医学研究通讯,2002,31(4):22-23.

[6] 胡昌勤,金少鸿. 自身对照外标法定量测定 β- 内酰胺类抗生素中的高分子杂质. 中国抗生素杂志, 1997,22(1):23-27.

（南京医科大学药学院　洪俊丽）

7. 从"欣弗事件"谈药学生职业道德规范——诚信为本,恪守道德

医药行业关系到广大人民群众的生命安全与身体健康,因此高等院校药学专业学生必须具有扎实的专业知识和高尚的职业道德,明确自己的社会职责和职业道德,并且长期坚持与践行,才能保障全社会公民的医药安全,推动医药领域的持续健康发展[1]。

2006 年是我国药品监督管理领域的多事之秋。轰动全国的"齐二药"亮菌甲素注射液伤人夺命的假药案事件给人们带来的创伤尚未消弭,又传来令人震惊的大面积、群发性欣弗不良反应事件。2006 年 7 月青海省药监局接到报告,西宁市部分患者使用安徽华源生物药业有限公司生产的克林霉素磷酸酯葡萄糖注射液(商品名为欣弗)后,出现了胸闷、心悸、

肾区疼痛、腹泻、恶心、呕吐、过敏性休克、肝肾功能损害等临床症状。随后,广西壮族自治区、浙江省、黑龙江省、山东省等地的药监局也分别报告,有患者在使用该注射液后出现相似临床症状。国家食品药品监督管理局立即组织专家赶赴安徽省,对涉及的药品生产企业安徽华源生物药业有限公司的生产环节进行现场检查。随后,中华人民共和国卫生部发出紧急通知,要求停用"欣弗"。

2006年8月15日,国家食品药品监督管理局正式公布了对"欣弗事件"的最后调查结果。安徽华源生物药业有限公司生产过程违反规定,致使灭菌效果不达标,是导致这起不良事件的主要原因。经查该公司2006年6月至7月生产的克林霉素磷酸酯葡萄糖注射液未按批准的工艺参数灭菌、降低灭菌温度、缩短灭菌时间、增加灭菌柜装载量,影响了灭菌效果,经中国药品生物制品检定所对相关样品进行检测,结果表明,无菌检查和热原检查不符合规定[2]。

"欣弗事件"的发生,暴露出我国药品生产企业和监督管理环节存在的一些问题。药品生产企业主要领导的药品质量意识淡薄,对GMP认识表面化,忽视了药品生产企业作为药品质量第一责任人所应该承担的责任。药品监督管理工作中存在重行政审批,轻日常监督;重突击检查,轻制度化管理;重事后行政处罚,轻生产全过程监督的倾向。为了确保国民的身体健康,今后必须不断完善医药卫生和监管体制。另一方面,该事件暴露出我国医药行业职业道德缺失的问题。制药企业为了追求经济利益,制造假药、劣药;医师为了自己的利益,不顾患者的健康,给原本没有必要输液的患者开处方,这些都反映了职业道德的危机。在欧美发达国家,门诊患者输液率在10%以下,很多药如青霉素都有口服剂型,患者和医师都有意识地回避静脉输液。此次"欣弗事件"中的受害者使用静脉输液治疗的原发疾病诊断基本都是感冒、上呼吸道感染,能替代静脉输液治疗此类原发疾病的方法非常多,接诊医师却选择了静脉输液治疗[3]。

因此,应在高等院校强化药学专业学生的职业道德教育,把药学职业道德规范和原则贯穿于药学生学习的各个阶段,将其教育和培养成为具有扎实药学专业知识技能和药德素养的药学工作者。此外,也要强化行业和社会舆论监督,利用强大的社会舆论来监督医药行业工作人员的行为,方能推动我国医药领域的持续健康发展。

参考文献:

[1] 孙维彤. 地方高校药学专业学生职业道德教育问题研究. 经济师, 2018, 348(2): 211-212.

[2] 魏桂梅, 张金甲. 浅析"欣弗事件"——药品质量管理认识. 中医临床研究, 2015, 7(25): 123-125.

[3] 陈铮. 完全可以避免的"欣弗"悲剧——"欣弗事件"再次敲响国人滥用输液等不良用药习惯的警钟. 首都医药, 2006, 17: 11-13.

（南京医科大学药学院　张　军）

8. 周同惠院士奉献祖国药物分析事业——坚韧不拔、求实创新

2020年2月23日,著名药物分析学家、中国科学院院士、中国兴奋剂检测中心的奠基

人周同惠先生因病不幸于北京友谊医院逝世,享年95岁。值此举国上下抗击新型冠状病毒疫情的关键时期,传来周先生不幸离世的消息,这是我国药物分析学界的重大损失。

周同惠院士于1924年11月8日出生在一个北京市的书香门第,自幼喜爱读书,兴趣广泛。读中学时,他对动手内容最多的劳作课和化学课产生很大兴趣,这些课程很能培养动手实践能力,使他萌发了以后要读化学专业的念头。

1940年周先生考入北京大学理学院化学系,四年后以第一名的成绩留校任教。1948年,周先生考入美国华盛顿大学深造,于1952年获得分析化学博士学位,随后在美国堪萨斯大学任教。1953—1955年,他在纽约宝威药厂任分析化学研究员,采用当时先进的纸色谱和柱色谱技术,对两个植物药洋地黄和麦角的分离提取与分析测定进行研究。1954年,年仅30岁的周先生就被载入《美国科学家人名录》[1]。

1955年7月,周先生冲破美国政府的重重阻挠回到祖国,到中华人民共和国卫生部中央卫生研究院药物学系工作。当时的中国许多科研领域处于空白状态,实验条件比较差。周先生克服重重困难,将电化学分析方法运用在合成药和中药有效成分分析中,迅速提高了我国药物分析研究工作水平。他领导的"蛔篙中山道年的极谱分析研究"曾获当时卫生部颁发的技术革新奖。20世纪60年代起,周先生带领制定的"中草药有效成分分析方法的研究"和"新技术新方法在药物分析中的应用"两个研究方向都取得了显著成绩,所获奖项和通过鉴定的科技成果达百余项。经过几十年努力,他所领导的研究室在我国药物分析与中草药活性成分分析方法学研究方面均处于前列,受到国内同行的重视和赞赏。

兴奋剂检测工作是周先生开拓的又一重要领域,填补了国内空白。1984年,亚洲奥林匹克委员会理事会决定于1990年在中国北京举办第十一届亚洲运动会。1985年,国家体育运动委员会(简称国家体委)决定筹建我国自己的兴奋剂检测实验室,由于工作难度大,时间紧迫,国家体委联系的一些单位均不愿意承担此项工作。1986年,周先生毫不犹豫地接受了这项任务,负责筹建中国兴奋剂检测中心。周先生带领同事们仅用两年多的时间就建立了五大类100种禁用药物的分析检测方法,以及完整的兴奋剂及其代谢物的色谱与质谱数据库。检测中心于1989年顺利通过国际奥委会医学委员会考试,获准成为当时世界上第二十个、亚洲第三个、第三世界第一个合格的兴奋剂检测实验室[2]。中国兴奋剂检测中心于1990年受到国家卫生部、国家体委和北京市政府的联合表彰。周先生领导的兴奋剂检测研究荣获1991年国家体委科技进步特等奖和1992年国家科技进步一等奖。

20世纪90年代,周先生将药物代谢研究作为重点研究方向。1994年批准成立的"国家药物及代谢产物分析研究中心",周先生被任命为中心主任。他带领团队研究有生理活性的丁苯酞系列化合物、海南粗榧碱衍生物HH07A、化合物AF-5、中药紫草中紫草素和一叶荻中手性有效成分一叶荻碱等的大鼠体内及体外代谢情况[3]。通过对代谢产物进行鉴定,揭示代谢规律和途径,为药物的作用机理及创制新药研究提供了科学依据。

此外,多年来周先生为国家培养了很多中青年科技工作者,当他们遇到困难,周先生总是耐心诚恳地帮助他们。他总能发现问题并提出解决办法。周先生不仅学识渊博,且精通英语、法语,每当有人向他请教时,他从不推辞,有求必应,都会给出满意答复。他工作认真负责,一丝不苟,为同志们所敬仰。

周同惠院士热爱祖国,热爱中国共产党,热爱为之奉献一生的药学研究事业。他始终以坚韧不拔、求实求新精神为中国药物分析化学的开拓和发展以及兴奋剂检测工作而努力，并作出了卓越的贡献。

参考文献：

[1] 杨树德. 我国著名药物分析化学家周同惠教授. 中国药学杂志, 1986, 11: 680-681.

[2] 张霁. 中国兴奋剂检测中心. 化学通报, 1990, 09: 61-62.

[3] 张金兰. 坚韧不拔　求实创新——庆贺我国著名分析化学家周同惠院士九十华诞. 分析化学, 2014, 42（11）: 1551-1552.

（南京医科大学药学院　张　军）

9. 从"梅花K"假药案谈药品科学监管——加强监管，未雨绸缪

药品可用来预防、治疗、诊断人类的疾病，而假冒伪劣药品不但没有治疗作用，相反还会严重危害人的健康。药品必须按照批准的生产工艺、处方生产，严禁生产、销售和使用假冒伪劣药品。在过去的几十年，国内一些假冒伪劣药品严重危害人民健康的事件屡见报端。例如2001年在湖南省株洲市发生的"梅花K"事件震惊全国，该案从生产到销售都严重违反国家法律、法规，被列入2001年全国整顿和规范市场经济秩序十大案件之一。

2001年8月20日起，湖南省株洲市第一医院消化内科陆续收治多名患者，具有不同程度肾功能损伤和严重消化道反应，严重者还有继发性肝脏、心脏、大脑等多脏器功能损害。该院消化内科副主任陈维顺医师在和同事的交流过程中发现，这些患者均口服了"梅花K"黄柏胶囊，从而引起相同的反应，因此推测罪魁祸首可能是"梅花K"。陈维顺医师感到事态严重，立即向医院药剂科进行汇报。接到报告后，医院药剂科周仁初主任又向株洲市药品监督管理局汇报情况。相关部门立即着手开始调查"梅花K"中毒事件，株洲市药品检验所通过检验初步认定流入株洲的"梅花K"黄柏胶囊是假药。株洲市药品检验所对全市药店中所销售的"梅花K"黄柏胶囊进行检验后发现其含有10%~20%四环素，所含成分与药品标准不符，"梅花K"被定性为假药。更为严重的是，非法添加的四环素已经过期变质。

那么"梅花K"到底是什么药呢？"梅花K"黄柏胶囊由广西半宙制药集团第三制药厂生产，用于治疗泌尿系统疾病。通常情况下，四环素需要在医师的指导下使用，而将四环素掺入"梅花K"令患者大量服用，会造成服用者的消化道严重损伤和肝肾功能严重损坏。湖南省药品检验所的检测结果表明：该产品添加的过期四环素降解产物远超国家允许的安全范围。四环素在酸性条件下可降解为毒性更大的差向四环素和差向脱水四环素，其毒性分别是四环素的70倍和250倍，服用后临床表现为多发性肾小管功能障碍综合征[1]，导致腹胀、乏力，以致呼吸肌麻痹、呼吸停止、脑缺血缺氧、昏迷或脑水肿。在纯中药制剂中添加西药，是很多不法商家常用的造假方法。四环素的加入，既可增加药品的功能及适应证，同时四环素价格低廉，又可使得造假者获利颇丰。

据报道，仅株洲市"梅花K"中毒人数就达167人，影响恶劣，造成严重的社会危害[2]。经有关部门调查，该事件内幕终于水落石出。正规药厂和经销商为了谋取经济利益，更改

处方,合谋策划了这样一起谋财害命的假药案件。陕西省销售代理商程书群擅自在药品说明书上增加药品功能及适应证,并要求厂家添加四环素成分,进而通过虚假广告促销,夸大宣传该药解毒疗疮、通淋排毒的功能,可主治淋病、梅毒、湿疹等病症,致使许多人上当受骗发生群体性中毒事件。

广西半宙集团第三制药厂这个正规的厂家为什么会生产假药呢? 该厂生产黄柏胶囊仅仅两个月就因为市场销路不好而停产了。然而,陕西省咸阳杰事杰医药科技公司的总经理程书群找到药厂,声称其做黄柏胶囊的总代理,可实现 500 万元的年销售收入,但有一个附加条件——要在黄柏胶囊中添加四环素。由于生产销售假药有着巨额利润,这样双方一拍即合。即使明知是违法行为,半宙集团第三制药厂也不惜以身试法。

药品是特殊的商品,其质量关系到千家万户的生命健康。确保药品质量安全,是药品行业从业人员最基本的职业道德底线。只有按照 GMP 要求,始终保证药品质量的企业,才会赢得市场,为患者所信任。同时药品监督管理工作必须重视生产全过程监督,仅靠事后依标准检验,是难以起到监督作用的。把监督窗口前移,从生产过程抓起,才能把好药品质量关。

参考文献:

[1] 李锡岩. 禁服过期四环素片. 家庭医学, 2003, 9: 28.

[2] 张纯良, 张国浩. 对"梅花 K"假药案的反思. 中国药事, 2004, 1: 56-58.

(南京医科大学药学院　张　军)

10. 化学需氧量快速测定仪的研发——行远自迩、踔厉奋发

水是经济和社会可持续发展的重要物质基础。近年来,随着人们环境保护意识的日益增强,如何对水体进行有效监测从而控制水体污染状况、保护水资源环境,是我国当前及未来亟待解决的问题。作为水环境监测中评价水污染程度的一项重要指标,化学需氧量(chemical oxygen demand, COD)是指水体中易被强氧化剂氧化的还原性物质所消耗的氧化剂的量,反映了水体中有机物和无机还原性物质的含量,是表征水体中还原性物质的综合性指标,还原性物质指各种有机物、亚硝酸盐、硫化物、亚铁盐等[1-3]。

我国现行测定 COD 的标准方法主要有氧化还原滴定法(中华人民共和国国家环境保护标准 HJ 828—2017:《水质　化学需氧量的测定　重铬酸盐法》)和分光光度法(中华人民共和国环境保护行业标准 HJ/T 399—2007:《水质　化学需氧量的测定　快速消解分光光度法》),此外,科研工作者也研究了电化学法、光化学氧化法、流动注射法和生物法等[2,3]。

国标法测定 COD 的实验原理是:在强酸性介质中,水样和过量重铬酸钾溶液在银盐的催化作用下,沸腾回流 2 小时,然后以"1, 10-菲洛琳"为指示剂,通过硫酸亚铁铵滴定水样中剩余的重铬酸钾,最后计算出消耗氧的质量浓度。国标法具有准确度高、精密度高、重现性好等优点,但国标法分析周期长,检测一次约需要 4 小时,且需要加入大量的浓硫酸和硫酸汞(以去除待测试样中氯化物的干扰),易造成环境二次污染[3]。

为实现 COD 的快速、准确测定,国内连华科技创始人纪国梁先生自 1980 年即开始了 COD 快速分析方法及相关分析仪器的研究开发。

经过努力探索,纪先生在 1982 年研发出了 COD 快速测定方法,即 165℃时,在消解管中采用密闭消解方式以重铬酸钾氧化样品,通过六价铬或三价铬的吸光度值与水样 COD 值相关联,测定水样 COD 值。与国标方法相比,此方法提高了消解温度,可将消解时间缩短至 10 分钟,并且试剂用量小,最后产生的废液量减到最少(国标方法重铬酸钾消耗 5ml,该方法重铬酸钾消耗 1ml)。同时,为了研究该方法和国标方法之间的差异,纪先生对各种可氧化的有机化合物(包括饱和烃、不饱和烃、苯、酚、醇)分别进行了测定,并根据结果调整了该方法的条件和试剂用量,以保证其和国标法之间测定结果具有可比性。基于此方法开发的 COD 快速测定仪于 1987 年通过了甘肃省相关部门组织的技术鉴定。

经过二十多年的研究,在纪先生以及行业同仁的积极推广和不懈努力下,2007 年,COD 快速测定方法正式被纳入环保行业标准,即现在仍在采用的 HJ/T 399-2007《水质　化学需氧量的测定　快速消解分光光度法》。同时,连华科技开发的 COD 快速测定仪也迅速得到了推广应用,在我国 COD 快速测定仪的发展历程中发挥了重要作用。

回顾近四十年的分析仪器研发及创业之路,纪先生认为,创业者需要一定的韧性,失败是难免的,要看你失败之后能否爬起来重新开始。

面向未来,结合国内外技术发展趋势及市场的需求,科研工作者仍需进一步研制便携、智能、绿色环保且具有自主知识产权的 COD 检测仪器,以推动我国环保行业持续发展。

参考文献:

[1] 国家环保局. 水和废水监测分析方法(4 版). 北京:中国环境科学出版社,2002.
[2] 张峥. 紫外 - 可见光谱水质 COD 检测的原理、仪器及方法技术研究. 重庆:重庆大学,2017.
[3] 张笑,李文明. 水中化学需氧量检测方法研究进展. 绿色科技,2019,18:85-86,89.

(大连理工大学化工学院　潘玉珍)

11. 微流控芯片/质谱联用细胞分析系统的研发——敢为人先,玉汝于成

细胞是生物体基本的结构和功能单位,它存在于生命体内复杂的生物微环境中,易受营养物质、细胞因子、蛋白质、信号分子等分子微环境及细胞间、细胞基质间相互作用影响。对于细胞、组织等生命组成单元,科研工作者不仅要研究它们的静态组成,更要考虑各个单元、各种组成之间的相互联系及相互作用[1-2]。

微流控芯片,又称微全分析系统或芯片实验室,是指在一块微米尺度的芯片上,可以集成生物、化学、医学分析过程的样品制备、反应、分离、检测等基本操作单元,以微通道形成网络,贯穿整个系统,自动完成分析全过程的一种技术平台[2]。

微流控芯片技术具有精确操控、灵敏度高、选择性好、试剂消耗量小、结构功能多样化

等特点，自 20 世纪 90 年代初发展，在细胞研究中不断获得新的应用和尝试，如其微米级尺度空间和细胞的尺寸能很好地匹配，可方便地进行细胞的精密操控和模拟细胞生长的微环境，被广泛应用于细胞捕获与筛选、细胞培养、疾病诊断、细胞迁移、单细胞分析、药物代谢、生物系统模拟等细胞相关领域的研究，成为细胞研究中的重要工具。

同时，研究合适的检测手段是构建微流控细胞分析平台不可缺少的一环，与微流控芯片联合使用的检测器有荧光显微镜、电化学传感器、质谱仪等[3-5]。

其中，质谱可依据分析对象的不同质荷比来实现化合物的检测，其检测范围可涵盖大部分的生物小分子、多肽、蛋白质、酶和核酸等，该方法不仅能够快速识别目标分子，而且能够进行代谢物的溯源分析，已发展成为生物分析中最重要的检测手段。近年来，快速发展的高分辨质谱技术具有飞摩尔级灵敏度和可以达到每秒数百张的全谱扫描速度，能很好地监测细胞内的瞬间微量组分变化。同时，高分辨质谱的精确质量数测定可对母离子和碎片离子的元素组成进行精确推测，如通过中性丢失扫描完成多级碎片离子的药物溯源，具有其他检测方法无法比拟的优势。

使用微流控芯片进行细胞分析时，关键的技术难点是如何实现芯片多个通道与质谱的连接。科研工作者研究了两种解决方案：一种方案是在芯片上集成多个喷雾嘴，如 Wang 等在芯片上加工集成了 96 个电喷雾嘴阵列；另一种方案是设计可灵活更换位置的接口。近十年来，清华大学林金明团队以毛细管为桥连管路连接芯片与质谱，可方便地实现毛细管在多个微通道间的组装与拆卸，该团队也对多种模式的细胞药物代谢进行了研究[3-5]。

在研究过程中，林金明团队提出了液滴纸喷雾离子源接口的研究思路，即基于纸的液滴收集与尖端电喷雾离子化，由于液滴组分在甲醇/水润湿的纸基上的移动传输过程是一个同步的分离纯化过程，不易离子化的物质会保留在纸上，所以其具有耐受复杂基质的能力，从而实现了纳升液滴的快速质谱检测[3-5]。

此外，林金明团队还提出了一种将压电喷墨（inkjet）液滴喷射与牙签喷雾针相结合的离子源技术，即采用 inkjet 芯片喷射产生皮升级的液滴，液滴在牙签尖端的高压电场作用下形成喷雾，牙签的木质纤维对样品同样具有一定的分离纯化能力[3-5]。

2016 年，林金明团队在自主研发的多通道微流控芯片质谱联用接口的基础上，结合岛津公司的质谱检测仪器，与岛津公司合作，开发了世界首个、新一代细胞微流控芯片 - 质谱联用细胞分析系统（cell microfluidics-mass spectrometry，CM-MS）。

这个全新的 CM-MS 系统，实现了微流控芯片上细胞的动态培养、显微观察和代谢物的自动提取，细胞培养与分析两个过程可以自动化完成。此外，CM-MS 系统还可以在线观察细胞动态的变化，并用质谱鉴定其代谢产物，实现了对细胞进行精准操控，进行高灵敏度检测和高通量分析，开创了细胞研究新时代。

未来，CM-MS 系统在了解生物行为及其规律与本质，揭示生命的奥秘、探索疾病的机理与治疗手段、提高人类的生存寿命与质量等方面，都会发挥非常重要的作用。

参考文献：

[1] 张洁. 基于微流控平台的细胞共培养及生物微环境模拟的研究. 北京：清华大学，2016.

[2] 林金明. 微流控芯片细胞分析. 北京：科学出版社，2018.

[3] 李海芳，张英，林金明. 基于微流控芯片 - 质谱联用的细胞分析研究进展. 中国科学：化学，2014，44

（5）：777-783.

[4] 林路遥，林金明. 微流控芯片上细胞培养与分析方法研究进展. 分析科学学报，2017，33（5）：707-714.

[5] 林雪霞，刘斌，孙向英，等. 微流控芯片 - 质谱联用细胞分析方法研究进展. 分析测试学报，2017，36（2）：184-189.

（大连理工大学化工学院 潘玉珍）

12. 原子荧光光谱仪的研发历史——不甘落后、自强不息

原子荧光光谱法（atomic fluorescence spectrometry, AFS）是基于原子化器中待测元素的基态原子蒸气吸收光源的特征辐射后，被激发到激发态，然后以光辐射的形式发射出原子荧光，进而根据其荧光强度来确定待测元素含量的一种仪器分析方法。原子荧光光谱法是在原子发射光谱法（atomic emission spectrometry, AES）和原子吸收光谱法（atomic absorption spectrometry, AAS）基础之上发展起来的，兼具 AES 和 AAS 的优点，具有灵敏度高、选择性好、能实现多元素同时测定等特点[1-3]。在实验分析中，原子荧光分析方法主要用于测定 As、Sb、Hg、Se 等 12 种痕量元素的含量，已广泛应用于食品卫生、环境监测、药品质量控制和农业等领域[4-5]。

分析方法的应用离不开相应的仪器，随着原子荧光分析方法的发展，原子荧光光谱仪也不断推陈出新。当前，基于我国自主知识产权研发的原子荧光光谱仪和相关技术方法均处于国际先进水平。

19 世纪末至 20 世纪初，科学家即观察到了原子荧光现象，并逐渐有许多学者对原子荧光法进行研究，但直到 1962 年的第十次国际光谱学讨论会上，才建议将其用于微量分析。1964 年，Winefordner 和 Vickers 发表了第一篇关于 AFS 方法的论文。1974 年，Tsujiu 和 Kuga 将原子荧光光谱法和氢化物发生技术相结合，提出了氢化物发生 - 非色散原子荧光光谱测定砷的方法，为原子荧光光谱仪的迅速发展奠定了基础。

1969 年，美国 Technicon 公司研制出 AFS-6 型多道非色散原子荧光光谱仪，但因其火焰原子化的方式存在荧光猝灭、发射背景高、原子化效率低等不足，没有推向市场。1975 年，英国 Thompson 等采用碘化物无机放电灯，因受到碘的严重光谱干扰而影响了实际样品的应用分析。1983 年，美国 Baird 公司推出了 AFS-2000 型 12 道原子荧光光谱仪，但因其检测灵敏度低、费用高、技术不够完善等缺点，面世不久就宣布停产。1988 年，Perkings 等研制了微波诱导等离子体（MIP）原子化器 - 原子荧光装置，其可检测 14 种元素，具有功率小、背景干扰小、气体消耗量少等优点，但易受外界干扰，对水蒸气承受能力不足。此后，英国 PSA 公司（10.055 Excalibur）、加拿大 Aurora 公司（Lumina 3300）及德国 Analytik Jena 公司（Mercur® 冷原子荧光测汞仪）也推出了不同的原子荧光光谱仪。

国内对原子荧光光谱仪的研究起步较晚，但发展迅速。1975 年西北大学杜文虎等研制了冷原子荧光测汞仪，拉开了我国自主研发原子荧光光谱仪的序幕。1977 年科学院上海冶金研究所与上海市机械制造工艺研究所合成研制成功了双道非色散原子荧光光度计，由温州天平仪器厂商品化。1979 年，西北有色地质研究所郭小伟、杨密云等成功运用溴化物无

极放电灯作为激发光源的氢化物发生 - 原子荧光光谱装置,实现了自主创新,避免了铋的光谱干扰[2-5]。1981—1982 年,西北冶金地质研究所郭小伟等和地质矿产部物化探研究所张锦茂等合作成功研制了以溴化物无极放电灯作为激发光源的 WYD-2 型双道氢化物无色散原子荧光分析仪,实现了双元素的同时测定,使其成为地矿部开展《1∶20 万区域化探全国扫面计划》寻找矿源的重要配套仪器及分析方法,并迅速转化为商品化仪器。这些研究成果都极大推动了我国原子荧光光谱技术的发展,并使该技术逐渐走向实际应用前沿。

近年来,科研工作者对原子荧光光谱仪在介质阻挡放电(DBD)、电热火焰串联等新型原子化器、光化学蒸气发生和等离子体诱导化学蒸气发生等新型反应体系,以及多针流动注射、固体直接进样等新型进样方式、多通道技术、检测技术等方面取得了较大的研究进展以及关键性的技术创新[2-5]。同时,便携式荧光光谱仪(PAF-1100)、直接进样汞镉测试仪(DCMA-200)及基于对样品中同一元素的不同形态分别进行测试的高效液相色谱、气相色谱 - 原子荧光光谱联用仪(LC-AFS6500)也被不断推向市场,显示了我国已具备强劲的仪器研发创新能力。

参考文献:

[1] 肖元芳, 王小华, 杭纬. 中国原子光谱发展近况概述. 光谱学与光谱分析, 2015, 35(9): 2377-2387.

[2] 张锦茂, 梁敬, 董芳. 中国 30 多年来原子荧光光谱仪器的发展与应用. 中国无机分析化学, 2013, 3(4): 1-10.

[3] 孙悦. 原子荧光光谱的研究及应用进展. 分析化学进展, 2018, 8(3): 137-145.

[4] 邢志, 李铭. 化学蒸气发生 - 非色散原子荧光光谱技术的发展分析仪器. 分析仪器, 2017, 6: 1-15.

[5] 陶琛. 基于 DMD 的原子荧光色散检测技术研究. 长春: 吉林大学, 2019.

(大连理工大学化工学院 潘玉珍)

13. 触目惊心的高校实验室安全事故——敬畏生命、敬畏规章、敬畏责任

近年来高校实验室安全事故频繁发生,造成人才和经济损失,让人痛心。2018 年 12 月 26 日,北京交通大学市政与环境工程实验室发生爆炸,三名硕士研究生不幸遇难;2017 年 3 月 27 日,复旦大学两名学生在实验室工作时遭遇爆炸事故,一名学生受伤;2016 年 9 月 21 日,上海东华大学化学化工与生物工程学院一间实验室发生爆炸,两名学生受重伤;2015 年 12 月 18 日,清华大学化学系一间实验室发生爆炸火灾事故,一名正在做实验的博士后当场死亡;2015 年 4 月 5 日,中国矿业大学实验室发生爆炸,致 1 死 4 伤[1]。

面对事故,我们不能视而不见、听而不闻。没有 100% 的安全,只有 100% 的安全防范,危险的发生,往往就在一念之间。在实验室安全防范中,必须牢固树立"敬畏生命、敬畏规章、敬畏责任"的坚定信念。

敬畏生命是出发点,也是落脚点,是落实"生命高于一切,一切服从安全"的根本体现。实验室的设计,要以人为本,充分考虑生命的安全防护。实验室要设立完善的通风系统、火灾报警系统、自动喷淋系统、防烟及排烟等消防应急设施。消防设备 / 设施要定期检查更换,个人防护用具要配备齐全并按时检查、确保有效。消防系统可以与离学校所在地最近的消防站实行联网监控,确保事故呈现扩大趋势时消防力量能以最快时间赶到现场进行救援,减小损失。实验室空间要适当增大,每个实验人员的操作空间要有保证,进而能保证其安全缓冲距离,安全缓冲距离越大,人员受到伤害的程度越小。实验室尽量要设置办公区和休息区,实验区和辅助功能区分开,并配备符合规范和要求的实验室废弃物暂存柜,对实验室废液、化学试剂空瓶全部进行分类收集和暂存,且不能超过规定量[2]。同时,通过宣传教育,使"敬畏生命"根植于心底,定期组织实验人员进行培训,强化安全意识,使每名实验人员都能在思想和行动上从"要我安全"转变为"我要安全",再从"我会安全"最终转变为"我爱安全"。系统培训能够使实验人员形成正确的安全意识,快速熟悉实验工作环境中的危险点和自身防护方法,掌握正确的仪器设备操作流程及紧急应对措施,减少因操作不当造成的意外事故。此外,特别要加强新入实验人员、新科研项目运行前的安全培训[3]。

敬畏规章,让规章内化为信念,守护生命。缺乏对制度的敬畏意识,就不能把制度内化为信念,也不可能自觉遵守制度。实验室安全制度应包含准入制度、安全事故应急预案制度、安全检查制度、安全管理制度、安全隐患及事故报告制度、安全奖惩考核制度、安全责任

人管理制度、实验室人员培训制度、卫生管理制度、实验室与仪器使用规程、剧毒与爆炸性试剂管理制度、"三废"处理制度、仪器与试剂领用使用与账目管理制度等。要以最高标准、最强组织、最实举措、最佳状态来落实全方位、全流程管理制度。在制度执行过程中必须做到"严"字当头，"细"处着手，求真务"实"。

敬畏责任，让责任托起生命之重。岗位就是责任，责任重于泰山。要明确安全职责，每个不同岗位都有同样重要的安全责任，没有一个没有责任的人，没有一件没有责任人的事。实验室的业务管理部门一定要介入实验室的安全管理中，没有明确实验室安全管理主管部门与协助部门，安全管理就会大打折扣。对于使用实验室进行教学与研究的各类人员，要明确自身责任，切莫将安全责任置身度外。对于实验室的管理和使用，学校领导要负安全领导责任，相关管理部门要负安全监管责任，院系与实验室领导要负安全主体责任，在实验室进行作业的老师和学生要负安全直接责任。签订各级安全责任书，将安全管理责任逐级分解，层层传导安全压力，实现环环相扣，让安全事故远离实验室[4]。

提高师生安全防范意识，共建平安校园。每位实验相关人员都应怀着对生命、规章和责任的敬畏之心，关爱生命、遵守规章、勇担责任，为自己、为身边的每一个人，营造安全的实验环境。

参考文献：

[1] 李叶倩. 不容忽视的实验室安全问题. 上海安全生产，2019，2：42-44.

[2] 粟汝香，杨瑞霞. 高校实验室安全管理模式探索. 化工管理，2019，12：93-97.

[3] 于海鹏. 浅析高校实验室安全管理. 消费导刊，2019，16：233.

[4] 王杰. 防范为本　落实为要　做好实验室安全管理. 实验室研究与探索，2018，37（8）：260-263.

（南京医科大学药学院　魏芳弟）

14. 错失了发现"溴"元素机会的李比希——求真务实、大胆创新

在化学史上，有一个重要的学术流派——吉森学派，他们曾在有机化学和应用化学研究领域取得重大突破，开创了现代大学化学教育新时代，培养出了一大批优秀的化学人才，其中仅诺贝尔奖得主就有 40 人（截至 1955 年），使吉森大学（University of Giessen）成为公认的"化学圣地"[1]。这个学派的创始人，就是德国伟大的化学家李比希。

李比希（Justus von Liebig），1803 年出生于德国的达姆施塔特（Darmstadt）。李比希小时候常常从达姆施塔特皇家图书馆借来化学书籍，并按照配方在他父亲的实验室中做实验。16 岁那年，李比希去一个药房打工，在药剂师的指导下学习了六个月。打工间隙，他在自己房间内做实验，因投料过量引起爆炸，被药房辞退[2]。尽管如此，他还是立志将来从事化学研究。

1820 年，他师从父亲的老友——波恩普鲁士大学的卡尔·卡斯特纳（Karl Kastner）学习

化学。1822 年，李比希在埃尔朗根大学获得博士学位。但是李比希对学校的科学教育非常失望，他认为教师讲授的内容缺少科学观察，甚至连验证理论的化学实验都没有，"只不过是一些自相矛盾的、主观的、违反逻辑的空洞理论的混合体"[2]。

1824 年，年仅 21 岁的李比希从法国留学归来，成为吉森大学的助理教授，并于 1827 年晋升为化学系教授，开始了 20 余年的科学研究和化学教学改革试验。当时的德国大学一直将化学教学作为医师和药剂师教学的辅助课程，往往由医学专业的教师兼授，而李比希首次将化学作为独立的学科开始授课。更为重要的是，他建立了世界上第一个公共化学研究及教学实验室[3]。从实验教材到仪器设备，从试剂采购到教学安排，李比希为筹建实验室付出了常人难以想象的心血和汗水。这个实验室也从最初只供 9 人上课的植物园内的临时小屋发展成为世界一流的开放实验室。

作为一名化学家，李比希提出测量氰化物的银量法；改进有机物中碳、氢分析技术，奠定了有机分析基础；提出基团理论；先后制备出三氯甲烷、三氯乙醛等现在实验室常用的试剂；研究了尿酸衍生物、生物碱、氨基酸和肌酸等，促进了生理化学的发展；研究发酵和腐败的化学机理，成为农业化学的奠基人[4]。

事实上，李比希的贡献在化学史上鲜有人能够企及。他开辟了有机化学发展的新时代，奠定了现代大学化学教育的制度基础；他将化学从自然哲学领域独立分离出来，并通过开放实验室，培养学生的创新精神和自主学习能力。他重新修订了化学教学大纲，开创基于实验室的教学科研新模式[1]。以他为核心，英才辈出的吉森学派代表人物有英国皇家化学院院长霍夫曼、苯环六边形结构的提出者凯库勒、有机酸结晶理论创立者施密特、斐林试剂的发明者斐林等。

作为一名化学家，李比希的一则小故事常常为人们津津乐道。据说在他的办公室显眼处，放着一张写有"氯化碘"的标签。每当人们好奇地打探标签来历时，李比希总是很乐意分享他的一次失败经历。1825 年，有人递交了附近一个小镇的盐水样本请他分析。这个样本曾经浸泡过一种海藻灰的成分。李比希从样本中分离出一些盐类后，又取少许母液加入氯水，然后加入了淀粉试剂，结果溶液呈现蓝色，因此推测母液中含有碘。次日他又观察到蓝色溶液分层，其中上层为少量棕色液层。由于当时并不知道有溴元素，他就想当然断定这是氯与碘反应生成氯化碘，于是在一标签上写上"氯化碘"贴了上去。第二年，法国青年研究员巴拉尔（Balard）研究盐湖湖水提取 $NaCl$ 和 Na_2SO_4 的废液时，向其中加入氯水得到一种棕黄色液体，蒸馏后收集到一种具有强烈刺激性气味的暗红色液体。他用盐湖边生长的一种藻类黑角菜烧成灰，经热水浸泡，向提取液通入氯气并加入淀粉搅拌振荡静置（注意：这个操作与李比希的几乎完全一致）。随后他观察到溶液分层，下层为蓝色，证明有碘单质析出，上层呈棕黄色液体。经过反复试验后他认定这是一种新元素，并命名为"溴"[5]。李比希看到相关报道后，懊悔不已。一个武断的判断使他与新元素"溴"擦肩而过。由此，他认识到可靠的实验依据是一切理论的基础，绝不能主观臆断。为了时刻提醒自己，他把那张"氯化碘"标签永久保存了下来。

错失新元素的发现，当然遗憾，但正是这个失误，照亮李比希的科研之路，造就了他无与伦比的科学成就，也成就了这位伟大的化学教育家。

参考文献：

[1] 张铭,何振海.吉森大学李比希学派的历史贡献及其原因探析——基于一流学科培育的视角.现代大学教育,2019(05):50-55.

[2] 盛根玉.有机化学之父——李比希.化学教学,2011(06):65-69.

[3] MICHAELIS A R. Justus von Liebig, FRS: creator of the world's first scientific research laboratory. Interdisciplinary Science Reviews, 2003, 28(4): 280-286.

[4] 阎梦醒.化肥的发现与李比希.化学教学,1993(05):26-27.

[5] 王琛,徐宝灵.元素发现史上的两则趣闻.中学化学教学参考,1997(11):48-49.

（南京医科大学药学院　许贯虹）

15. 中国有机氟化学——科学报国、勇攀高峰

氟原子具有最强的电负性、较小的原子半径等特点,导致含氟化合物具有独特的物理、化学及生理性质,特别是含氟有机物,虽然天然有机含氟化合物极少,但从20世纪30年代初期氟利昂问世以来,有机氟化学的研究就蓬勃发展,含氟化合物在国防、农业、工业、建筑业及医药等各方面都发挥着不可替代的作用[1]。

（1）国防需求推动"氟油"研制

20世纪50年代中期,党中央就作出了以自力更生为主研制原子弹的决策。

在原子弹关键原料高纯度铀-235的生产过程中,铀-235与238同位素的分离是通过六氟化铀的扩散而实现的,六氟化铀是有强腐蚀性的剧毒物,它与潮湿空气接触还会反应生成氟化氢等,因此铀分离设备用轴承和仪表的润滑油必须有超强耐腐蚀性。全氟碳油（perfluorocarhon oil）是分子量较高的全氟烷或全氟环烷,有优异的化学惰性、高的热稳定性和不燃性,是具有抗腐蚀、耐辐射等性能极好的润滑油。

在苏联的援助下,我国建设了铀浓缩工厂,当时铀分离机组和仪表用的润滑油全由苏方供应,苏联专家在使用中进行专人专管,中方人员完全接触不到,更谈不上了解这种特殊润滑油的成分和制备方法。1960年,苏联单方面撕毁协议、撤退专家,要继续原子弹研制,就要解决技术上的三个"拦路虎"：氟油、真空阀门和高能炸药。

苏方停止供应关键材料,受影响最大的是浓缩铀厂,没有氟油,浓缩铀工厂就无法正常生产,当时在中国科学院上海有机化学研究所工作的黄耀曾、黄维垣等化学家接到研制润滑油的紧急任务,从零开始,因陋就简地开始建立起各种氟化手段,包括电解制氟及电解氟化的装置等,从基本原料做起,经过顽强拼搏,成功研制了中国急需的气体离心机专用润滑油——氟油。

在缺原料、缺技术支持等非常困难的条件下,不到五年时间,中国自主研制出的全氟油系列产品便满足了浓缩铀厂的生产需要,打破了国外核垄断,为我国原子能工业的顺利发展奠定了坚实基础,这也是我国氟化学研究的发轫之作。

（2）人造血液——全氟化碳的研究

人体的血液是维持生命的重要物质基础，有着运载营养物质和代谢产物的功能，其中最为重要的是运送氧气和二氧化碳的功能。

全氟化碳（perfluorocarbon，PFC）是碳氢化合物中氢原子被氟原子取代后的一类化合物，在常温常压下能溶解大量非极性气体。相同条件下，氧气在 PFC 液体中的溶解度大约是水或血浆中的 20~25 倍，PFC 优异的携氧能力为人们探索人造血液带来了希望。

1966 年，Clark 和 Gollan 通过实验证明了自主呼吸的小鼠在常压下可以淹没于 PFC 液体中存活，从而开创了 PFC 作为呼吸气体载体的生物医学研究，第一代 PFC 乳剂主要成分是全氟萘烷；第二代注射用 PFC 乳剂的研究，重点关注如何提高其携氧能力和降低毒性，潘氟隆和全氟萘烷是研究最多的两类成分[2, 3]。

我国的氟碳血液研究始于对越自卫反击战的现实需求。1976 年，百废待兴，以黄维垣院士为代表的科学家们临危受命，开展了氟碳血液研究，经过 5 年的努力，成功研制出中国第一代氟碳血液，同原来仅用于提高血压的人造血浆相比，它具有良好的携氧功能，被称为"白色血液"，其中"二号乳液"曾被用于 1984 年老山前线的抢救手术，挽救了数十名战士的生命，氟碳血液在中国临床应用上已超过了 300 例。

全氟化碳有着可直接化学合成、价格低廉、稳定性好、易于储存、不受来源影响、免于交叉感染以及适用于任何血型的"一血通用"等优点，但因其存在使用后会出现血小板数量的轻微减少、短暂的细胞酶变化等症状，出于血液代用品高安全性考虑，多项应用研究进展缓慢或是终止。

（3）继往开来，跻身国际前沿的中国氟化学

老一辈化学家急国家所需，开创了中国的氟化学事业；我国改革开放以来，在老一辈科学家奠定的坚实基础之上，新一代科学家继续开拓前进，把我国的氟化学研究水平推到国际前沿[4]。

例如，卿凤翎团队首次提出了"氧化三氟甲基化反应"新概念，发展了一系列氧化三氟甲基化、氧化三氟甲硫基化、氧化二氟亚甲基化以及烯烃氧化三氟甲基双官能团化等新反应，取得了具有国际领先水平的原创性研究成果。该项目荣获 2019 年度国家自然科学奖二等奖。

今天，有机氟化物已广泛应用于农药、医药、材料、原子能、航空航天等各个领域，我们国家的有机氟化学研究也已经跻身世界前沿。这正是一代代科学工作者为国奋斗，无私奉献的伟大成就。

参考文献：

[1] 刘俊，胡金波. 神奇的氟元素. 化学教育（中英文），2019（21）：1-3.

[2] 龚美华. 用作血液替代物的全氟化学品. 有机氟工业，1993（1）：58-61.

[3] 王旭明，丁振山，杨志豪. 全氟碳化合物在移植器官保存中的应用研究进展. 中华移植杂志（电子版），2019（13）：327-331.

[4] 胡金波，丁奎岭. 有机氟化学：独特和有用的化学研究前沿. 化学学报，2018（12）：905-906.

（南京医科大学药学院　朱　荔）

16. 物质的化学性质和反应平衡——辩证思维、科学发展

唯物辩证法（materialist dialectics）是由马克思等基于黑格尔辩证法基础之上首先提出并发展起来的一套世界观、认识论和方法论思想体系，是马克思主义哲学的核心组成部分。唯物辩证法总的基本特征是"万物普遍联系"和"事物按自身规律永恒发展"，从总体上揭示了世界的辩证性质。矛盾（即既"对立"又"统一"）的观点是唯物辩证法的核心[1]。

物质的化学性质和化学反应平衡体现和贯穿了这一辩证思维。例如，Bronsted 酸碱和物质的氧化还原概念。Bronsted 酸和碱是一对矛盾体。Bronsted 酸和碱的基本定义是，凡是能给出质子的物质就是酸，凡是能接收质子的物质就是碱。如式 2-1 中，HB 能够给出质子就是酸，由于是可逆反应，HB 给出质子后生成的 B^- 也可以接受质子生成 HB，所以 B^- 就是碱。有酸存在才有碱存在，并且必有碱存在。而且 HB 给出质子的能力越强，即其酸性越强，必然其对应的碱 B^- 接收质子的能力越弱，即碱性越弱；相反，HB 的酸性越弱，其对应的碱 B^- 的碱性越强[2]。HB 和 B^- 的这个共轭关系说明 Bronsted 酸和碱是一对矛盾体。物质的性质是由主要因素决定的，即由本身属性决定，但物质的性质不是永恒不变的，外部环境也会影响物质的性质，尽管是次要因素。如乙酸 HAc，一般说来，HAc 是弱酸，因为常见的介质是水，HAc 在水中少部分把质子给水分子，绝大部分不解离，以 HAc 分子的形式存在水中，结果表现为弱酸。而硝酸 HNO_3 是强酸，在水中，它能把所有的质子都给水分子。HAc 和 HNO_3 的这些性质是由它们的分子结构决定的。但是，它们的这些性质会随着环境介质的变化而变化。如将 HAc 放在液氨中，HAc 会把全部的质子给液氨，生成 Ac^-，表现为强酸。另外，尽管在传统意义上 HNO_3 是强酸，但如果将 HNO_3 放在冰醋酸中，HNO_3 只会将部分质子给乙酸，绝大部分不反应，以 HNO_3 分子形式存在冰醋酸中，从而表现为弱酸。所以，要用联系的、变化的和发展的而不是孤立的、静止的、形而上学的思维认识事物。

$$酸（HB）\rightleftharpoons 质子（H^+）+ 碱（B^-）$$
式 2-1

下面来看化学平衡反应。两组氧化还原电对 Fe^{3+}/Fe^{2+} 和 I_2/I^-，在标准状态下，Fe^{3+} 氧化能力强于 I_2，必然 I^- 的还原能力强于 Fe^{2+}，结果是强氧化剂 Fe^{3+} 与强还原剂 I^- 反应，生成弱氧化剂 I_2 和弱还原剂 Fe^{2+}（如式 2-2），反应向正反应方向进行。如果增加 Fe^{3+} 和 I^- 浓度，平衡由左往右移动得越显著。相反地，如果显著降低 Fe^{3+} 和 I^- 浓度，就同时分别显著地提高了 I_2 的氧化能力和 Fe^{2+} 的还原能力，这时 I_2 氧化能力将强于 Fe^{3+}，必然 Fe^{2+} 的还原能力将强于 I^-，结果使得反应由右往左逆向进行[2]。

$$2Fe^{3+}+2I^- \rightleftharpoons 2Fe^{2+}+I_2$$
式 2-2

可以看出，酸与碱、氧化与还原是一对矛盾体，在某一特定条件下，这些矛盾的对立统一维持平衡状态，而一旦相关联的诱因出现、外部条件发生变化，矛盾的这一平衡状态将会被打破，便推动了事物的变化、发展，一直到建立新的平衡。当然，外部的诱因是不断出现的，因此这种平衡是暂时的，变化和发展才是永恒的。矛盾究竟朝哪个方向发展，取决于诱因。

面对新型冠状病毒全球疫情,中国所取得的抗疫成就举世瞩目,也再次见证了中华民族的伟大。当前,国际局势错综复杂、风云变幻,正确把握历史的发展方向,朝着构建人类命运共同体、消除贫困的目标迈进,我们每一份子都需要为人类和平和世界各国人民共同繁荣的目标贡献一份正能量[3,4]!

参考文献:

[1] 毛泽东. 矛盾论. 北京:人民出版社,1975.

[2] MARTIN S. S. Chemistry-The molecular nature of matter and change(4th Edition). Mc Graw Hill Higer Education,2006.

[3] 干成俊,邓丰. 马克思辩证法的现实根基及其展开形式. 学术界,2019(9):13-20.

[4] 李新市. 习近平新时代辩证思维方法述要. 北京石油管理干部学院学报,2019(5):20-25.

（南京医科大学药学院　杨旭曙）

17. 有机氯农药六六六的合成与应用——严谨、求实、辩证的科学观

农药六六六,在有机化学系统命名法中被称为 1,2,3,4,5,6-六氯环己烷(hexachlorocyclohexane, HCH),工业品中主要含有 α-、β-、γ-、δ-、ε- 等八种同分异构体。不溶于水,微溶于氯仿,溶于苯,也被称为六氯化苯,是一类曾经被广泛应用的广谱杀虫剂。为何被称为农药六六六? 流传较多的说法是做了 666 次试验才合成了它,其实是因为这个化合物有 6 个碳原子、6 个氢原子、6 个氯原子,故被称为农药六六六。

农药六六六的合成比较简单,在光照条件下,将氯气通入纯苯中可以得到工业品的六氯环己烷,1825 年由英国物理学家、化学家迈克尔·法拉第(Michael Faraday)首次在实验室合成。法拉第是自学成才的典范,仅仅读过两年小学。他于 1831 年首次发现电磁感应现象,进而得到产生交流电的方法,发明了人类历史上第一个发电机。他同时也在化学领域取得了很大成就,1825 年首先发现分离了苯,并合成了六六六。纯品无臭,工业品往往含有杂质,有臭味。

1935 年,六六六的杀虫活性由科学家 Bender 发现,1941—1942 年,英国学者 Slade 和法国学者 Dupire 也都发现了六六六的杀虫活性,于 1946 年开始大规模投入生产并广泛应用。

六六六合成工艺简单,20 世纪 50—60 年代在全世界曾广泛生产、应用。它曾经是我国产量最大的杀虫剂,在消除蝗灾、防治家林害虫、城市灭蟑螂等方面发挥过积极的作用。六六六还可用于生产花炮,作焰火色剂;可用作五氯酚和五氯酚钠的原料,推动了有关剂型加工、分析技术、技术标准、生物测定等工作的开展,从而促进了中国农药工业的发展。

六六六是一种广谱性杀虫剂,主要对象是咀嚼和刺吸口器害虫,可用来防治水稻、果树、蔬菜等的多种害虫,如水稻三化螟、稻飞虱、稻苞虫等。六六六也是一种重要的土壤杀

虫剂,用于防治蝼蛄、地老虎、金针虫、甜菜象甲等。γ-六六六对昆虫有触杀、胃毒及熏蒸作用,效力强而持久,属于高残留农药品种。

六六六系有机氯农药,化学性质稳定,难以降解。进入水中的农药,可被水中悬浮物吸附;进入土壤的农药可通过挥发进入大气中,随气流扩散沉降;也可渗透到地下水中,从而污染水源。六六六在人体内极难通过肝脏代谢,易通过食物链在人体蓄积,有致突变、致畸和致癌作用[1]。我国在1982年已经禁止生产,1992年全面禁止使用此类农药。

此类农药的危害首次被发现于美国作家Rachel Carson 1962年出版的《寂静的春天》,书中指出"非选择性化学农药将一切昆虫屠杀殆尽,无论益虫还是害虫",进而将危害整个生物的生存环境。此书推动了DDT等化学杀虫剂的限制使用,直接促进了现代环保运动的发展,改变了公众对环境问题的认识。

有机氯类农药在我国被使用长达30余年,其残留问题不容忽视,如六六六的残留期长达50年。有机氯类农药挥发性不高,脂溶性强,化学性质稳定,易于在动植物富含脂肪的组织及谷类外壳富含脂质的部分中蓄积[2,3]。由于化学性质稳定,受日光及微生物作用后分解少,在环境中降解缓慢,六六六在土壤中的半衰期为2年,能长期留存在土壤中[4]。人体长期摄入含有机氯农药的食物后,易造成急性、慢性中毒,侵害肝、肾及神经系统,对内分泌及生殖系统也有一定损害作用[1]。六六六在海洋中也能以特有的稳定形式长期残留[5]。

科学技术的进步带来的影响是多重的,需要辩证地看待新生事物,不能以牺牲生态环境为代价来发展经济。

参考文献:

[1] MURPHY, P. G. Sulfuric Acid for the Clean-up of Animal Tissues for Analysis of Acid-stable Chlorinated Hydrocarbon Residues. Journal of the Association of Official Analytical Chemists, 1972, 55(6): 1360-1362.

[2] 赵云峰,袁宗辉,吴永宁. 2000年湖北省膳食样品有机氯农药六六六和DDT残留溯源分析. 中国食品卫生杂志, 2004(5): 397-399.

[3] 丁慧,钱勇. GC-MS测定人参中17种有机氯类农药残留量. 安徽农业科学, 2020, 48(03): 197-199.

[4] 梁岩,杨诚,柴利群,等. 人参不同药用部位"666"农药残毒含量的分析. 中医药学报, 1997, 52(2): 42.

[5] 吴省三,孙淑媛,卢美鸢. 九龙江口和厦门港的666农药残留量. 台湾海峡, 1983, 2(1): 29-33.

(南京医科大学药学院 居一春)

18. 普利高津和耗散结构理论——突破陈规、积极创新

大家都曾在物理化学中学过两个经典的热力学定律:热力学第一定律和第二定律。19世纪,由于生产的发展,特别是蒸汽机的广泛应用,为了提高其热机效率,热力学开始建立和发展起来。1842—1843年,迈尔、焦耳、赫尔姆霍茨等人建立了热力学第一定律。1850—1851年,汤姆森生和克劳修斯建立了热力学第二定律,两个热力学定律的建立奠定了热力学理论基础。热力学第二定律指出反应发生的方向,即在一个孤立系统中,熵会随

时间的推移单向增加,达到热力学平衡态时趋于极大,从而指明了不可逆过程的方向性,即"时间箭头"只能指向熵增加的方向。"熵增加原理"第一次把演化的观念和历史的观念引入物理学。

19世纪发展的热力学和生物学都涉及世界运动变化的方向,即"时间箭头"的问题[1]。但是,这两门学科所提出的"时间箭头"的方向却截然不同。热力学第二定律说明的是一个孤立系统朝着均匀、无序、简单、趋向平衡态的方向演化,这实际上是一种退化的方向。克劳修斯把这一理论推广到全宇宙,就得出了"宇宙热寂说"的悲观结论。而生物学描述的却是系统从无序到有序,由简单到复杂,由低级到高级,由无功能到有功能、多功能的有组织的方向发展。这是一个进化的方向。生物界和人类社会中这种进化的现象最为明显。于是克劳修斯理论与达尔文理论产生了退化和进化的矛盾,似乎生物界包括人类社会都遵循着与物理世界完全不同的规律,有着截然相反的演化方式。

热力学和生物学之间的这一矛盾,引起了许多科学家的广泛注意。能否用物理学的观点来全面解释生命的特点及其进化的过程,使生物学成为研究生命系统的"物理科学",实现自然科学的大统一?

比利时科学家伊利亚·普利高津正是在深入探讨这些问题的过程中逐步建立起了耗散结构理论,并以此获得1977年诺贝尔化学奖。他发现只有非平衡系统与外界有着物质和能量交换的情况下,且系统内各要素存在复杂的非线性相干效应时才可能产生自组织现象,并且把这种条件下生成的自组织有序态称为耗散结构。普利高津教授是非线性化学领域的领军人物,他的研究成果大大有助于理解时间在生物和物理学中的作用,极大提高了科学家分析复杂系统中动力学过程的能力,增强了对不可逆过程的理解,尤其是对系统远离平衡态下的理解,并应用热力学来研究生命和非生命系统中的不可逆过程[2]。

普利高津教授在年轻时就敢于挑战前人没有想过的非平衡问题,提出了最小熵产生原理,一直坚持和集中探索远离平衡态现象及其内在规律,被称为当代很有哲学头脑的科学家。他领导的布鲁塞尔学派是国际上著名的非平衡态统计物理学派之一[3]。他的成功不是偶然,也不是一蹴而就的,而是建立在长期的研究和积累之上。当热力学与生物学对进化的理解出现矛盾时,他敢于创新性地提出"非平衡态"理论,突破思维定势,积极创新。而他的创新不是无本之源,是经历过严谨推导的创新,是找到问题的关键所在。所以创新的前提是对以往知识的深刻理解。真理是人们对事物认知过程中在某个阶段整理总结出的相对正确的理论,但是,随着认识的深入,发现理论的欠缺也是正常的,所以需要尊重经典、学习前人总结的经验,同时也要有自己的评判标准,提出自己的想法,有一定的创新。树立创新意识,做到不为上、不为书、只为实,不断解放思想、实事求是、与时俱进,不断实现理论与创新的发展。

参考文献:

[1] 湛垦华,沈小峰. 普利高津和耗散结构理论,西安:陕西科学出版社,1982.

[2] 方锦清. 纪念诺贝尔奖得主普利高津教授94周年华诞. 复杂系统与复杂性科学,2011,8(2):71-76.

[3] R. N. 阿丹斯. 普利高津的世界. 沈小峰,曾庆宏,译. Discovery,1980,9.

（南京医科大学药学院 蔡 政）

19. 酸碱体质学说——追根溯源、探寻真相

酸碱体质论或人体酸碱理论的提出可追溯至20世纪20—30年代。酸碱体质理论认为人体的健康与体内的酸碱平衡有关,正常人体体液的pH为7.35~7.45,呈弱碱性。由于现代人饮食多以高蛋白、高脂肪和高糖等高能量食物为主,造成人体营养过剩,加之环境污染、不良生活习惯以及工作、学习等带来的精神压力,使得大多数人体内酸性物质偏多,体液pH低于7.35,最终导致酸性体质。酸性体质使人易疲劳、记忆力减退、腰腿酸痛,诱发动脉硬化、糖尿病、脂肪肝、高血压、冠心病甚至恶性肿瘤等疾病。因此,有人提出酸性体质是万病之源,而保持健康、预防和治疗疾病的关键是碱性饮食[1]。那不同人体的体质真有酸碱之分吗?体液会因食物摄入而发生酸碱改变吗?

机体细胞内的各种代谢活动都是酶促生化反应,因此机体的体液环境必须维持足够的营养物质、O_2、水以及合适的离子浓度、酸碱度(表2-1)、渗透压和温度等,才能维持正常的代谢和生理功能[2]。

表2-1　不同部位体液pH

体液	pH	体液	pH
动脉血液	7.35~7.45	胰液	7.8~8.4
唾液	6.6~7.1	小肠液	约7.6
胃液	0.9~1.5	尿液	4.5~7.9

由表2-1可见,人体不同部位体液的酸碱性并不完全相同,酸性体质理论中所说的人体体液pH必须为7.35~7.45,实际为人体血液的pH。

人体在不断摄入酸碱性物质的同时,也在分解代谢产生酸碱性物质。人体内糖、脂肪、蛋白质分解代谢的最终产物 CO_2 与水结合生成碳酸(H_2CO_3,体内唯一的挥发性酸),是体内酸性物质的主要来源;由糖、脂肪、蛋白质于代谢过程产生的三羧酸、β-羟丁酸、磷酸、尿酸等以及摄入的一些酸性食物和酸性药物,则是体内固定酸的主要来源。体内碱性物质的摄入主要来自食物,特别是蔬菜、瓜果中所含的有机酸盐(主要是 Na^+ 和 K^+ 盐),其代谢后产生的 Na^+、K^+ 可与 HCO_3^- 结合生成碱性盐[3]。因此蛋白质、脂肪和糖等被称为酸性食物,而蔬菜、水果等被称为碱性食物。

正常情况下,通过体液的缓冲作用、组织细胞以及肺和肾的调节功能,机体可以自动调节体内酸碱物质的含量和比例,以维持体液pH相对稳定,使机体始终处于酸碱平衡状态。人体血液中存在多种缓冲系统,其中碳酸氢盐缓冲系($H_2CO_3 \rightleftharpoons HCO_3^- + H^+$)占全血缓冲总量的1/2以上,在维持血液正常pH中发挥作用最为重要。当体液中 H^+ 过多时,HCO_3^- 即与其结合,上述化学平衡左移,使 H^+ 浓度不会显著升高;当体液中 H^+ 减少时,H_2CO_3 可解离出 H^+,上述化学平衡右移,使体液中 H^+ 浓度不会显著降低[4,5]。当血液中 H_2CO_3 和 HCO_3^-

的浓度变化时,通过肺的呼吸作用和肾的生理功能调节,使血浆中 H_2CO_3 和 HCO_3^- 的缓冲比和血液的 pH 保持相对稳定[6]。

肺主要通过改变呼吸运动来控制 CO_2 排出量,从而调节血浆 H_2CO_3 浓度,维持血液 pH 的相对恒定。普通膳食条件下,正常人体内产生的酸性物质远远多于碱性物质,因此肾脏在调节酸碱平衡中的主要作用是排酸保碱,通过排 H^+、排氨及对 Na^+、HCO_3^- 重吸收,从而维持血液 pH 的相对恒定。组织细胞主要通过细胞内、外离子交换(如 H^+-K^+、Cl^--HCO_3^- 等)的方式发挥缓冲作用。此外肝脏可以通过合成尿素消除 NH_3 参与酸碱平衡[4,5]。

综上所述,人体中的酸碱平衡由血液、肺、肾和组织细胞等调节因素共同维持,正常情况下人的体质不会有酸碱之分,不同食物的摄入也不会使人体血液发生酸碱性的根本改变。

参考文献:

[1] 章骏德. 人体的酸碱与健康. 中国老年学学会 2006 年老年学学术高峰论坛论文集. 2006, 10: 205-210.

[2] 朱大年, 郭瑛. 生理学. 2 版. 上海:复旦大学出版社, 2015

[3] 王岚, 尤琳浩, 常彦忠. 人体维持酸碱平衡的机制. 生物学通报, 2013, 48(2): 1-2.

[4] 王卫, 王方岩, 陈维亚, 等. 病理生理学. 杭州:浙江大学出版社, 2015.

[5] 王建枝, 钱睿哲. 病理生理学. 9 版. 北京:人民卫生出版社, 2018.

[6] 胡琴, 祁嘉义. 基础化学. 3 版. 北京:高等教育出版社, 2014.

(南京医科大学药学院　周　萍)

20. 生命力学说的创立及打破——积极探索、打破陈规

在化学发展的初期,无机物被大量合成,而有机物只能从动植物体提取获得。如,1769 年,从葡萄汁中提取得到纯的酒石酸;1773 年,从尿中提取得到尿素;1780 年,从酸奶中提取得到乳酸;1805 年,从鸦片中提取得到吗啡等。因此,19 世纪初,人们普遍认为有机物是与生命现象密切相关的,是在生物体内的一种特殊的、神秘的"生命力(vital force)"作用下产生的,只能从生物体内得到,不能人工合成。这就是以瑞典化学家贝采尼乌斯(Berzelius J)为代表的"生命力"学说的观点[1]。贝采尼乌斯认为,生命体内有一种神秘的、非物质的东西存在,或曰精神,或曰灵魂,它超越自然、附于体内,遥控着一切有生机物质的生老病死、喜怒哀乐。

由于人们认识的局限性和对权威的迷信,"生命力"学说"统治"化学界长达半个世纪之久,严重阻碍了有机化学的发展,一度使人们放弃了人工合成有机物的想法,人为制造有机物质则被定为"禁区",如同制造永动机般不可思议。这种唯心的"生命力"学说严重阻碍了有机化学的发展。

1828 年德国化学家维勒(F.Wohler)将氰酸铵的水溶液加热得到了尿素(见图 2-1)。

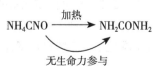

图 2-1　由氰酸铵加热制成尿素的反应路线

氰酸铵是无机物，可以由 NH_4Cl 和氰酸钾（或银）反应合成。但尿素是有机物，当时认为只能由哺乳动物通过"生命力"的参与才能合成，是不能人工合成的，只能通过尿液分离得到。维勒经过四年的仔细研究，不断重复实验，确认并发表了相关成果。当维勒兴冲冲写信告诉他的导师——"生命力"学说的权威贝采尼乌斯："我在实验室人工合成出了尿素，不需要肾！"贝采尼乌斯相当惊讶和怀疑，甚至回信问他能不能在实验室合成小孩来。维勒的开创性发现给"生命力"学说以重大打击，冲破了无机界和有机界的鸿沟，人们由惊讶到怀疑，由怀疑到行动，很多化学家重复了维勒的尿素合成实验，在证实维勒打开了无机物也可以制造有机物的魔盒之后，很多化学家像寻找新大陆一样，潮水般地涌进来进行各种各样的化学实验设计，由无机物合成出一个又一个有机物[2]。如1845年Olbe合成了乙酸；1854年Berthelot合成了油脂类物质等。在大量的科学事实面前，化学家摒弃了"生命力"学说，加强了有机化合物的人工合成实践，促进了这门科学的发展。

多数人甚至权威认可的未必是正确的，不要人云亦云，要敢于追求真理，有怀疑精神，敢于挑战权威，崇尚唯物主义。大量实验事实敲响了"生命力"学说的丧钟，恩格斯在《自然辩证法》导言中写道："用无机的方法制造出过去一直只能在活的机体中产生的化合物，它就证明了化学定律对有机物和无机物同样适用。"[3]

宗教长期宣扬"人是神创造的，因此人必须接受神的统治"。即使哥白尼提出日心说，即使牛顿告诉我们万物之间皆有引力，即使化学家们发现了那么多神奇的现象，创造了世界上没有的物质，但宗教仍然紧紧抱着"生命力"学说，这最后一根稻草：你们说的都对，但是"生命力"是上帝创造的，生命之所以有灵气是因为上帝创造了"生命力"埋藏在有机物里面。因此，维勒的发现不仅影响了化学界，同时也加速终结了摇摇欲坠的宗教统治。

贝采里乌斯并没有因为自己是权威而一味坚持"生命力学说"，也没有压制自己的学生维勒。相反，在维勒公布自己的发现不久，他受到启发，想到之前维勒和另一位德国化学家李比希因为雷酸和氢氰酸发生过一场论战，这很类似氰酸铵和尿素，也是同样的化学组成，但是化学性质完全不同。他认为应该提出一个新概念：同分异构体。这些物质具有相同组分，但结构不同。贝采里乌斯具有创新的精神、发展的眼光、包容的心态，因此成为一代大师。

"生命力"学说创立和打破的过程中体现了强烈的科学精神。科学精神就是实事求是、求真务实、开拓创新的理性精神，实事求是是科学精神的核心，开拓进取是科学精神的活力。

参考文献：

[1] 董德沛. 瑞典化学家贝采乌斯的生平及其贡献. 化学教育, 1987(02): 61.

[2] 代晓琴, 维勒. 人工合成尿素的先驱. 科学启蒙, 2013(3): 49-51.

[3] 潘吉星. 关于味勒的《论尿素的人工制成》. 自然辩证法通讯, 1964(1): 65-67.

（南京医科大学药学院 何广武）

21. 探寻引发糖尿病酮症酸中毒的最佳检测方法—— 辩证思维、勇于探索

人类与糖尿病的斗争有着悠久的历史。糖尿病在我国古代中医中被称为消渴症，对其最早记载出自于孙思邈《千金方》："消渴症者慎者三：一饮酒，二房事，三咸食及面。能慎此者，虽不服药而自可无他；不如此者，纵有金丹亦不可救，深思慎之！"糖尿病表现为口渴多饮（上消）、多食（中消）、多尿、体重下降（下消），全身乏力。在西方国家，关于糖尿病的文字记录最早可追溯到公元前 1550 年古埃及人书写在纸莎草上的一种多饮多尿疾病。公元 1675 年，英国医师托马斯·威廉描述患者的尿"甜如蜜"，自此糖尿病才正式被命名。

糖尿病是一种由于胰岛素分泌缺陷所致的以高血糖为特征的代谢性疾病，通常伴有胰高血糖素、皮质醇和肾上腺素等反调节激素的增加[1]。持续高血糖与长期代谢紊乱等可导致全身组织器官特别是眼、肾、心血管及神经系统的损害及其功能障碍和衰竭。糖尿病患者可出现多饮、多尿、多食、消瘦、疲乏无力等症状，严重者可引起失水，电解质紊乱和酸碱平衡失调等急性并发症酸中毒和高渗昏迷。酮体是肝脏中脂肪分解成脂肪酸的中间代谢产物。正常情况下，机体产生少量酮体，随着血液运送到心脏、肾脏和骨骼肌等组织，作为能量来源被利用，血中酮体浓度很低，尿中也测不到酮体。当体内胰岛素不足或者体内缺乏糖分，如饥饿、禁食、严重的妊娠反应情况下，脂肪分解过多，酮体浓度增高，一部分酮体可通过尿液排出体外，形成酮尿。当肝内酮体生成的量超过肝外组织的利用能力，血酮体浓度就会过高，导致酮血症和酮尿症。酮体中的乙酰乙酸和 β- 羟丁酸都是酸性物质，在血液中积蓄过多，可使血液变酸而引起酸中毒，称为糖尿病酮症酸中毒（diabetic ketoacidosis，DKA），是 1 型和 2 型糖尿病的一种危及生命的并发症[2]。

血清或尿液中检测酮体对 DKA 的诊断、评估病情的严重程度及检测治疗有重要作用[3]。可采用半定量检测法检测尿酮，通过硝普钠与乙酰乙酸发生反应生成紫红色化合物检测尿液中酮体含量，而硝普钠与 β- 羟丁酸不发生反应[4]。然而当 DKA 患者存在严重肾功能不全时，尿液中酮体会减少甚至消失，同时会出现留取尿液困难的情况，势必影响医务工作者对患者病情进行及时、准确的评估[5]。DKA 症状越严重，酮体中 β- 羟丁酸所占的比例越大，乙酰乙酸所占的比例越小，检测结果的误差较大。巯基药物（如卡托普利等）也会干扰尿酮实验，产生假阳性，大剂量维生素 C 的存在会使检测结果出现假阴性[6]。此外，尿酮体的检测易受湿度、酸碱度等环境因素的影响，使得检测结果不够准确，而及时检测血 β- 羟丁酸更能反映糖尿病患者病情的严重程度。

研究表明，由于血 β- 羟丁酸与尿酮体、静脉血糖成正相关，与动脉血 pH 及 HCO_3^- 成负相关，提示血 β- 羟丁酸能够很好地反映体内酸碱失衡状态，血糖过高则预示可能发生 DKA。因而应用血酮检测仪对糖尿病患者常规检测毛细血管 β- 羟丁酸水平，观察血 β- 羟丁酸与静脉血糖、尿酮体、动脉血 pH 及 HCO_3^- 的相关关系，再计算 DKA 患者的血 β- 羟丁酸和尿酮的阳性例数及阳性率，比传统的尿酮体半定量测定方法更能准确反映 DKA，对 DKA 早期诊断和治疗具有重要的临床指导意义[3]。

酮症酸中毒 DKA 是 1 型和 2 型糖尿病的并发症,通过检测尿酮含量和血酮含量可对 DKA 进行诊断、评估病情的严重程度及检测治疗。然而尿酮检测和血酮检测的准确性因患者病情不同而存在较大差异,作为医药专业的学生,要善于对各种方法进行辩证思考,认清事物内在联系,不能人云亦云,要勇于探索、敢于创新。

参考文献:

[1] WEBER C., KOCHER S., NEESER K., et al. Prevention of Diabetic Ketoacidosis and Self-Monitoring of Ketone Bodies: An Overview. *Curr. Med. Res. Opin.* 2009, 25, 1197-1207.

[2] MISRA S., OLIVER N. S. Utility of Ketone Measurement in the Prevention, Diagnosis and Management of Diabetic Ketoacidosis. *Diabetic Medicine.* 2015, 32, 14-23.

[3] 南静, 张麦浪, 张海雄, 等. 血 β-羟丁酸检测在糖尿病酮症酸中毒诊疗中的意义. 临床研究, 2019, 17（14）: 112-113.

[4] 陈学军. 糖尿病酮症酸中毒患者血清 β-羟丁酸检测水平分析. 中国实验诊断学, 2016, 20(4): 580-582.

[5] 杨秀兰, 朱星成. 血清 β-羟丁酸测定在糖尿病酮症酸中毒中的临床应用价值. 中国临床新医学, 2016, 9(3): 247-249.

[6] 卢宇, 费小蔷, 杨淑芳, 等. 血 β-羟丁酸和尿酮在糖尿病酮症诊断中的联合应用. 中国现代医师, 2014, 52(26): 84-86.

（南京医科大学药学院　张振琴）

22. 硒的营养与毒性——适可而止、过犹不及

硒是人体必需的微量元素之一,被科学家认为是人体最重要的微量元素。硒被称为"月亮女神",是瑞典科学家贝采利乌斯于 1817 年在焙烧黄铁矿制硫酸时发现的,因为性质与碲相似,既然碲的名称是地球,就把它的姊妹元素称为"月亮"。发现硒元素后的很长一段时间里,它都被认为是一种有毒元素而不敢加以运用。第一次发现硒的营养功效可以追溯到 20 世纪 50 年代。当时,第二次世界大战爆发,许多出征海外的德国士兵由于长期吃不到新鲜的蔬菜和肉类食品而患上了肝坏死。法国科学家施瓦茨经过大量试验发现,硒是营养性肝坏死的重要保护因子,它的护肝作用是维生素 E 的 500 倍。国际上为纪念施瓦茨的巨大贡献而设立了"施瓦茨"奖,用来奖励那些在硒领域有特殊贡献的科学家。1966 年在美国召开的第一届"生物学和医学中的硒"是第一个以元素为主题举行的国际研讨会。1972 年,世界卫生组织肯定了硒的功效,并建议人体每天科学定量补硒,由此拉开了研究硒与人类健康的序幕,也引起了人们对硒与人体健康的关注。它在国内外医药界和营养界被誉为"长寿元素""长寿之王""天然解毒剂""健康的保护神"和"慢性疾病的杀手"。

硒对于维持人的生命活动发挥着重要作用,它与人的生理代谢、生命维持密切相关,兼有营养、毒性和解毒的生物学功能。2012 年我国各大省市电视台联合制作了"走进长寿之乡"的大型活动,走访了全国三十多个省、自治区、直辖市的长寿之乡。无独有偶,中国近百个长寿之地虽地域不同、气候不同、人文不同,但他们长寿的谜底都与神奇的微量元素硒

密切相关。研究表明人体内的含硒酶谷胱甘肽过氧化物酶（Glutathione peroxidase, GSH-Px）被证实能清除自由基和过氧化脂质，防止氧化损伤。而补充硒能增强 GSH-Px 的活性，随时清除自由基，促进细胞新陈代谢，从而达到延缓衰老的目的。硒是人体免疫功能的"卫兵"，硒元素对于机体的细胞免疫、体液免疫、非特异性免疫都具有重要作用。有研究表明，在英国低硒地区，每天平均补充亚硒酸 50~100μg 能明显增加人群清除脊髓灰质炎病毒的速率[1]。硒还被科学家称为人体微量元素中的"抗癌之王"，不仅可以用于预防癌症，也可以用于治疗癌症。长期深入的医学研究显示，硒含量和 10 种癌症总死亡率成显著负相关[2]。硒还是天然的解毒剂，之前科学家发现金枪鱼虽然汞含量很高，但仍能安全食用，正是因为金枪鱼体内较高的硒含量对汞有拮抗作用。硒能结合有害的重金属离子汞、铅、镉、铬等形成金属 - 硒 - 蛋白质复合物而排出体外。硒还是心血管疾病的"克星"，是男性前列腺患者的福音。

人体内硒元素含量与生命活力密切相关，人体硒含量的高低对人体生理活动和病理发生发展过程有着重要影响。硒含量过低人体患病概率会上升。1935 年黑龙江省齐齐哈尔市克山县的农村爆发过一种疾病，患者多为育龄妇女和学龄前儿童，他们精神萎靡不振，心脏变大坏死，且发病率和死亡率都很高。受限于当时的医疗水平，甚至连致病原因都不清楚，因此以最初爆发的地点命名为克山病。直到三十多年后，中国预防医学科学院经过多年研究发现克山病病区普遍严重缺硒，从而明确了硒与克山病的关系，他们也因此项研究而荣获了国际"施瓦茨"奖。缺硒不仅会造成克山病，还会引起大骨节病和白内障。而硒这种微量元素，人体不能自身合成，必须从外界摄取。经调查，我国是一个缺硒大国，有 30% 的国土面积是严重缺硒地带。因此，大量富硒的保健品和农产品应运而生，就我国市面上流行的"富硒"产品就不少：富硒酵母片、有机硒玉米胚芽粉、富硒大米、富硒茶等。

补硒有没有必要呢？体内硒含量过高，会导致硒中毒。曾有报道我国湖北省恩施市有过不明原因的脱发脱甲症，后来查明是土壤中过高的硒含量使居民硒摄入量过高而中毒。实际上硒在人体中也遵循中庸之道：需要按照标准适当补硒、科学补硒、合理补硒，这样才能预防各类疾病的发生。切不可因为硒对人体的保健作用而无节制补硒，因为人体对于硒的需求距离硒中毒也就一步之遥，稍有不慎就会引起不良后果。

参考文献：

[1] BROOME, C. S., MCARDLE F., KYLE J. A.. An increase in Selenium intake improves immune function and poliovirus handling in adults with marginal Selenium status. Am. J. Clin. Nutr., 2004, 80(1): 154-162.

[2] 董国力. 微量元素铁、锌、碘、硒、氯与人体健康的相关性研究. 中国当代医药, 2013, 20(6): 283-284.

（南京医科大学药学院　史丽英）

23. 硝酸甘油的历史变迁——勇于探索、诺贝尔奖起源

1847 年的某个冬天，意大利青年化学家索布莱洛在实验室首次合成了稀硝酸甘油：他在装满浓硝酸和浓硫酸的混合液中，逐滴加入丙三醇（甘油），经搅拌合成了一种黏性油状

物，沉淀在甘油底部。后来在一次纯化实验中，他将硝酸甘油沉淀拿去加热，立刻引发剧烈爆炸并伤及了自己和他人。此后不断有人在研究加工高纯度硝酸甘油时发生大爆炸，人们逐渐意识到硝酸甘油非常不稳定。

当时的欧洲正处于第一次工业革命的浪潮期，矿山开发、河道挖掘、铁路修建及隧道开凿等都需要大量的烈性炸药，于是仍有很多人加入到硝酸甘油的研究中，但也不断传来有人死于爆炸的消息。

1864 年 9 月，斯德哥尔摩市郊的一座工厂发生了一场惨祸，瑞典化学家阿尔弗雷德·伯纳德·诺贝尔眼睁睁地看着自己所创建的硝酸甘油炸药实验工厂化为灰烬，他的弟弟不幸被炸死，他的父亲身受重伤，自己也差点落入死神手中。惨案发生后，警察当局立即封锁了出事现场，并严禁诺贝尔恢复生产，人们也像躲避瘟神一样避开他。这一连串挫折并没有使诺贝尔退缩。不久，在远离市区的马拉仑湖上，出现了一只巨大的平底驳船，诺贝尔在船上仍全神贯注地进行试验，他首先发明了雷管，这是爆炸学上的一项重大突破。经过 4 年 400 多次不懈的努力试验，一次偶然中，诺贝尔发明了安全炸药：1867 年的一天，诺贝尔的助手要把刚从工厂拉来的硝酸甘油运上实验船，他们先把硝酸甘油装在一个个铁盒子里，并填塞硅藻土防止晃动，但在运输途中，还是有一个盒子破裂，流出来的硝酸甘油全部被下面的硅藻土吸收。于是诺贝尔萌生了用硅藻土吸收硝酸甘油来制造炸药的想法，并一举取得成功（把硅藻土和硝化甘油以 1∶2 的比例制成的黄色炸药即为安全炸药）。依靠生产安全炸药，诺贝尔获得了巨额的财富，但他并未就此停止探索的脚步，他一生共获得专利发明权 355 项。

诺贝尔原本希望他的发明能够促进工业生产和工程建设，但事与愿违，他发明的安全炸药后来更多应用于战争，他曾一度被认为是"贩卖死亡的商人"。他的内心非常痛苦，于是在 1895 年立下遗嘱，用他的 920 万美元巨额遗产建立诺贝尔基金，用其每年的利息奖励世界上为和平、物理学、化学、生理学或医学、文学作出贡献的人。从 1901 年开始，诺贝尔奖在每年 12 月 10 日下午四点半也就是诺贝尔逝世的时间颁发。诺贝尔奖是一个举世瞩目、对世界发展具有重大意义的奖项。一百多年来，诺贝尔科学奖不仅见证了 20 世纪科技的迅猛发展，而且因为其对基础科学的重视和对科学人才的奖励，也推动了全世界的科学研究热情，推动着人类社会不断向前进步。

硝酸甘油和诺贝尔的不解之缘远不止于此。硝酸甘油是如何华丽转身，完成从"杀戮生命的恶魔"到"缓解病痛的天使"的角色的蜕变呢？

1860 年一位叫理查德逊的医师，意外发现这种爆炸威力惊人的化合物，稀释后可松弛血管平滑肌，从而使心绞痛得到缓解。1879 年，穆乐尔医师使用稀释后的硝酸甘油溶液治疗反复心绞痛，患者获得很好的疗效，同年在《柳叶刀》杂志发表了他的研究成果，至此硝酸甘油治疗心绞痛的方法开始在临床推广。1893 年，诺贝尔本人得了非常严重的心绞痛和心脏病。医师建议他服用当时试验证明有效、但没有理论支持的硝酸甘油来治疗，然而诺贝尔始终没有听从医师的建议，1896 年，诺贝尔因心脏病发作而逝世。

在一百多年后的今天，硝酸甘油仍是心脏病患者的常备药物，但它的作用机理却困扰医学家、药理学家百余年。直到 20 世纪 80 年代，在佛契哥特、伊格纳罗及穆拉德三位医学家的共同努力下，人们才揭开了硝酸甘油之谜，他们也因此获得 1998 年诺贝尔生理学或医学奖。他们的研究发现，硝酸甘油在体内产生的一氧化氮是机体产生的一种信号分子，能够舒张血管,从而有利于血液循环,对心血管系统产生显著的改善作用,由此硝酸甘油治疗心绞痛的机理才得到了理论上的支持[1,2](见图2-2)。

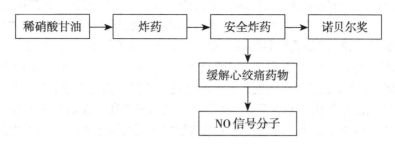

图2-2 硝酸甘油的历史变迁

诺贝尔一生致力于硝酸甘油在工业上的应用研究,痛惜自己的研究成果在战争中被应用于杀伤人的生命。但他万万没想到,一百多年来,硝酸甘油却在医学领域为人类健康作出了巨大贡献,而他自己仅仅依靠硝酸甘油获得了巨额财富,却没能依靠它来缓解自身病痛。

作为医药专业学生要明晰认识事物的规律,不断探索,勇于实践,具有求真务实的科学精神,在实践中克服困难,凝练意志品质,同时要有强烈的社会责任感,具有奉献精神,为人类奉献出自己的知识和智慧,要勇于在医药学的道路上不断求索!

参考文献:

[1] PALMER R. M. J., FERRIGE A. G., MONCADA S. Nitric oxide release accounts for the biological activity of endothelium-derived relaxing factor, Nature, 1987, 327: 524-526.

[2] IGNARRO L. J., BUGA G. M., WOOD K. S., et al. Endothelium-derived relaxing factor produced and released from artery and vein is nitric oxide, Proc. Natl. Acad. Sci. USA, 1987, 84(24): 9265-9269.

（南京医科大学药学院 姜慧君）

24. 原子论的发展历程与启示——哲学思辨、科学探索

人类对原子论的认识有一个从哲学思辨到科学实验的发展过程,这一过程不是科学对哲学的简单否定,而是科学对哲学的充实,体现了哲学和科学各自的价值。

(1)古代原子论:古希腊自然哲学思辨的产物

人类对世界本原的认识最早始于哲学领域。公元前6世纪,古希腊的哲学家们开始以哲学思辨来寻求物质的基本组成部分,他们靠直觉思辨和朴素猜想讨论世界的本原问题,引发人类探究组成物质世界的基始和本原。古希腊德谟克里特从物质构造的方面去猜测寻求最后不可分割的物质单元,从而提出了他的原子论,认为原子(atom)和虚空是世界的本原。原子是最后一种不可分割的微粒,具有"充实性"。虚空与原子相反,是空虚和稀疏的,是"非存在"的。古希腊原子论的提出开辟了人们研究物质构成的新视角和新方向,虽然缺

乏实证研究和科学依据,但成为人类探索物质结构理论的原始萌芽[1]。

(2)近代原子论:用科学方法解析

在古希腊原子论的基础上,近代原子论的研究者们开始用实证的方法构建物理学和化学的基本理论。1808年,英国科学家道尔顿(J.Dalton)通过化学分析法研究物质的组成,发表了著名的原子学说,即物质世界的最小单位是原子,原子是单一的、独立的、不可被分割的,在化学变化中保持着稳定的状态,同类原子的属性是一致的,人们在认识物质的深度上产生一个飞跃,澄清了长期以来的混乱。同时上述理论简明而深刻地解释了质量守恒定律、定比定律和倍比定律等化学基本定律,使得化学成为可以通过实验验证的学科,去掉了哲学的外衣而成为科学学说[2]。道尔顿原子论的建立是近代原子论的一个里程碑,但仍属于一定历史时期的相对真理。

(3)现代原子论:从原子可分到原子模型,从定性到定量

19世纪末电子和放射性元素的发现,才使得人类打开原子结构这扇大门。1895年德国物理学家伦琴发现了X射线;1896年法国科学家贝克勒尔发现了天然放射性元素;1897年英国科学家汤姆逊(J.J.Thomson)通过测量阴极射线电荷的实验证明了电子的存在。这一系列新的实验现象打破了原子不可分的神话,从而推动了新的科学假说与理论的发展,促使人们开始对原子的内部结构进行探索,研究方法也开始从简单定性发展为精确定量。

科学家们开始将复杂的研究结果用模型的方式直观表达出来,来探索原子结构,并根据新发现的实验结果,不断进行修正与补充。比如汤姆逊在发现电子的基础上于1904年提出了原子是一个平均分布着正电荷的粒子,其中镶嵌着许多带负电的电子的"枣糕模型";卢瑟福(E.Rutherford)用带正电的氦离子流(α粒子)穿过金箔时,部分α粒子发生了散射,证明了汤姆逊所说带正电的连续体实际上只是一个非常小的核,从而在1911年提出了"行星式"原子模型;1913年丹麦物理学家玻尔(N.Bohr)冲破了经典物理传统观念的束缚,把量子概念应用到了卢瑟福的"行星式"模型的基础上,用量子论的思想解决微观原子世界的结构难题,提出了氢原子"定态原子模型",成为了从经典物理学过渡到量子力学的一座桥梁。

到20世纪20年代,人类认识原子世界进入了全新的量子力学领域,进一步推动了对微观粒子运动规律的认识。法国科学家德布罗意(L. de Broglie)提出了电子等实物粒子与光一样也有波粒二象性的假设,并且提出了物质波的概念;德国科学家海森堡(W. Heisenberg)提出了不确定性原理,提出描述微观粒子的运动状态时,无法同时准确测定其位置和动量;1926年奥地利学者薛定谔(E.Schrödinger)基于德布罗意物质波的基础,提出了著名的二阶偏微分方程——薛定谔方程式来定量描述微观粒子的运动规律,通过解方程可得到波函数的具体形式以及对应的能量,准确预测出当时已被实验观测到的氢原子核外电子能级的量子化状态,从而正确描述出了核外电子的行为。薛定谔方程式的提出揭示了微观物理世界物质运动的基本规律,大大推动了人类对核外电子运动规律的客观认识。

纵观原子理论发展和研究的过程不难发现,哲学思辨思维方法在任何时候都是不可或缺的,它为科学研究提供了方向和思路;科学实验是科学研究的有效载体和工具,它是科学发现的前提,也是验证科学理论的有效途径。传统的数学方法、模型方法、归纳和演绎方法、分析和综合方法，以及现代的系统科学方法都从不同的角度全方位地推进科学研究的不断进步。

参考文献：

[1] 鲍健强，樊靓，林思达. 从原子理论发展看科学思维和研究方法的演变. 浙江学刊，2009，3：178-181.

[2] 冯志东. 原子论哲学及其对近代科学的积极影响. 今日南国：理论创新版，2008，8：222-223.

（南京医科大学药学院　杨　静）

第三章　临床药物治疗学课程思政教学案例

25. α- 干扰素的前世今生——坚持不懈、勇于创新

提到新型冠状病毒肺炎（简称新冠肺炎），想必大家都不会陌生，全球新冠肺炎的救治一直牵动着全国人民的心。该病作为急性呼吸道传染病已纳入《中华人民共和国传染病防治法》规定的乙类传染病，按甲类传染病管理。

作为医药学专业的学生，你了解这个疾病的药物治疗吗？从《新型冠状病毒感染的肺炎诊疗快速指南》[1] 到《新型冠状病毒感染的肺炎诊疗方案（试行第 7 版，修正版）》[2] 中抗病毒治疗均提的一个药物——α- 干扰素。几版指南在抗病毒治疗均推荐：可试用 α- 干扰素雾化吸入（成人每次 500 万 U 或相当剂量，加入灭菌注射用水 2ml，每日 2 次）。不过干扰素在治疗严重急性呼吸综合征（SARS）和中东呼吸综合征（MERS）方面缺乏疗效，目前在新冠肺炎的治疗中还存有争议。

干扰素是人体分泌的一种蛋白质，具有广谱抗病毒、抗肿瘤和免疫调节功能。可是你真的了解干扰素吗？在 20 世纪 80 年代，我国干扰素全部依赖进口，而现如今干扰素大部分实现国产化。这一转变有赖于具有自主知识产权国家 I 类新药——重组人干扰素 α1b。这就不得不提到我国干扰素之父——分子病毒学家、中国工程院院士侯云德。

1962 年，侯云德从学成归国便开始了与病毒相关的研究。很长一段时间里，他都在和呼吸道病毒打交道，并在国内首次分离出 I、II、IV 型副流感病毒。在这些发现的基础上，侯云德希望能再往深处走一步。他常说科研工作者要懂一点哲学思想，"认识世界的目的应当是要改造世界"，学习病毒学的目的是发现病毒、认识病毒，更要预防病毒和控制病毒。在此后的 20 年，侯云德不声不响地重复着试验，迈过了一道道坎，解决了一个个难题，就是在这种坚持不懈、勇于创新的执着精神的指引下，才造就了我国"干扰素之父"的硕果累累。侯云德所率领的科研团队有诸多不俗斩获：先后在 1983 年采用 TGATG 序列成功使融合基因表达非融合的 α1 型干扰素蛋白；1984 年在研究重组干扰素基因的表达时，发现了原核增强子样序列；1987 年组建成温控型原核高效表达载体 pBV220 系列并广泛应用于我国基因工程药物的研发和生产；还发现并克隆表达了中国人 α1b 型干扰素基因的两个新等位基因，证明其为部分中国人的优势基因；采用定位突变技术把 α1b 型干扰素 86 位的 Cys 替换成 Asp，增强了其稳定性和抗病毒、抗肿瘤及免疫调节活性；研制成功了一种具有靶向肿瘤细胞的脑啡肽干扰素，提高了干扰素的镇痛作用和抑制肿瘤细胞的分裂能力。

尤其在 1982 年，侯云德首次克隆出具有我国自主知识产权的、最适合中国人抗病毒反

应能力的人 α1b 干扰素基因,并成功研制出国内第一个基因工程多肽类药品——重组人干扰素 α1b。该独创性药品获国家 I 类新药证书,开创了我国基因工程药物时代的先河,打破了以往国内基因工程原创药品为零的尴尬。更值得一提的是,重组人干扰素 α1b 比之先前在国际上市的重组人干扰素 α2a、重组人干扰素 α2b 等,疗效确切、副作用更小,能有效治疗乙型肝炎、丙型肝炎、毛细胞白血病、慢性宫颈炎和疱疹性角膜炎等多种国内常见疾病。为表彰这一划时代的特殊贡献,侯云德及其项目团队获得 1993 年国家科学技术进步奖一等奖。

科研的道路没有捷径,一定要有像侯云德院士这种坚持不懈、勇于创新的精神,才能不断勇攀科学高峰。

参考文献:

[1] 华中科技大学同济医学院附属同济医院救治医疗专家组. 新型冠状病毒感染的肺炎诊疗快速指南(第一版). [EB/OL]. http://k.sina.com.cn/article_6320550688_178bbf32002000k2v6.html, 2020-01-23.

[2]《新型冠状病毒肺炎诊疗方案(试行第七版)》发布 [EB/OL]. http://health.people.com.cn/gb/n1/2020/0304/c14739-31616706.html, 2020-03-04.

(南京医科大学第一附属医院　邹　颖　张杜泉)

26. 伊马替尼掀开肿瘤靶向治疗的面纱——坚持不懈、锲而不舍

电影《我不是药神》讲述的是一种能够治疗白血病的特效药"格列宁"的故事,实际上该药的药学通用名是伊马替尼(imatinib),用于临床治疗慢性粒细胞白血病(chronic myelogenous leukemia, CML)。该药作用于 CML 特有的 bcr-abl 融合突变基因,自 2001 年被用于 CML 治疗,不仅显著延长了 CML 患者的生存时间,而且掀起了人类肿瘤靶向治疗的面纱,开启了靶向治疗的新篇章。

(1)慢性粒细胞白血病 bcr-abl 融合突变基因的发现

19 世纪 40 年代,CML 成为第一个被确认的白血病后,虽然通过异基因造血干细胞移植(± 供者淋巴细胞输注)、干扰素(± 阿糖胞苷)的应用,使得 CML 的预后发生了很大乃至根本性变化,但这些治疗方法各有其优缺点,且不能解决全部问题[1]。在靶向药物横空出世之前,癌症几乎等于不治之症。

1956 年,科学家 Peter Nowell 进入费城宾夕法尼亚大学病理系,主攻白血病和淋巴瘤的研究。1960 年,Peter 和他的团队发现并证实:在 CML 患者的癌细胞中,第 22 号染色体明显要更短,他们认为这种染色体异常现象是慢性白血病的潜在病因,并将其命名为费城染色体。

1973 年芝加哥大学 Janet Rowley 团队发现,费城染色体之所以短,是因为人类的 9 号染色体与 22 号染色体发生部分交换,使得 22 号染色体变短。1983 年,美国国家癌症研究所

与鹿特丹伊拉斯姆斯大学的学者们发现,由于两条染色体之间发生交错易位,9号染色体上的 *abl* 基因,恰好与22号染色体上的 *bcr* 基因连到一起,产生一条 *bcr-abl* 融合基因。这个融合基因编码的酪氨酸激酶(tyrosine kinase, TK)像一个失控的开关,导致细胞出现异常分裂。该基因编码产生的融合蛋白 bcr-abl 具有高度酪氨酸激酶活性,可使细胞内数十种蛋白质酪氨酸磷酸化并激活细胞中的一些信号分子如 Ras、PI3K、STAT 等;同时,bcr-abl 激活 Ras 途径是 CML 细胞抵抗化疗药物诱导凋亡的主要机制之一[2]。

(2)伊马替尼曲折的研发历程

由于认识到 CML 的发病与 TK 活性有关,人们开始研制能抑制失常的 TK 以治疗 CML 的药物,发现了酪氨酸激酶抑制剂(tyrosine kinase inhibitor, TKI)[3]。

1988年,从发现费城染色体到 *bcr-abl* 融合基因的已经30余年,具有医学和生物学双学位的 Brian Druker 教授和来自瑞士 Ciba-Geigy 制药公司 Nicholas Lydon 博士在机缘巧合的碰撞下开始展开以慢性白血病患者细胞中的 bcr-abl 蛋白为靶标的合作。他们在 Ciba Geigy 公司的蛋白激酶抑制剂药物分子库中进行测试筛选,选择一个编号为 STI571 的化合物(伊马替尼),能够有效杀灭慢性白血病患者异常的粒细胞。

然而,伊马替尼进入临床并没有想象中的一帆风顺。首先,在动物实验中,伊马替尼注射液出现严重的不良反应,严重的肝脏反应几乎杀死所有参与实验的狗。Druker 教授和 Nicholas Lydon 博士团队通过改变剂型,由注射剂改为片剂,结果伊马替尼在猴子身上的试验取得了巨大的成功。在伊马替尼即将走入临床药物实验之际,Ciba-Geigy 公司与另一家制药公司合并组成瑞士诺华制药公司。公司重组后,不仅 Lydon 博士离开公司,且新公司对这个还没有上临床的项目不愿意投资。幸运的是,Druker 是一个非常有毅力的人,锲而不舍地说服公司的管理高层继续开展 STI571 化合物的临床研究。

1998年6月,伊马替尼迎来历史性的时刻——它终于进入人体试验阶段。在 I 期临床试验中,伊马替尼不但耐受良好,而且有着堪称奇迹般的疗效:接受 300mg 剂量的54名患者中,有53名出现了血液学上的完全缓解,血液学有效率可达98%[4]。

1999年启动的 II 期临床试验再次验证了 I 期试验中观察到的积极疗效。II 期临床试验显示应用干扰素治疗不能完全缓解、缓解后复发急变以及不能耐受干扰素治疗的 CML 病例给予口服格列卫,慢性期(chronic phase, CP)期完全缓解率为91%[5]。2001年基于伊马替尼出色的治疗效果,美国 FDA 在 II 期临床试验后,就加速批准这款新药问世,治疗慢性骨髓性白血病。从1998年到2019年,伊马替尼仍是目前 CML 长期疗效最好的靶向药物,它也无愧于"神药"之称。

从费城染色体的发现到美国 FDA 批准伊马替尼进入临床的历程整整用了41年,展现了新药研发来之不易。在靶向药物如雨后春笋层出不穷的今天,我们应该铭记推动治疗药物发展的科学家们,正是因为他们的坚持不懈和锲而不舍的研究精神,谱写出药物治疗史上一个又一个的奇迹。

参考文献:

[1] KANTARJIAN HN, TALPAZ K. STI571 inchronic myelogenous leukemia. Education Program Book of ASH, 2000: 105.

[2] 任汉云. 格列卫治疗慢性髓细胞性白血病的研究进展. 中国全科医学, 2004, 7(8): 562-564.

[3] DRUKER BJ. Status of *bcr/abl* tyrosine kinase inhibitors in CML Hematology. Education Program Book of ASH, 1999：119.

[4] DRUKER BJ, TALPEZ M, RESTA DJ, et al. Efficacy and safety of a specific inhibitor of the bcr/abl tyrosine kinase in chronic myeloid leukemia. N EJM, 2001, 344：1031.

[5] TALPAZ M, SILVER RT, DRUKER BJ, et al. Imatinib induces durable hematologic and cytogenetic responses in patients with accelerated phase chronic myeloid leukemia：results of a phase2 study. Blood, 2002, 99（6）：1928-1937.

（福建医科大学附属漳州市医院　林小燕）

27. 你真的了解"营养不良"吗？——与时俱进、追根溯源

　　你知道营养不良吗？你了解什么是营养不良吗？你觉得哪类人群属于营养不良患者呢？想必大家更多地会把营养不良与"面黄肌瘦、骨瘦如柴、瘦骨嶙峋"这样的字眼相挂钩。那么对于超重甚至肥胖人群你会联想到营养不良吗？带着疑问让我们一起来聊聊"营养不良"的定义。

　　临床药物治疗学课程的教科书中关于营养不良给出了这样的定义：营养不良（malnutrition）是因能量、蛋白质及其他营养素缺乏或过度，导致机体功能乃至临床结局发生不良影响，不仅包括营养不足（undernutrition），还包括肥胖等不良状态。营养不足通常指蛋白质 - 能量营养不良（protein-energy malnutrition），即能量或蛋白质摄入不足或吸收障碍者，造成特异性的营养缺乏症状。

　　在 2017 年欧洲肠外肠内营养协会（ESPEN）发布的《临床营养名词及定义指南》[1] 中，将营养不良等同于营养不足，成为与营养过剩（over-nutrition）的同级别并列用词；2018 版的《营养风险及营养风险筛查工具营养风险筛查 2002 临床应用专家共识》[2]：营养不良，即营养不足。由于摄入不足或利用障碍引起的能量或营养素缺乏的状态，进而引起机体成分改变，生理和精神功能下降，导致不良临床结局。

　　这是两种截然不同的定义。其实，关于"营养不良"并无对错之分，只是准确性、侧重点略有不同：教科书对"营养不良"的定义，更接近于广义的"营养不良"；而按照 2017 版 ESPEN 的指南对"营养不良"的定义，则更多与日常观念相一致，即狭义的营养不良、营养不足。对这个问题答案的多样性可以这样理解：其根源是"营养不良"在不同情境下其定义的变化，营养不良的定义在一定程度上为营养支持治疗获益人群作铺垫，营养不良的人群可更多地从营养支持治疗中获益，因此以"营养不足"为侧重点的营养不良更符合医学营养不良的概念。定义的变更，从侧面反映了临床医学、药学、营养学等学科都在不断变化、不断发展。当然，在临床药物治疗学课程中很多概念都在不断更新、完善与发展的，要用发展的眼光看待、更全面客观地认识和理解概念；同时要能够做到"知其然，知其所以然"，学会追根溯源，并理解概念变更的原因，引导学生对专业知识的探索。

　　临床药物治疗学是一门基于临床医学与临床药学建立起来的更侧重于临床实践的学科。临床药物治疗学课程的学习，不仅仅局限于教科书的学习，可能还包括新的国内外指

南、专家共识及文献等多方面学习,才能真正做到博采众长、与时俱进,学习新知识、新观念,才能更合理地使用药物,更好地与专业前沿接轨,服务于患者、服务于临床。

参考文献:

[1] CEDERHOLM T, BARAZZONI R, AUSTIN P, et al. ESPEN guidelines on definitions and terminology of clinical nutrition. Clin Nutr, 2017, 36(1): 49-64.

[2] 许静涌,杨剑,康维明,等. 营养风险及营养风险筛查工具营养风险筛查 2002 临床应用专家共识(2018版). 中国临床营养杂志, 2018, 26(3): 131-135.

(南京医科大学第一附属医院 吴 迪 魏继福)

28. 是拮抗还是协同?谈抗菌药物联用的合理性——发展中求真知

提到抗菌药物,想必对临床药学专业的学生而言并不陌生。青霉素类、头孢菌素类、碳青霉素类、大环内酯类、氨基糖苷类、喹诺酮类、糖肽类、四环素类 …… 种类繁多。近年来,随着《抗菌药物临床应用指导原则(2015 年版)》等诸多指南、共识、法规的颁布与实施,抗菌药物的合理规范使用得到越来越广泛的关注。

无论是指南还是教科书,在呼吸系统感染中社区获得性肺炎的经验治疗中,均有"β- 内酰胺类与大环内酯类抗菌药物的联合使用"推荐。你是如何评价经验治疗方案中 β- 内酰胺类与大环内酯类抗菌药物的联合使用?二者联用合理吗?面对这样的问题,临床实践历经了 2 个过程。

早期实践中,临床上 β- 内酰胺类避免与大环内酯类抗菌药物的联合使用。β- 内酰胺类属于繁殖期杀菌剂,而大环内酯类属于速效抑菌剂。按照传统用药理论,快速抑菌类药物可以在短时间内抑制细菌细胞中蛋白质的合成,促使细菌维持静止状态,停止进入繁殖期。因此,对繁殖期细菌的繁殖杀菌效果产生影响,推测会出现拮抗效果。

在后期临床实践中的资料均显示,将两种药物联合应用,并不会出现拮抗效果,反而会产生协同与互补的功效,同时还能够降低某种药物产生的耐药性。比如对于铜绿假单胞菌,很容易在表面产生一层生物被膜,这层生物被膜会阻碍药物进入细菌内产生杀菌作用,对于这类细菌,可先用大环内酯类穿透细菌生物被膜,再联用 β- 内酰胺类,使得 β- 内酰胺类药物顺利进入细菌体内,达到良好的杀菌效果[1]。

"实践是检验真理的唯一标准",观念的对错,应该通过临床实践来判定。这个由"拮抗"变为"协同"的抗菌药物联用案例让我们认识到,临床药学专业的学习更应在扎实掌握理论知识的基础上,要不拘陈规,要学会质疑、敢于发问,树立勤学多思好问的学习品质。要刻苦努力,打下扎实的理论与专业基础,同时积极求索、探索创新、努力实践,不断提高和拓展自己的创新能力与创新意识,以便在之后的学习工作岗位上更好地发挥自己的特长。

参考文献：

[1] 倪雪梅. 浅析大环内酯类抗生素联合 β- 内酰胺类抗生素应用的合理性. 饮食保健, 2019, 6（11）: 68-69.

（南京医科大学第一附属医院　张　吉
南通大学附属医院　顾融融）

29. 药师是处方审核工作的第一责任人——肩负使命、创新发展

药师审方是医嘱执行过程中不可缺少的一环，是药学服务的重要内容[1]。2017 年 7 月 5 日，国家卫生和计划生育委员会、国家中医药管理局联合下发的《关于加强药事管理、转变药学服务模式的通知》（国卫办医发 [2017]26 号）中明确要求："医院药师要转变药学服务模式，加强处方审核调剂，要建立完善的处方审核制度，优化管理流程，确保所有处方经药师审核后调配发放"。2018 年 7 月 10 日，国家卫生健康委员会、国家中医药管理局、中央军委后勤保障部联合印发了《医疗机构处方审核规范》（以下简称《规范》）。《规范》指出，药师是处方审核工作的第一责任人。所有处方均应经审核通过后方可进入划价收费和调配环节，未经审核通过的处方不得收费和调配。"处方审核的目的是保障患者用药安全，促进临床合理用药，也是药师专业技术价值的具体体现"。《规范》对医疗机构药师的工作模式和工作能力都提出了更高的要求。

处方审核是医院药师的日常工作之一，调剂过程中必须"四查十对"。但目前医院调剂工作繁重，医嘱类别复杂、数量庞大，且医嘱和处方的执行时限性很强，传统审方过程中信息沟通不便捷，药师全凭经验和手工审核处方医嘱很难满足客观临床需求[2]。未经审核的不合理用药处方被患者使用，有可能导致治疗效果的偏差，甚至是医疗纠纷。

为了对处方用药的安全性、有效性进行全面监管，更高效、更精准地进行前置审核，国内一些大型医院开拓创新、勇于尝试，积极探索出了"信息化建设 + 人才培养"的双渠道解决方案[3,4]。一方面引进合理用药软件和审方药师辅助决策系统，另一方面组建专业的审方药师队伍，规范培训考核，严格管理，充分发挥"药学专业技术人员"的工作职责，"人""机"双管齐下，迈出走向智慧审方的有力步伐。所有医嘱全部经过审方系统进行初步审核，系统预判不合理医嘱再提交至药师端进行人工审核，通过后方可成功开立。

看似简单的流程，快速精准的审核背后可谓困难重重，因为这条创新路上没有参考，没有模板，尽管有商业化的合理用药软件，但都不成熟，甚至仅有一个空壳框架，无论是数据采集整合、知识规则还是审方模式和流程都与实际使用存在很大差距。药师们通过大量工作，填补一个又一个空白，探索信息化审方模式、完善审方流程、整理调整海量的知识库规则等，既要防范用药安全风险，又要符合临床实际要求，努力保证精准用药、个体化用药的实现。

智慧审方的探索无疑将成为药师职能变革征途中浓墨的一笔，审方药师们肩负着时代

赋予的"药学专业技术人员"的职业使命,只有积极创新、勇于尝试、拼搏进取,才能实现传统药学服务的创新性转型,最大程度保证患者用药的安全、有效、经济!

参考文献:

[1] 赵德斌.关于医疗机构成立处方审核室的意义及可行性探讨.中国卫生产业,2018,15(34):90-92.

[2] 杨丽珠,廖献彩.药师开展处方审核的现状及对策.中国医院用药评价与分析,2015,15(12):1686-1688.

[3] 冀召帅,宋微微,艾超.处方前置审核模式的实践与评价.中国医院药学杂志,2018,39(16):7.

[4] 李鑫,廖丽娜,陈燕红,等.处方前置审核系统在门诊处方审核中的应用.实用药物与临床,2018,21(4):475-479.

(南京医科大学第一附属医院　周　颖
宿迁市第一人民医院　汪妙然)

30. 姑息镇痛是对生命的最后尊重——从止痛到人文关怀

"疼死了,疼死了。"李阿姨躺在病床上低声呻吟着,面色苍白,四肢软瘫在病床上,眼神无神地望着留置针里面的化疗药物,一滴两滴,似乎这种数数能缓解李阿姨的痛苦。

李阿姨今年65岁,可抗癌史已经有五年了。阿姨年轻时可是单位的文娱明星,唱歌跳舞样样拿手,也是单位公认的工作达人和工作狂。60岁那年,阿姨退休,并为自己的老年生活到来着实开心了一把,本想继续发扬"健康"的生活理念,没想到体检发现癌胚抗原增高,被确诊为结肠癌。此时李阿姨才重视自己的身体,想起来曾经出现的胃痛腹痛腹胀便秘的症状,想起了曾经被自己当作痔疮的便血症状,才明白原来是自己认为的健康的生活方式害了自己。

这次真的是被吓到了,虽去医院治疗住院,但是已经晚了,李阿姨的癌细胞已经扩散,并出现疼痛。于是李阿姨开始自己的抗癌治疗,进行化疗药物治疗。眼看化疗治疗有了起色,随之而来的疼痛却给了阿姨沉重的打击。可能一直没有关注疼痛,一直认为痔疮痛的居然是癌细胞侵犯骶骨神经,那种撕心裂肺的烧灼感每晚都让李阿姨失眠无助。社区工作者及社区医院得知此事后,上门对李阿姨进行心理疏导及治疗建议,告知她疾病可治且可控,疼痛仍是需要对症治疗的。疼痛的控制有利于帮助患者建立对癌症治疗信心,才能使患者的全身状况改善,提高生活质量。

住院期间,她仍感觉有痛感,而且剧痛来的时候,感觉像蚂蚁在神经上走动一样,浑身都在抖。"疼死了,疼死了,给我打一针吧。"李阿姨低声呻吟着,按着铃喊着,护士跑来安慰阿姨"阿姨您要是疼,我们给你可以开更强的阿片类药物,您看看这个疼痛评分,1~10分,1分是最轻的没有疼痛感觉,10分是最重的疼痛难忍,您觉得您的疼痛在什么位置呢?[1]"护士指着墙上那幅疼痛评分望着李阿姨,李阿姨说,"得10级了!!"李阿姨边说边摩着疼的位置,另一只手扶着床边的扶手,头抵住扶手上,身体半扭着。但是她家人却听说阿片类药物不良反应很多且有上瘾的风险,想拒绝此项治疗。李阿姨从出现疼痛尽管社区医务工作者建议了使用镇痛药物,但是一直未使用更强的阿片类药物,一直在忍耐着疼痛,本来肿瘤在化疗治疗下已经控制并有好转的迹象，但偏偏疼痛一直折磨着她，也因为疼痛，阿姨的气色越来越差，脸上几乎连血色都没有了，眼睛里看不到光，变得空洞无息。在得知患者家属的意见后，医师找到家属，告知肿瘤其实并不可怕，况且患者的肿瘤往好的方向，现在带瘤生存已经实现，而存活时间的长短受患者心态还有家属的关怀的影响。肿瘤疼痛是影响肿瘤患者心态的重要因素。控制肿瘤疼痛也是对生命的尊重。姑息镇痛，解放的不仅是患者，也是家属。疼痛的控制要在患者早期开始，合适的药物和合适的剂量不会成瘾，相反会使患者获益。疼痛治疗晚了，不仅影响肿瘤的控制，还能会造成痛觉高敏状态，不仅肿瘤控制不好，疼痛更不能耐受[2]。

姑息镇痛是生命最后的尊重[3]，我们应该努力协助患者控制疼痛，帮助患者重塑对疾病治疗的信心。这样，李阿姨一家再次听取了医师规范镇痛的建议，肿瘤控制得良好，疼痛也不再影响自己生活，生活迎来了新的契机。

参考文献：

[1] 毕昊宇. 老年人疼痛评估工具的研究进展. 中西医结合护理, 2019, 5(6): 216-218.

[2] 王小慧, 王俊. 阿片类药物诱导痛觉过敏的研究进展. 实用药物与临床, 2014(5): 419-423.

[3] SIMON K, MILLER S. Pain management at the end of life. J Am Osteopath Assoc, 2001, 101(10): 599-608.

（南京医科大学第一附属医院　胡　静）

第四章　生药学课程思政教学案例

31. 华佗三试茵陈蒿——探源溯流、严谨求真

茵陈蒿 *Artemisia capillaris* Thunb.，又名茵陈、绵茵陈、绒蒿，菊科多年生草本植物，为我国传统中药，以全草入药，其味苦、辛，具有清热燥湿、利胆退黄等作用，临床上主要用于治疗黄疸尿少、湿疮瘙痒、湿温暑湿等症状[1]。茵陈因其疗效广泛而确切，被收录于《神农本草经》《伤寒论》《金匮要略》《千金方》《本草纲目》等历代本草和《中国药典》（2020 年版）[2]。

在现代药物研究中，根据采收时间的不同，茵陈可以分为绵茵陈和花茵陈两种。前者为茵陈春季幼苗高 6~10cm 时采收的茎叶，后者是在夏秋季花蕾长成至花初开时采割而得。由于花茵陈采收时间晚于绵茵陈，传统中药理论认为其药用价值明显低于绵茵陈[3]。然而，现代药理研究认为两种茵陈都具有良好的药理活性，只是由于其主要成分的差异，导致两种茵陈的主要作用存在一定差异[4]。例如，春季采收的茵陈（绵茵陈）的主要成分为挥发油类以及绿原酸等化合物，其利胆及抗病原微生物作用明显优于花茵陈；而夏秋季采收的茵陈（花茵陈）的主要成分为香豆素类化合物以及黄酮类化合物，例如 6,7- 二甲氧基香豆素、绿原酸、咖啡酸等，具有良好的抗炎、保肝以及镇痛作用。因此，根据疾病的不同病理表现选择合适的茵陈对于更好地发挥药物的治疗效果具有重要意义。

茵陈蒿作为药用，最早是在至今 1 700 多年前的东汉末期，被称为神医的华佗所发现，同时也流传着"华佗三试茵陈蒿"的故事。

相传，有一个黄痨（即黄疸）患者，面色姜黄，眼睛凹陷，极度消瘦，他一步一哼地找到当时名医华佗说："先生，请你给我治病吧。"华佗见患者得的是黄痨病，皱着眉摇头说："眼下还没有找到治疗黄痨病的办法，我对这病也是无能为力。"

半年后，华佗又碰见此人，谁知这个患者不但没死，反倒变得身体强壮，满面红润。华佗大吃一惊，急忙问道："你这病是哪位医者治好的？让我跟他学学去。"那人答道："我没请医师看，我是自己好的。"华佗不信："哪有这种事，你一定是吃了什么药！""药也没有吃。""这就怪了。""哦，因为春荒没粮，我吃了些野草。""这就对啦！草就是药。你吃了多少天？""一个多月。""吃的是什么草呢？""我也说不清楚。""你领我看看去。""好吧。"他们走到山坡上，那人指着一片野草说："就是这个。"华佗一看，说道："这不是青蒿吗？莫非能治黄痨病？嗯，弄点回去试试看。"

于是，华佗就用青蒿试着给黄痨患者下药治病。但连试用了几次，患者吃了没有一个见好的。华佗以为先前的那个患者认错了草，便又找到他，问："你真的是吃青蒿吃好的？""没错。"华佗想了想又问："你吃的是几月的蒿子？""三月的。""唔，春三月间阳气上升，百草发芽。也许三月里的青蒿有药力。"

第二年开春,华佗又采了许多三月间的青蒿试着治患黄痨病的人。这回可真有药效,但过了春天再采的青蒿就不能治黄痨病了。

为了把青蒿的药性摸得更准,等到第三年,华佗又一次做了试验,他逐月把青蒿采来,又分别按根、茎、叶放好,然后给患者吃。结果华佗发现,只有幼嫩的茎叶可以入药治黄痨病。

为了使人们容易区别,华佗便把可以入药治黄痨病的幼嫩青蒿取名叫"茵陈",又叫"茵陈蒿",还编了四句话留给后人。"三月茵陈四月蒿,传与后人要记牢。三月茵陈能治病,四月青蒿当柴烧。"

这个故事很简单,但故事中华佗所展现的对药材功效的探索求真精神却值得后人学习和思考。在当代社会,人类健康受到多方面威胁,从 2002 年的严重急性呼吸综合征(俗称"非典"),到几年前爆发的中东呼吸综合征和埃博拉病毒,再到现在我们所面对的新型冠状病毒肺炎,在一次次抗击疫情的战斗中,有效治疗药物的发现和研制对扑灭疫情有极其关键的作用。而在药物研制过程中,无论是老药新用,还是新药研发,科研人员都需有和华佗一样的严谨求真、勇于探索精神。作为一名医药专业学生,应能够在日常的学习研究中发扬这种精神,以推动我国药学、临床药学以至医药卫生事业的发展。

参考文献:

[1] 刘玉萍,邱小玉,刘烨,等. 茵陈的药理作用研究进展. 中草药,2019,50(9):2235-2241.

[2] 国家药典委员会. 中华人民共和国药典 2020 版:一部. 2020 年版. 北京:中国医药科技出版社,2020.

[3] 宋庆光,张进祥. 绵茵陈与茵陈蒿. 河北医药,1998(5):63-64.

[4] 陶玉杰. 绵茵陈与花茵陈的现代药理对比及临床应用. 中国现代药物应用,2017,11(19):193-194.

(南京医科大学药学院　张丽颖)

32. 麻黄背后的故事——细思明辨、笃实好学

麻黄为麻黄科植物草麻黄 *Ephedra sinica* Stapf.、中麻黄 *Ephedra. intermedia* Schrenk et C. A. Mey. 或木贼麻黄 *Ephedra. equisetina* Bge. 的干燥草质茎。首载于《神农本草经》"主中风,伤寒头痛,温疟,发表出汗,去邪热气,止咳逆上气,除寒热,破症坚积聚"[1],又以东汉末年张仲景临床应用最为广泛,如麻黄汤、大青龙汤等名方至今被医家沿用。陶弘景称其为"伤寒发表之第一药"。《本草纲目》载:"麻黄乃肺经专药,故治肺病多用之。"[2] 现代研究表明,麻黄具有发汗解表、宣肺平喘、利水消肿的功效,是临床上最常用的辛温发汗药[3]。

关于麻黄的使用和名字的由来,有这样一个故事。相传,从前有一个卖药的老人收了一个徒弟,可没想到徒弟很是狂妄,才学会一点皮毛,就看不起师傅。有时还把卖药的钱偷偷花掉。师傅三番五次地劝说,却终究无济于事。后来,师傅就对徒弟说:"你现在可以另立门户了,收拾下行李,走吧。"徒弟听后,傲慢地说:"如果师傅没有什么可教的,我马上就走,保证在江湖上闯出个名堂来。"师傅难过地提醒道:"有种草药你不能随便卖给患者吃,病情分辨不清,吃了会出问题的。"

徒弟听了,不以为然地问道:"什么草药?"

师傅说:"是无叶草。"

徒弟满不在乎地问:"无叶草怎么啦?"

师傅语重心长地说:"这种草药的根和茎用处不同,有四句话你要牢记。'发汗用茎,止汗用根,一朝弄错,就会死人。'千万记住。"

徒弟不耐烦地点点头,全都当成了耳旁风,压根儿就没有放在心上。

此后,师徒分手,各自卖药。

师傅不在身边,徒弟的胆子就更大了,虽然认识的药不多,却什么病都敢治。没过几天,就忘记了师傅的叮嘱,用无叶草治死了一个患者。

死者家属将徒弟告到了官府,一经审问,徒弟便把师傅供了出来。

差役传来师傅,责问道:"你是怎么教徒弟的?让他用无叶草把人治死了!"

师傅便如实把情况说了一遍。

县官听后,就又问徒弟:"你还记得那四句话吗?"

徒弟想了想说:"记得。"

县官接着问道:"患者有汗无汗?你用什么药治的?"

徒弟说:"患者浑身出虚汗,我用无叶草的茎治疗。"

县官听后大怒,训斥道:"你这庸医,简直是胡治,患者已出虚汗,你还用发汗药,怎能不治死人?"说罢,命人打了徒弟四十大板,判三年大狱。师傅没事,当堂释放。

徒弟在狱中过了三年,这才变得老实。出狱后找到师傅认错,表示痛改前非。师傅见他有了转变,这才把他留下,并继续耐心地向他传授医道。

因为这种草使徒弟闯过大祸,惹过麻烦,所以徒弟就把无叶草起名为"麻烦草",后来又因为这种草的根是黄色的,才又改叫"麻黄"。

上述这个故事,告诉了大家麻黄名字的由来,还十分清楚地指出麻黄的茎和根均可以入药,但作用截然不同。麻黄的茎是发汗解表药,麻黄的根则为收涩固表止汗药。科研工作者通过分析也证实,麻黄中主要含有麻黄碱、伪麻黄碱和麻黄鞣质等生物碱类物质[4],而麻黄根中不含麻黄碱类成分,主要有效成分为麻黄根素、麻黄根碱以及双黄酮类麻黄宁等[5]。正是所含化学成分的不同,导致了麻黄和麻黄根具有不同的治病功效。

我国中药资源丰富,品种良多。在大众认知里,不同药用植物的功效可能相近或者不同,而同一植物的功效大多相似或相同。但很多人却忽视了有些中药虽然属于同株,却由于入药部位不同,可能有着完全不同的药性、药效。如何正确使用这类药物,与用药的安全性有着密切的关系,应予以重视,做到审思明辨,确保药物发挥治病救人的功效。

参考文献:

[1] 顾观光. 神农本草经. 杨鹏举,校注. 北京:学苑出版社,2002:140.

[2] 李时珍. 本草纲目. 2版. 王育杰,整理. 北京:人民卫生出版社,2004:829-830.

[3] 高越,黄正德,刘施,等. 含麻黄中成药用药规律分析. 中国医药导报,2019,16(22):126-130.

[4] 杨娜,邱莎,赵林华,等. 麻黄的临床应用及其用量探究. 吉林中医药,2019,39(10):1287-1290.

[5] 李慧,杨会,宋珂,等. 浅谈麻黄与麻黄根的异同. 中国现代中药,2018,20(9):1165-1168.

（南京医科大学药学院　张丽颖）

33. 金银花广泛的抗菌抗病毒作用——平凡英雄、砥砺前行

金银花为忍冬科植物忍冬 *Lonicera japonica* Thunb. 的干燥花蕾或带初开的花,夏初花开放前采收,干燥。

金银花自古以来就以它的药用价值广泛而著名。其功效主要是清热解毒,主治温病发热、热毒血痢、痈疽疔毒等。现代研究证明,金银花含有绿原酸、木犀草素等活性成分[1,2],对溶血性链球菌、金黄色葡萄球菌等多种致病菌及上呼吸道感染致病病毒等有较强的抑制力,另外还可增强免疫力、抗早孕、护肝、抗肿瘤、消炎、解热、止血(凝血)、抑制肠道吸收胆固醇等[3]。其临床用途非常广泛,可与其他药物配伍用于治疗呼吸道感染、细菌性痢疾、急性泌尿系统感染、高血压等 40 余种病症。目前已生产的金银花制剂有"银翘解毒片""银黄片""银黄注射液"等。

金银花药用历史悠久,早在 3000 年前人们就开始用它防治疾病,《名医别录》把它列为上品。传统经验及近代药理实验和临床应用都证明金银花对于多种致病菌有较强的抗菌作用和较好的治疗效果。诸多实验及临床研究表明,金银花对流感病毒、疱疹病毒、腺病毒、合胞病毒等均具有明显的抑制作用,并对病毒性心肌炎等病毒性疾病疗效显著。

而且,在 2020 年新型冠状病毒肺炎的抗疫工作中,金银花也起到了不小的作用[4]。有研究分析当前中药预防新型冠状病毒肺炎的方案,检索到国家及各地区卫生健康委员会、中医药管理局相关诊疗方案 23 项、15 名中医药专家个人建议,提供中药口服预防处方 102 条,其他方式预防方案 17 种。分层分析显示,黄芪、金银花在各类预防方案出现的频次最高[5]。《新型冠状病毒感染的肺炎诊疗方案(试行第七版)》中,中医药治疗方案的用药包括金花清感颗粒、连花清瘟胶囊(颗粒)。除上述中成药外,荆银颗粒和六神丸治疗新冠肺炎的临床试验也在进行中。荆银颗粒为上海中医药大学附属曙光医院(简称"曙光医院")临床应用 40 多年的院内制剂,20 世纪 90 年代初,曙光医院开始对该制剂进行剂型改革和新药研究,后与上海上药杏灵科技药业合作,成功研制出中成药荆银颗粒,并获得国家中药新药证书。SARS 期间,荆银颗粒被列为上海市储备药物,同时该药还被用作上海市防治禽流感、甲型 H1N1 流感的备用药物。上海中医药大学附属龙华医院吴银根、方泓团队充分收集了国家与各省、自治区、直辖市卫生健康委员会及国家中医药管理局已发布的新冠肺炎中医药防治方案,建立了由 149 首推荐方剂组成的数据库。在抗击新冠肺炎的上海方案中,清热宣肺的荆银颗粒已经被推荐给上海市第四批援鄂医疗队,在雷神山医院的两个病区使用[6]。

2020 年 1 月 31 日,中国科学院上海药物研究所、武汉病毒所联合发现:双黄连可抑制新型冠状病毒。而金银花正是双黄连的主要组成成分之一。南京大学生命科学学院张辰宇教授团队的研究表明,金银花等植物中富含的 microRNA(miRNA),有靶向和抑制新型冠状病毒的潜力,可用于新冠肺炎的早期预防和治疗。3 月 25 日,钟南山院士在中欧抗疫交流会上透露,连花清瘟胶囊(颗粒)对治疗新冠肺炎有明显效果。尽管这些说法有待进一步的验证,但不可否认的是,金银花确实在这次抗击新冠肺炎战斗中彰显了中医药独有的作用。采用中医治疗新冠肺炎的经验,也成为中国抗疫方案里的亮点。

农谚有："涝死庄稼旱死草,冻死石榴晒伤瓜,不会影响金银花。"正是它这种忍冬寂傲的本性,才有"忍冬"的别名,使其更耐人寻味。金银花在中国有2 200余年文字记载史,金银花的适应性很强,对土壤和气候的选择并不严格,因此很多省份都生长着金银花,其强大的生命力、适应能力也映照了抗击疫情的平凡英雄。他们来自全国各地,为灾区带去了勃勃生机,在危难中,他们栉风沐雨、砥砺前行,他们是战疫的不凡力量。

同时,中医药在疫情中取得的重大成果也离不开我们对它的信心,中医药作为中华民族传承至今的瑰宝,尽管褒贬不一,但正因为如此,需要一代一代人不断地努力,砥砺奋进,让传统医学的治疗理念在当今散发出新的光芒。

参考文献:

[1] 石钺,石任兵,陆蕴如. 我国药用金银花资源、化学成分及药理研究进展. 中国药学杂志,1999(11):6-9.

[2] 杨绍坤. 金银花的化学成分与生物活性研究. 化工设计通讯,2019,45(11):149-177.

[3] 王天志,李永梅. 金银花的研究进展. 华西药学杂志,2000(04):292-294,298.

[4] 刘嘉,严宝飞,曾明月,等. 黄芩 - 金银花药对治疗新型冠状病毒肺炎潜在作用机制的网络药理学研究. 世界中医药:1-17.

[5] 倪力强,陶弘武,杨小林,等. 中药预防新型冠状病毒肺炎策略与分析. 中华中医药学刊:1-13.

[6] 陈莉莉,葛广波,荣艳,等. 中药在新冠肺炎防治中的应用和研究进展. 上海中医药大学学报:1-8.

（南京医科大学药学院　陈立娜）

34. 自制防疫香囊助力抗疫一线——家国情怀、医德仁心

2020年,在我国抗击新冠肺炎的过程中,先有医务工作者主动请缨,奋战一线;后有国民积极配合,"禁足"家中,防止新冠蔓延;同时中医药知识在抗击新冠肺炎中也作出重大的贡献。中华医药,民族瑰宝;抗击疫情,全力以赴。

中药香囊源自中医的"衣冠疗法",民间曾有"戴个香草袋,不怕五虫害"的说法。《黄帝内经》中记载,古人就有佩戴香囊来祛疫避秽的习惯,时至今日,不少地区依然有佩戴香囊的习俗。为了支援当时正在湖北一线奋斗的医务工作者,南京医科大学师生根据国医大师周仲瑛教授的授权配方,选择具有芳香避秽、开窍醒神、化浊解毒功效的藿香、白芷、艾叶、苍术、草果、菖蒲、冰片七味药材,经过去杂、打粉、称量、混匀、装袋等工序,共同制作防疫中药香囊,为在一线努力奋斗的医院同胞们奉献自己的一份力量。

藿香为唇形科草本植物广藿香的干燥地上部分。味辛、性微温,归脾、胃、肺经,具有芳香化浊、和中止呕、发表解暑的功效,主治外感暑湿、寒湿、湿温及湿阻中焦所致寒热头昏、胸脘痞闷、食少身困、呕吐泄泻,并妊娠恶阻、胎动不安、口臭、鼻渊、手足癣。具有抗真菌、抗病毒、抗螺旋体等作用。藿香在临床上可以与多味中药配伍,应用广泛,其配伍灵活,多用于汤剂[1]。

白芷为伞形科植物白芷或杭白芷的干燥根,因初生根杆为芷,色白,故名白芷。其性温,气芳香,味辛、微苦,归胃、结肠、肺经,具有散风除湿、通窍镇痛、消肿排脓等功效。现

代药理学研究表明，白芷可以作用在机体的多个方面，具有解热、镇痛抗炎、抗肿瘤、抑制病原微生物、美白和抗皮肤氧化、调节中枢神经、改善血液流变、降血糖等多种作用[2]。临床主要用于治疗感冒头痛、眉棱骨痛、鼻塞、鼻渊、牙痛、白带和疮疡肿痛等证。白芷为常用中药，历代名方如九味羌活汤、藿香正气散等皆有其入药。

艾叶含有的化学成分有醇、多糖、微量元素、鞣质、挥发油、黄酮等，这些成分有调解人体功能、平喘镇咳、增强机体免疫力、止血、抗菌、抗病毒、抗过敏、安胎、降湿杀虫、祛痰等作用[3]。

苍术，多年生草本植物，喜凉爽气候，野生于低山阴坡疏林边、灌木丛中及草丛中。辛、苦，温，燥湿健脾，祛风散寒，明目，辟秽。用于治疗脘腹胀痛，泄泻，水肿，风湿痹痛，脚气痿躄，风寒感冒，雀目。主要含有挥发油及少量苍术酮、维生素 A 样物质、维生素 B 及菊糖。其中所含有的维生素 A 样物质可以用来治疗夜盲症、眼目昏涩等症状，可单用，或者与养肝、猪肝蒸煮同食。现代药理研究表明，苍术对消化系统有多种作用，还能保肝、降血糖、抗菌、抗病毒等。SARS 疫情爆发期间，苍术在预防和治疗 SARS 方面起到了举足轻重的作用，并被列为应对公共卫生突发事件的药物[4]。

草果，为姜科砂仁属植物草果的干燥成熟果实。具有燥湿温中，除痰截疟的功效。主治寒湿中阻证，疟疾。

菖蒲，又称石菖蒲，是开窍药中的代表药物，具有开窍豁痰、醒神益智、化湿开胃的功效。

天然冰片，由菊科艾纳香茎叶或樟科植物龙脑樟枝叶经水蒸汽蒸馏并重结晶而得，具有开窍醒神、清热散毒、明目退翳、消肿止痛的功效。

"疫无情，药有爱"，抗疫香囊不仅寄托了药学师生浓浓的祝福之情、牵挂之意，更是药学院精神的体现。做药即是做人，医者仁心，药者诚心。立德树人等思想教育工作应贯穿于高校教育教学的全过程，尤其是医药类专业高校教育工作。师生共同制作抗疫香囊，通过网络视频等方式与在家学习的同学共享，线上与线下、理论与实践、课内与课外紧密结合。构建药学教育中的思政教育体系，培养学生的家国情怀，医德、药德品质；引导学生树立正确的人生观、世界观和价值观；使药学专业教育、思政教育、爱国教育三方面同向同行，形成协同效应。

"悬壶济世中医药，保卫湖北中华儿。抗击新冠尽全力，你我共同来参与。"在疫情面前，没有任何一个旁观者。我们要牢记药学人的初心和使命，不断地总结经验，在困境中前行，让中医药造福人类。

参考文献：

[1] 封锡志，徐绥绪，宋少江. 藿香属植物化学及药理活性的研究进展. 沈阳药科大学学报，1998（02）：69-73.

[2] 王蕊，刘军，杨大宇，等. 白芷化学成分与药理作用研究进展. 中医药信息，2020（02）：123-128.

[3] 李慧. 艾叶的药理研究进展及开发应用. 基层中药杂志，2002（03）：51-53.

[4] 赵爱梅. 苍术的药理作用研究. 光明中医，2009，24（01）：181-182.

（南京医科大学药学院　陈立娜）

35. 砒霜,魔鬼中的天使——对立统一

对立统一是世间万物遵循的规律,普遍存在于事物的内部。药物和毒物也不例外,它们之间并无严格界限。比如砒霜,它是一种令人闻言色变的毒物,却又是一味治疗急性髓细胞性白血病的良药。

急性髓细胞性白血病是一种常见的血液恶性肿瘤,严重威胁人类的生命健康。其中,急性髓细胞性白血病 M3 型,占所有病例的 10%,曾经是最致命的白血病类型之一。20 世纪 70 年代,该病的主流治疗方案是蒽环类药物联合阿糖胞苷,但是化疗通常会加剧严重出血,患者的死亡率很高。20 世纪 80 年代早期,上海血液学研究所的王振义团队临床应用维 A 酸治疗急性髓细胞性白血病,该病的治疗情况才有所好转。但好景不长,接受维 A 酸化疗的患者中,有一半出现复发,而且产生耐药[1]。

"病魔"卷土重来,我们该如何反击?中医药对于恶性疾病历来有"以毒攻毒"的治疗原则,即在保证用药安全的前提下,可用适量的有毒药物来治疗恶疮肿毒等顽固难愈的疾病[2]。砒霜又名白砒,主要化学成分为三氧化二砷,作为药用已有千年。《本草纲目》记载"砒乃大热大毒之药,而砒霜之毒尤剧",其药性峻猛,辛、酸,大热,有大毒,归肺肝经,用于治疗寒痰哮喘、梅毒、痔疮等疾病[3]。然而,20 世纪 70 年代,这一味古老的有毒中药在治疗急性髓细胞性白血病中表现出卓越的疗效,给众多患者带来生命的希望。

那么,砒霜、白血病、死亡与治疗,这几个让人闻言生畏的词是怎么被联系起来的呢?1972 年暮秋,黑龙江省肿瘤防治办公室接到群众反映,说是林甸县民主公社卫生院的一位老中医有治疗癌症的验方,因为效果不错,吸引了众多患者前去就医。当时全省卫生系统正在进行挖掘、收集、整理抗癌中药及民间验方、秘方的工作。得知这一消息后,黑龙江省卫生厅便任命哈尔滨医科大学附属第一医院中医科主任张亭栋为专家组组长,带队下乡一探究竟。果然,此地乡间一位老中医有个验方,是由中药砒霜、轻粉、蟾蜍三味剧毒之物配制而成,最初用来下药捻(药捻法是将腐蚀药加赋形剂制成线香状的药捻,插入细小的疮口中或瘘管、窦道内,以引流祛腐,促其疮口愈合的方法)治疗鼠瘘——淋巴结核病,后来被改制成水针剂,称"713"或"癌灵"注射液,治疗各种癌症,一时风靡当地,但因毒性太大,患者无法忍受,慢慢便被弃之不用。但是,张亭栋却没有放过这一线索,作为血液病专家,他自然就想到了白血病。这一验方既然对实体瘤有效,那么也有可能治疗白血病。在得到领导的支持后,张亭栋开始组织人员进行动物实验和临床研究。临床观察发现,该注射剂对一些白血病有疗效,但其副作用也很明显。因此如何从药方中剔除有害物质、提纯出真正的有效成分成了第一道必须迈过的槛。经过对砒霜、轻粉、蟾酥三味药的筛选,张亭栋确定真正有效的主药是砒霜。进一步直接使用纯的亚砷酸(即三氧化二砷的水溶液)治疗白血病,效果更加明显,张亭栋最终认定药方中真正起作用的成分是三氧化二砷。至 20 世纪 80 年代,张亭栋通过与不同领域的专家合作,经一系列临床研究证实:三氧化二砷可以治疗白血病,尤其对急性早幼粒细胞白血病效果更为突出。这种治疗方法不仅成本较低、毒副作用低,而且对经维 A 酸等化疗药物治疗后产生耐药性和复发的患者依旧有效[4,5]。

砒霜治疗白血病,是典型的以毒攻毒的中医理论。然而,若没有对中医理论知识的掌

握,不足以知道以毒攻毒的中医理论,同样的道理,若没有对西医技术的掌握,也不会将白血病治疗的用量相对准确化、进行实验分析,而这些都是基于张亭栋对中西医结合的掌握。所谓艺高人胆大,不是盲目自信,而是基于自身的知识积淀。

汝之砒霜,吾之良方。张亭栋没有因为砒霜"魔鬼的一面"而因噎废食,他另辟蹊径,最终发现砒霜"天使的一面"而拯救世人。砒霜治疗白血病的研究犹如打开了一扇新的大门,开阔了中医药抗癌研究的思路和视野,激励着历代医药工作者严谨治学、求实创新,在医药强国的道路上不断探索。

参考文献:

[1] 黄治虎,陈宝安,欧阳建,等. 我国白血病流行病学调查的现状和对策. 临床血液学杂志,2009,022(002):166-167.

[2] 王晓雪,周则卫. 中药以毒攻毒抗肿瘤作用研究进展. 医药导报,2008,27(11):1364-1366.

[3] 王晓玲,李江涛,徐瑞荣. 砒霜治疗白血病的研究概况. 辽宁中医药大学学报,2008,10(6):74-75.

[4] 饶毅,黎润红,张大庆. 化毒为药:三氧化二砷对急性早幼粒白血病治疗作用的发现. 中国科学:生命科学,2013,43(8):700-707.

[5] 陈士奎. 我国开创的中西医结合科研及其启示(九)——张亭栋教授等与中药砒霜治疗急性早幼粒细胞白血病的中西医结合研究. 中国中西医结合杂志,2017(11):12-16.

(南京医科大学药学院 金 阳
苏州大学药学院 邓益斌)

36. 屠呦呦与青蒿素——破立有度、继承创新

中医药是中国古代科学的瑰宝,经历两千多年风雨沧桑,在现代社会依然为促进人类健康发挥着巨大的作用。其中,屠呦呦因从中药黄花蒿中发现抗疟疾特效药物——青蒿素,而获得2015年诺贝尔生理学或医学奖,这一发现造福了数亿人,被称为"20世纪下半叶最伟大的医学创举"。

疟疾是经蚊叮咬或输入带疟原虫者的血液而感染疟原虫所引起的虫媒传染病。据世界卫生组织统计,全世界数10亿人口生活在疟疾流行区,每年约2亿人患疟疾,百余万人死于疟疾,严重危害人类生命健康[1]。

20世纪60年代初,由于引发疟疾的疟原虫产生耐药性,经典抗疟药物奎宁和氯喹的抗疟作用大大降低,致死率急剧上升,全球疫情难以控制。此时,正在越南交战的美越两军,也深受疟疾之害。1967—1970年,在越美军因疟疾减员80万人,是战斗减员的4~5倍,同样的问题也困扰越军。虽然美国曾投入巨额资金,从20多万种化合物中进行药物筛选,但没有找到理想的药物。而越南方面受条件所限,无力研发新药,于是请求中国帮助解决疟疾防治问题。当时的中国也深受疟疾危害,每年至少有2 000万患者。鉴于防治疟疾的紧迫性与艰巨性,中国国务院决定集中和调动全国各地的技术力量,于1967年5月23日在北京成立疟疾防治研究领导小组,展开疟疾防治药物研究项目即赫赫有名的"523项目",从

方剂、针灸、新合成药、奎宁类衍生物、生药、中药提取物等多个方向寻求突破口。1969 年 2 月,在中医研究院中药研究所任实习研究员的屠呦呦加入"523 项目"协作组并担任中药抗疟组组长,从此开启了她与青蒿素的不解之缘[2,3]。

那么青蒿素是怎么被发现的呢?一开始,青蒿的抗疟效果并不令人满意,因此在相当长的一段时间里,青蒿并没有引起大家的重视。但是受东晋名医葛洪《肘后备急方》中"青蒿一握。以水二升渍,绞取汁。尽服之"的启发,屠呦呦将焦点锁定在青蒿。她推测从植物青蒿里压出青蒿汁液,汁液里很可能有抗疟的化学成分,可为什么自己提取的青蒿提取物不能很有效地抑制疟疾呢?是提取方法有问题,还是实验老鼠有问题?屠呦呦心有不甘,她带着疑惑反复研读《肘后备急方》,其中的一句"绞取汁"引发了她的思考:"葛洪治疗疟疾用的是青蒿鲜汁,而不是传统中药常用的煎煮法,两者之间的差别就是温度。"屠呦呦认为很有可能是在用煎煮法提取的时候,温度过高导致青蒿的有效成分被破坏。于是,屠呦呦立即改用沸点较低的乙醚来提取青蒿的有效成分。在失败了 190 次之后,屠呦呦于 1971 年 10 月 4 日如愿以偿地从第 191 号样品中获得抗疟效果最好的青蒿提取物,对疟原虫的抑制率达到了百分之百!且临床研究的结果显示,该青蒿提取物的抗疟疗效明显优于氯喹。在此基础上,屠呦呦开始了深入的药理与毒理研究,于 1972 年成功研制出治疗疟疾的特效药物——青蒿素[4,5]。

如今,青蒿素复方已成为世界上治疗疟疾的标准疗法,载入世界基本药物目录,但是人类和疟原虫之间的斗争远未结束。针对近年来青蒿素在部分地区出现的抗药性难题,屠呦呦及其团队经过刻苦攻坚,于 2019 年 4 月 25 日出应对青蒿素抗药性难题切实可行的治疗方案,并在"青蒿素治疗红斑狼疮等适应证""传统中医药科研论著走出去"等方面取得新进展,继续实现继承中创新。

从"呦呦鹿鸣,食野之蒿"到 85 年后因发现抗疟疾特效药物青蒿素的伟大贡献而获得诺贝尔生理学或医学奖(中国医学界迄今为止获得的最高奖项),屠呦呦的名字和《诗经》里的青蒿结下了生命之缘。这首流传千年的诗歌再一次伴随一个中国科学家的名字在大地传颂。

中医药是我国具有原创优势的科技资源,是提升我国原始创新能力的宝库之一。像青蒿素这样的研究成果来之不易,我们医药工作者要发扬破立有度、传承创新精神,始终坚持以创新驱动为核心,继续继承、发展、利用中医药这一祖先留给我们的宝贵财富,在建设健康中国的进程中谱写新的篇章。

参考文献:

[1] 郭瑞霞,李力更,付炎,等. 天然药物化学史话:奎宁的发现、化学结构以及全合成. 中草药,2014,45 (19):2737-2742.

[2] 王满元. 青蒿素类药物的发展历史. 自然杂志,2012,34(1):44-47.

[3] 屠呦呦. 青蒿及青蒿素类药物. 北京:化学工业出版社,2009.

[4] 卢义钦. 青蒿素的发现与研究进展. 生命科学研究,2012,16(3):260-265.

[5] 广东海南抗疟临床研究协作组. 青蒿素治疗抗氯喹疟疾 65 例的效果观察. 新医药学杂志,1979(1): 12-16.

(南京医科大学药学院 金 阳)

37. 马兜铃酸引起肾功能衰竭——科学探索、辩证发展

中药历来被贴有"效果好、副作用小"的标签,具有"多成分、多靶点"的优势。过去很长一段时期内,人们普遍更注意中药的有效性,而对其安全性重视不足。马兜铃酸肾病是近年来中药不良反应事件之一,在全国甚至国际上引起了较大影响。

马兜铃酸肾病是一类由关木通及相关药物所造成的急性或慢性肾小管间质疾病。过量摄入马兜铃酸是马兜铃酸肾病的主要病因。国内早在 1964 年就有报告中药关木通引起急性肾功能衰竭的病例 [1],但当时尚未引起广泛重视和深入研究。1993 年,比利时出现了服用减肥药"苗条丸"所致的以进行性肾间质纤维化和肾功能衰竭为特征的肾损害病例 105 例,其中 43 例需要接受透析或肾移植,部分患者出现泌尿系统肿瘤。经调查发现,"苗条丸"配方中原本应使用防己科药材防己,却错误地使用了马兜铃科的"广防己"。1993—2000 年间,美国、欧洲、日本、韩国、澳大利亚等地区陆续报道了因服用含马兜铃酸的中药而引发的马兜铃酸肾病的病例。2000 年以来,我国有数十例服用中成药"龙胆泻肝丸"而导致肾损伤的报道 [2, 3]。

2000 年,世界卫生组织发出警告,指出马兜铃酸是潜在的致癌物质,随后将马兜铃酸和含马兜铃酸的植物列为Ⅰ类致癌物(对人类为确定致癌物),并在其药物通讯中发出警告。同年,英国对含马兜铃酸的中药及其制品实行无限期禁用。美国在 2001 年也停止进口、制造和销售已知或怀疑含马兜铃酸的 70 余种中药。西班牙、奥地利、菲律宾、日本等国也纷纷发布禁用警告。至此,马兜铃酸对肾脏的影响在世界范围内取得共识。

马兜铃酸类成分主要存在于马兜铃科植物中,这类植物分布广泛,全世界约有 350 种,我国有 40~50 种,有些是临床多年来常用的中药,如马兜铃、关木通、青木香、广防己、寻骨风、天仙藤、朱砂莲等。我国含马兜铃酸的中成药和方剂达百余种,其中龙胆泻肝丸、妇科分清丸、甘露消毒丸等已有引起马兜铃酸肾病的临床报道,以龙胆泻肝丸最为常见。

马兜铃酸肾病的主要临床表现为急性肾小球损伤,严重者可快速发展为终末期肾病;临床上分急性马兜铃酸肾病、慢性马兜铃酸肾病等。此外,马兜铃酸还可导致泌尿系统肿瘤等疾病 [4]。

2003 年以来,我国采取了一系列风险控制措施:①取消了马兜铃酸含量较高的关木通、广防己和青木香的药用标准,禁止使用。②对含马兜铃、寻骨风、天仙藤和朱砂莲 4 个药材的中成药品种严格按照处方药管理,并在药品说明书中增加了导致肾损害的安全警示信息。③调整药材使用部位,将马兜铃科植物细辛的药用部位由全草改为根和根茎,根和根茎几乎不含马兜铃酸。④增加相应品种的限度和风险提示,马兜铃和天仙藤项下提示"本品含马兜铃酸,可引起肾脏损害等不良反应;儿童及老年人慎用;孕妇、婴幼儿及肾功能不全者禁用"。⑤用功效类似但不含马兜铃酸的木通、防己和土木香代替关木通、广防己和青木香使用 [5]。

"是药三分毒"的说法古今皆有,中药材无论是煎服还是制成丸散膏丹,都经过了配伍和加工炮制,以及无数次剂量加减的修订,已经在提升药效的同时最大限度降低其毒性,减少不良反应,但中药材仍有一定毒性,这确是不争的事实。一方面,公众应摒弃"中药纯天

然无毒"的错误观点,另一方面,不能因为某些中药出现毒副作用而全面否定中药,需客观认识中药的安全性、科学对待中药毒副作用,合理使用中药。通过深入研究、加强监管、合理配伍、客观评估疗效毒性比,可很大程度上避免中药毒性的发生。

参考文献:

[1] 吴松寒. 木通所致急性肾功能衰竭二例报告. 江苏中医药, 1964,(10): 12-13.

[2] 张青, 于永洋. 龙胆泻肝丸致慢性肾损害 31 例. 山东中医杂志, 2002, 21(12): 724.

[3] 李森辉, 庞帼敏, 戴卫波. 龙胆泻肝丸致药品不良反应 21 例报道. 深圳中西医结合杂志, 2018, 28(18): 39-41.

[4] 侯改灵, 黄岩杰, 杨晓青, 等. 从临床表现和致病机制再认识马兜铃酸类中药的肾毒性. 中药药理与临床, 2019, 35(2): 162-166.

[5] 刘静, 郭日新, 戴忠, 等. 马兜铃酸类成分研究进展. 世界科学技术——中医药现代化, 2019, 21(7): 1280-1286.

(首都医科大学中医药学院　陈筱清)

38. 提升检验方法,打击中药掺杂使假——天网恢恢、疏而不漏

中药材和中成药化学成分复杂,药品标准不可能像化学药品一样进行全成分检测,添加化学物质不易被识别,隐蔽性较强。近年来,中成药和中药材非法添加化学物质现象持续存在,严重影响了患者的用药安全和治疗效果,是欺骗消费者的严重违法行为。

中药材及饮片的补充检验方法,主要是针对药材染色、增重、掺杂使假等问题建立的。目前常见的染色方式为将劣质药材或提取后的药渣经过化工染料染色后冒充优质药材销售。这些存在染色问题的原料流入市场后,一部分通过药房、医院被患者直接服用,另一部分进入制剂生产企业,在中成药中有一定量的残留。不法商贩选用颜色相近且便宜易得的染料对其进行染色掺伪,以改善外观,提高售价;所使用的染料多为非食用色素,具有致过敏性和致癌性,长期接触或食用这些质量不合格的药材,会引起人体脏器的损害,严重威胁着人们的用药安全[1]。

红花是常用中药材,为菊科植物红花 Carthamus tinctorius L. 的干燥花,具有活血通经、散瘀止痛的功效[2]。花冠色红而鲜艳是优质红花的主要鉴别指标。2013 年国家食品药品监督管理总局组织对中药材进行抽验检验,证实多批次红花存在染色问题,同时组织研究制定了红花中酸性红 73、金橙Ⅱ、柠檬黄和胭脂红等 4 种染料的检查法。如薄层色谱法、高效液相色谱法和液质联用法和某种染料的色谱特征完全匹配,则认定红花药材被染色,为不合格样品。其他针对非法染色的药材已经制定补充检验方法的有姜黄中金胺O、金橙Ⅱ的检查,血竭药材中苏丹红Ⅰ、苏丹红Ⅳ、808 猩红的检查,菟丝子中柠檬黄的检查等。

添加无机盐为中药材及饮片增重的问题,可通过理化反应进行判定。通草为五加科植物通脱木 Tetrapanax papyrifer (Hook.)K. Koch. 的干燥茎髓。通草体轻,色白,有商贩为提高

通草重量、牟取更多利益,将白色无机盐如明矾、硫酸镁、芒硝等与通草混合,使通草样品增重 [3]。2017 年国家食品药品监督管理总局批准了通草中镁盐、铝盐、硫酸盐检查项补充检验方法,主要采用理化沉淀反应的方法进行检查,镁离子和铝离子在碱性条件下生成氢氧化镁和氢氧化铝、硫酸盐和氯化钡反应生成难溶性的硫酸钡,在水溶液中形成浑浊或白色沉淀。

中成药的非法添加主要是添加化学药物以增强疗效,如降糖类中成药中添加格列本脲、盐酸二甲双胍等;补肾壮阳类中成药中添加枸橼酸西地那非及其衍生物;镇静安神类中成药中添加地西泮、艾司唑仑等;止咳平喘类中成药中添加茶碱、醋酸泼尼松;降压类中成药中添加利血平、硝苯地平、卡托普利等;抗风湿类中成药中添加双氯芬酸钠、地塞米松、氢化可的松等;减肥类中成药中添加西布曲明等;活血止痛类中成药中添加布洛芬、对乙酰氨基酚等 [4]。

建立非法添加物的检测方法主要采用薄层色谱、液相色谱和液质联用等技术,为防止误判,常需多种方法同时验证。不法商贩为了逃避打击,往往会更换添加物质,因此发现新的添加物质后,应及时制定新的补充检验方法并报国家药品监督管理局批准后执行。近年来,各级药检机构采用补充检验方法,检出大批假劣药品,有力打击了中药非法添加的违法行为,保障了人民用药安全有效。

补充检验方法是国家药品标准的有力补充,同样具有法律效力。现有的分析手段已经较为先进,中药材及中成药中一旦被发现非法添加了化学物质,很容易被识破并予以打击。经营人员可通过规范种植加工方法提高中药材和中成药质量,避免抱有侥幸心理铤而走险,虽能获取短期利润,但天网恢恢、疏而不漏,不法者终将难逃处罚。

参考文献:

[1] 耿昭,苟琰,周娟,等. 中药材饮片及中成药中染色色素检测现状和通用检测方法的建立. 中国药学杂志,2019,54(17):1418-1424.

[2] 国家药典委员会. 中华人民共和国药典:一部. 2020 年版. 北京:中国医药科技出版社,2020.

[3] 林雀跃,黄清泉,滕爱君,等. 基于国家药品评价性抽验的通草品种的质量及监管对策. 中国药事,2019,33(12):1419-1423.

[4] 黄宝斌,许明哲,杨青云,等. 中成药和中药材添加化学物质补充检验方法分析. 药物分析杂志,2014,34(8):1701-1708.

(中国食品药品检定研究院中药民族药检定所　昝　珂)

39. 从生地黄和熟地黄的迥异药性看中药炮制——立足根基、挖掘精华

地黄为玄参科植物地黄 *Rehmannia glutinosa*(Gaertn.)Libosch. ex Fisch. et Mey. 的块根,始载于《神农本草经》,列为上品,为我国四大怀药之一 [1]。我们熟知的六味地黄丸、归芍地

黄丸、杞菊地黄丸等，均有地黄入药。地黄的历史记载悠久，在周朝已是名贵药材，被历代列为皇家贡品。现代药理学研究表明，地黄及其活性成分对血液系统、免疫系统、内分泌系统、心血管系统和神经系统具有广泛的药理作用。常用于增强免疫、抗高血压、降血糖、止血、抗感染、治疗肿瘤、抗溃疡等。

地黄的临床使用方法，经过历史演变，逐渐形成了"九蒸九晒"的炮制方法[2]。在清代赵瑾叔的《本草诗》中亦有"四物为君八味首，九蒸九晒制须精"。《中国药典》（2020年版）地黄相关项下，亦有关于鲜地黄、生地黄、熟地黄、酒炖地黄和清蒸地黄等炮制品的描述。明确提到，生地黄"清热凉血，养阴生津"，而其炮制加工品熟地黄"补血滋阴，益精填髓"。其性由寒转温，其味由苦转甘，其功效由清转补。生熟之品药性迥异，功效发生了逆转[3]。我们会有这样的疑问："九蒸九晒"的做法是否科学？中药繁杂的炮制是否有科学依据？对于中药研究，我们该用什么样的方法与态度来传承与创新？

"九蒸九晒"是指采用反复蒸和晒的加工过程进行中药炮制的古法。唐代孙思邈《千金翼方》中有"古法九遍止"的记载；明代李时珍在《本草纲目》中曰"以好酒入缩砂仁末在内，柳木甑于瓦锅内蒸令气透曝干，如此九蒸九（曝）乃止"；清朝赵瑾叔在《本草诗》中云："其制之法以生地黄去皮，瓷锅上柳木甑蒸之，摊晒令干，拌酒再蒸，如此九度，谓之九蒸九曝，乃平易法耳。"[4] 所谓"九"，只是表示多的意思，不确指九次，可以是九次，也可能大于九次，中药材蒸晒的次数是以颜色，光泽和形态作为评判标准的。"九蒸九晒"地黄应以色黑味甘为佳。现代药理学研究表明，不同炮制品之所以临床功效不同，与其炮制前后所含有的物质基础和药理活性变化密切相关。

地黄含有环烯醚萜类化合物，生地黄中的环烯醚萜类的含量显著高于熟地黄，为其主要活性成分之一，具有利尿、缓和泻下作用。在加工炮制过程中，受热易水解，含量显著降低，所以，生地黄性味本为"甘、寒"，具有清热、泻下作用，而炮制后转变为性味"甘，微温"的熟地黄，并不再有泻下作用。

地黄蒸制的要求是"黑如漆、甜如饴"。熟地黄变黑的原因是地黄所含的梓醇，蒸后水解产生苷元并聚合；同时由糖类产生的5-羟甲基糠醛与氨基酸反应生成美拉德反应的终产物蛋白黑素（melanoidin），故变为黑色。

此外，地黄含有的苯乙醇苷类易水解，毛蕊花糖苷等苯乙醇苷类物质的含量随着蒸晒次数的增加而减少。同时，地黄富含糖类化合物。熟地黄甜如饴，主要原因就是其炮制过程中苷类水解，使糖增加而转甘。同时低聚糖可在蒸制过程中发生水解，生成单糖，同样增加甘味[5]。

综上所述，炮制前后地黄性味归经和功能主治的变化，归因于在加工炮制过程中其化学成分种类和含量发生变化。中药炮制历史悠久，是中医长期临床用药经验的总结。中药炮制遵从中医临床辨证论治的基本要求，结合药物本身的药性药效性质，通过净、切、蒸、炒、炙、煅等技术方法，调整药性、增强疗效、降低毒性，从而发挥药物综合作用，达到安全有效的治疗效果。例如栀子炒焦后可显著增强凉血止血作用；盐炙益智仁可增强其缩尿温肾效果；蒸和煮等方法炮制川乌可减轻毒性；炮制人参可缓和人参的温燥之性等。中药炮制能够使药物本身潜在价值得到充分挖掘，药效得到充分发挥。

中药的创新发展要遵循中医药发展规律，传承精华，守正创新。振兴发展中药，惠及世界,需要加快推进中医药现代化、产业化。中药的质量评价和质量控制,是多年来困扰药学工作者的难题,也是中药现代化发展的瓶颈。完全套用化学药物的质量控制方法,不能客观、全面地反映中药的质量。因此,亟待建立符合中医药特色、用以科学评价中药质量的完整体系。在 2020 年初,抗击新型冠状病毒的实践亦证明,中医药治疗效果明确,对防病治病发挥着积极有效的作用。作为药学工作者,我们需要充分发挥中医药在疾病预防、治疗、康复中的独特优势,推动中医药和西医药相互补充、协调发展,推动中医药事业和产业高质量发展,推动中医药走向世界,为建设健康中国、实现中华民族伟大复兴的中国梦贡献力量。

参考文献:

[1] 周丽,徐金娣,毛茜,等. 地黄加工炮制研究新进展及展望. 中药材,2016,39(5):1184-1190.

[2] 孟祥龙,马俊楠,张朔生,等. 熟地黄炮制(九蒸九晒)过程中药效化学成分量变化及炮制辅料对其影响研究. 中草药,2016,47(5):752-759.

[3] 姜宇宣,谢国勇,秦民坚. 中药材"九蒸九晒"炮制方法的研究进展. 中国野生植物资源,2019,38(2):48-51.

[4] 秦昆明,束雅春,曹岗,等. 中药炮制研究的思路与方法 - 以地黄的炮制研究为例. 中草药,2013,44(11):1363-1370.

[5] 杜珂,高晓霞,王锋,等. 基于药效物质基础的熟地黄质 - 效评价研究进展. 中草药,2019,50(6):1477-1483.

(南京医科大学药学院 洪俊丽)

40. 中医药战新型冠状病毒肺炎的中国方案——传承精华、守正创新

2020 年初,全球抗击新冠肺炎疫情的过程中,中西医结合成为"中国方案"的一大亮点。2020 年初,中华人民共和国国家卫生健康委员会(以下简称"国家卫生健康委员会")办公厅、国家中医药管理局办公室印发的《新型冠状病毒感染的肺炎诊疗方案》第三版至第七版(试行)中陆续增加了中医药治疗新冠肺炎的明确治疗方案。全国新冠肺炎确诊病例中,有 74 187 人使用了中医药,占 91.5%,其中湖北省有 61 449 人使用了中医药,占 90.6%。临床疗效观察显示,中医药总有效率为 90% 以上。中医药能够有效缓解症状,减少轻型、普通型向重型发展,提高治愈率、降低死亡率,能够促进恢复期人群机体康复。中医药治疗新冠肺炎的经验,正在为国际防控疫情提供"中国经验"和"中国智慧"[1]。

中医药和瘟疫的斗争从未停止,抗疫屡建奇功。据《中国疫病史鉴》记载,从西汉到清末,中华民族至少经历过 321 次大型瘟疫。但是,中国的历史上从来没有出现过西班牙大流感、欧洲黑死病、全球鼠疫那样一次瘟疫就造成数千万人死亡的悲剧[2]。中国历史也是一部

战"疫"史,每一次瘟疫到来,中医药都不曾缺席。我们的祖先正是紧紧依靠中医中药,有效维护了民族的生息繁衍。

这里需要提到一位被历代中医药家铭记的人物——医圣张仲景。一千多年前,老百姓面对瘟疫,生活水深火热,张仲景用毕生心血,写下了著名的《伤寒杂病论》,希望能够守护中华大地的百姓。

2020年2月6日,国家卫生健康委员会和国家中医药管理局联合发布《关于推荐在中西医结合救治新型冠状病毒感染的肺炎中使用"清肺排毒汤"的通知》,该方剂是由张仲景的《伤寒杂病论》中治疗由寒邪引起的外感热病的经典方剂麻杏石甘汤、麻黄射干汤、小柴胡汤、五苓散优化组合而成,性味平和。处方组成包括麻黄9g、炙甘草6g、杏仁9g、生石膏15~30g(先煎)、桂枝9g、泽泻9g、猪苓9g、白术9g、茯苓15g、柴胡16g、黄芩6g、姜半夏9g、生姜9g、紫菀9g、款冬花9g、射干9g、细辛6g、山药12g、枳实6g、陈皮6g和藿香9g。适用于治疗新型冠状病毒感染的肺炎轻型、普通型、重型患者。全方是在经方麻黄汤和五苓散融合的基础上进行创新的复方。麻杏石甘汤配五苓散,可解表散寒利水祛湿。麻黄发散风寒、宣肺平喘、利水消肿,可配合五苓散祛湿;同时五苓散可制约麻黄桂枝发汗太过。因临床常见胸膈满闷、气短的表现,又合麻黄射干汤以温肺散寒,化饮涤痰。因邪气入里化热,出现寒热往来证候,可用小柴胡汤和解表里,透解邪热。又合藿香芳香化浊,陈皮健脾益气,利水燥湿,枳实泻肺化痰,山药平补脾、肺、肾。诸药共奏散寒祛湿,清热化浊,宣肺健脾,解毒祛邪之功效[3]。

中医药在救治中不仅凭经验,更以科技为支撑,基于国家级科研平台,如组分中药国家重点实验室,开展抗新型冠状病毒中药活性筛选研究,已完成了中成药组分制备、虚拟筛选结合体外评价、细胞因子风暴细胞模型和抗肺纤维化细胞模型建立等工作。目前从中药组分数据库中采集2691条化学成分信息,围绕3CLpro、PLpro、RdRp、Spike靶点进行虚拟筛选。研究发现优选方剂的主要化学成分调控了286个关键靶标和21条通路,包括调控28个呼吸道病毒感染相关基因、68个白细胞介素等细胞因子活化相关基因以及17个肺部损伤相关基因,具有避免或缓解细胞因子风暴、多靶点保护肺脏等器官的作用[4]。按照新药研究要求,完成了优选方颗粒剂的三批中试和中试产品稳定性考察,为打赢疫情防控阻击战提供了有力的科技支撑。

一部中华民族的历史,也是一部战"疫"史。在2020年的新冠肺炎疫情防治中,中医药一如它这数千年面对疫情时的表现一样,不曾缺席,逆行而上,彰显了中医药在应对新发突发重大公共卫生事件中的独特优势和疗效。疫情没有国界,中医药人愿意和世界人民共享抗击新冠肺炎经验,亮出"中国方案",彰显"中国智慧",讲述"中国故事"。大疫亦是大考,医药学界需要重新衡量中医药在未来医药学体系中的位置。道路曲折,前途光明,中医药未来将大有可为,我们需做好准备,为推动中医药走向世界、构建人类命运共同体贡献中国力量。

参考文献:

[1] 颜欢,林芮,赵益普,等.国际社会积极评价中医药抗疫.人民日报,2020-3-24.

[2] 张伯礼.中医药在新冠肺炎疫情防治中发挥了哪些作用.学习时报,2020-3-18.

[3] 李春波,苏韫,刘永琦,等. 清肺排毒汤治疗新型冠状病毒肺炎的中医理论及现代药理学机制探讨. 中医杂志,2020,61(15): 1299-1302.

[4] 陈莉莉,葛广波,荣艳,等. 中药在新冠肺炎防治中的应用和研究进展. 上海中医药大学学报,2020,34(3): 1-8.

（南京医科大学药学院 洪俊丽,南京医科大学第四附属医院医务部 戴柔丽）

第五章 药事管理学课程思政教学案例

41. 沙利度胺(反应停)事件背后的英雄——勇于担当、责任第一

2015年8月,一位老人平静地结束了她的一生,享年101岁,世界也早已将她遗忘。其实在世界的医药发展史上,这位老人有她不可动摇的一席之地,她的名字叫弗朗西斯·凯思琳·奥尔德姆·凯尔西(FrancesKathleen Oldham Kelsey)。凯尔西博士一生最大的贡献是拒绝了沙利度胺(thalidomide)在美国的上市申请,避免了"海豹婴儿"在美国的大量出现。

说到沙利度胺,也许我们还需要时间来反应一下,但说到"反应停",我们的脑海里一定会浮现出这样的照片:一个个婴儿没有手臂和腿,手直接连在躯干上,形似海豹,被称为"海豹肢"。没错,这个当年红极一时又沦为众矢之的的反应停就是沙利度胺,一种合成谷氨酸衍生物[1]。20世纪50年代,刚刚结束二战之后的世界处于全面恢复的生育高峰阶段,对镇静止吐的药物需求非常巨大。事实上,反应停是在研制抗菌药物过程中发现的一种具有中枢抑制作用的药物,德国的格兰泰集团发现它能显著抑制孕妇的妊娠不良反应,遂以非处方药"反应停"为名的身份投放到欧洲市场,号称"无任何毒副作用"的抑制妊娠反应的良药[2]。然而,反应停根本没有严格的动物致畸实验数据,更没有在孕妇身上做过临床试验!

一进入市场,反应停立即畅销起来,随后,非洲、澳洲、拉丁美洲的多个国家纷纷引入。不过,这些国家里没有美国。当反应停风靡全球时,为什么拥有巨大市场的美国迟迟未引入?这就不得不提到前文所讲的一个关键人物:凯尔西博士。凯尔西出生于1914年,她在24岁的时候就拿到了芝加哥大学的医药学博士学位。在之后的十余年里,她当过大学老师,当过医学期刊的评审编辑。直到1960年,46岁的她加入美国FDA。当时,政府的职务很稳定,退休待遇也很好,凯尔西是为了养老而去的。她在FDA的药物审查部门,当时的FDA对药物的审查远不及今日严格,办公室里只有7名全职医师和4名年轻的兼职医师负责药物审查,她一工作就接到了沙利度胺药品进入市场的申请书。就当时的情况而言,这是一件很简单的事情,那么多国家都投入使用了,各国医师们也都通过了审核。凯尔西只需要大笔一挥,这种药就能在美国上市。医药公司能赚钱,孕妇们能减少痛苦,她也能捞着好处。然而,凯尔西却拒绝批准反应停在美国市场上市。凯尔西和协助她审评的药理学家及化学家们对此持有疑虑,认为报告里根本没有孕妇使用后副作用的实验数据,虽然动物实验的数据没有问题,但这个药物在临床和动物实验上的数据吻合度太

低了,当即要求医药公司提供更可靠的数据。后来资料显示,医药公司当时也很气愤,还是第一次遇到这么较真的 FDA 药审人员。医药公司一边把欧洲的实验数据整理后送到了 FDA,一边给 FDA 施压,抱怨凯尔西不懂变通。妇女权益组织也向她施压,认为她不应该阻止这个救孕妇于水火的良药上市。可即便如此巨大的压力,尽管医药企业先后 6 次提交了申请,凯尔西仍然没有批准沙利度胺的上市,她要的就是两个字:安全。就这样,僵持了两年多。就在这一次又一次的拉锯战中,欧洲那边出现了新的情况:反应停灾难性的副作用被发现。事实上,沙利度胺有两种异构体,其中一种(R-)异构体有镇静作用,另一种(S-)异构体则有强烈的致畸性[3]。S- 异构体会导致胎儿发育异常,这当然已经是后话了。

在这场几乎席卷了全世界的灾难里,美国基本没有受到影响,就是因为她——凯尔西。也正是因为这次事件,美国振兴医药法案,发布了《柯弗瓦·哈里斯修正案》,一系列新的条款为药品安全奠定了重要基础,堪称药物监管史上的里程碑[4],促进了医药卫生行业的良性发展。过去,关于药品和治疗方法的审批,都基于临床医师与专家的意见;而如今,任何的意见都不作数,只有科学实验,大量的、充分的、完善的科学实验数据才是药品与治疗方法审批的通行证。

凯尔西成了家喻户晓的英雄,FDA 有她命名的奖项,妇女名人堂有她一席之地,甚至也有以她的名字命名的小行星。可她,只是做好了自己岗位上应该做的事情。她留给世界上所有医药工作者重大的启示:也许我们不会再遇到像沙利度胺这样的重大事件,但如果遇到了,是否能像凯尔西一样,敢于承担、勇于拒绝呢?作为医药行业的工作者,我们从事的是治病救人、与生命密切相关的伟大事业,我们必须能够真正做到学有所成、学有所用、敢于担当,做一名有责任的医药工作者。

参考文献:

[1] FRANKS M E, MACPHERSON G R, FIGG W D. Thalidomide. The Lancet, 2004, 363(9423): 1802-1811.

[2] LENZ, W. Thalidomide and congenital abnormalities. In Problems of Birth Defects Springer. Dordrecht, 1962, 280(7260): 199.

[3] GORDON J. N. Thalidomide and its derivatives: emerging from the wilderness. Postgraduate medical journal, 2003, 79(929): 127-132.

[4] 章伟光, 张仕林, 郭栋, 等. 关注手性药物: 从"反应停事件"说起. 大学化学, 2019: 34(9): 1-12.

(南京医科大学药学院　许飞飞)

42. 瑞德西韦的同情用药——以人为本、仁心仁术

2020 年 1 月以来,多个国家因新型冠状病毒(SARS-CoV-2)引起的新型冠状病毒肺炎(COVID-19)患者数呈指数上升,COVID-19 已经出现在南极洲之外的所有大洲,包括一百多个国家,世界卫生组织(WHO)于 2020 年 3 月 12 日正式宣布 COVID-19 升级为全球大流行,用于 COVID-19 治疗的特效药物亟待开发。

瑞德西韦（remdesivir）是由吉利德科学公司（Gilead Sciences Inc.）研发的抗病毒药物。该药物本计划用于埃博拉病毒的治疗，但由于新型冠状病毒（SARS-CoV-2）与埃博拉病毒都具有 RNA 合成酶，因此该药物被寄予希望能够抑制新型冠状病毒。吉利德科学公司表示："尽管目前没有抗病毒数据显示瑞德西韦能够抑制 SARS-CoV-2 活性，但其针对其他冠状病毒的有效数据给了我们希望。体外实验和动物模型实验证实了瑞德西韦对非典型性肺炎（SARS）和中东呼吸综合征（MERS）的病毒病原体均有抗性作用，这两种病毒也属于冠状病毒，且在结构上与 SARS-CoV-2 非常相似。"

2020 年 10 月 22 日，瑞德西韦成为美国首个和唯一获得 FDA 正式批准用于 COVID-19 治疗的药物；而在 2020 年 5 月 1 日 FDA 签发的瑞德西韦紧急使用授权（EUA）中，用于治疗重症 COVID-19 成人和儿童患者的临床试验仍在进行中。但早在 2020 年 2 月 1 日，《新英格兰医学杂志》（*The New England Journal of Medicine*, *NEJM*）报道了美国首例确诊新型冠状病毒肺炎患者成功治愈的病例 [1]，瑞德西韦在这个病例中的使用引起了全球性的广泛关注，相关问题也被提出。如基于何种法律依据使用未上市的瑞德西韦治疗 COVID-19？

瑞德西韦在这个治愈病例中的使用，是根据"同情用药（compassionate use）"的相关法规开展的。根据美国食品药品监督管理局（Food and Drug Administration, FDA）的规定，同情用药也称"扩大使用（expanded access）"，指对于患有严重或危及生命疾病的患者，在不能通过现有药品或入选临床试验来得到有效治疗时，可以申请在临床试验之外使用未经上市许可的试验用药物。美国是世界上最早建立起同情用药制度的国家。早在 20 世纪 70 年代，美国 FDA 就开始允许在对严重的、威胁生命的疾病进行治疗时使用试验性新药（investigational new drug, IND）。1987 年，FDA 正式建立治疗性 IND 机制，即允许在无其他合适治疗选择的情况下，允许在试验外的临床中申请使用已经完成了 III 期临床研究且获得治疗有效性充分证据的治疗性 IND（包括药物、生物制品和医疗器械）。1997 年，美国《食品药品管理现代化法》对单个患者、中等数量患者、大量患者的同情用药都做出了明确规定。2016 年，美国国会通过的《21 世纪治愈法案》（*21st Century Cures Act*）中对同情用药作出了新的规定，要求药物研发企业在公共网站发布同情用药的实施计划，促进病危或者急需治疗的患者参加同情用药项目。

我国 2019 年 12 月 31 日起施行的《药品管理法》中第二十三条规定"对正在开展临床试验的用于治疗严重危及生命且尚无有效治疗手段的疾病的药物，经医学观察可能获益，并且符合伦理原则的，经审查、知情同意后可以在开展临床试验的机构内用于其他病情相同的患者"。2017 年 12 月 20 日，国家食品药品监督管理总局公布《拓展性同情使用临床试验用药物管理办法（征求意见稿）》（以下简称"《同情用药管理办法（征求意见稿）》"），这正是我国"同情用药制度"的尝试 [2]。根据我国相关法律法规，我们可以看出：①同情用药实际是临床试验用药的扩展，尽管目前尚无具体的实施审批程序，但后续的实际开展主要还是基于临床试验，具体实施主体也应是临床试验的研究者，在这种情况下，如无境内经审批、正在开展的临床试验，同情用药也将无开展可能。②同情用药适用的疾病须属于"严重危及生命且尚无有效治疗手段的疾病"，因为对未经上市审批的药物直接用于人体涉及患者生命健康的基本人权和医疗伦理方面的风险。③适用未上市药物治疗须"经医学观察可能获益"且"符合伦理原则"。《同情用药管理办法（征求意见稿）》中的第五条还规定，注册申请人须向国家监管部门提出申请，获批后方可实施。④同情用药是以未上市药物进行临床治疗，其安全性和有效性的保障均弱于上市药物，因此，患者个体的知情同意至关重要。

尽管 *NEJM* 报道了基于同情用药法规的未上市瑞德西韦治愈 COVID-19 的病例，但我们依然需要进行大规模随机对照临床试验来确定瑞德西韦在治疗 COVID-19 的安全性和有效性，为药品监管部门审批瑞德西韦上市提供充足的临床数据支撑。由此可见，同情用药是在特殊情况下所作出的基于法律法规的"以患者受益"为出发点的用药方案，这充分体现了国家法律法规的"以人为本"的宗旨。

参考文献：

[1] HOLSHUE ML. First Case of 2019 Novel Coronavirus in the United States. N Engl J Med, 2020, 382(10): 929-936.

[2] 国家食品药品监督管理总局，《拓展性同情使用临床试验用药物管理办法（征求意见稿）》，2017 年 12 月 15 日.

（南京医科大学药学院　　苏钰文，三江学院　　罗晓娟）

43. 超药品说明书用药——科学管理、防控风险

2020 年，全球新型冠状病毒肺炎（COVID-19）大流行，除支持治疗外，尚无特异性疗法。在中国、意大利、法国和西班牙，基于一些药物的体外抗病毒或抗炎特性，大量患者接受了超说明书用药和同情用药，例如氯喹、羟氯喹、阿奇霉素、洛匹那韦 - 利托那韦、法匹拉韦、瑞德西韦、利巴韦林、干扰素、患者恢复期血浆、激素以及 IL-6 抗体。除了在中国以及美国开展的一些随机对照临床试验外，这些药物大多没有进行随机对照临床试验，更没有被药品监管部门批准可用于 COVID-19 的治疗。早在 2014 年的埃博拉病毒爆发中，近 3 万人感染了埃博拉病毒，并开展了多种针对这种病毒的用药疗法，包括氯喹、羟氯喹、法匹拉韦、单克隆抗体、反义 RNA 和患者恢复期血浆等。通过对患者进行干预治疗，希望确定哪种药物对治疗埃博拉病毒病（Ebola Viral Disease，EVD）有效。但直至 2020 年初全球爆发 COVID-19，这些药物尚未被证明对 EVD 是真正有效且安全的 [1]。然而，这些药物的说明书中既然没有关于 COVID-19 或 EVD 的适应证，为何又可以被用于疾病的治疗呢？在治疗过程中，又有哪些方面需要相关人员重点关注呢？

2019 年 2 月，山东省聊城市陈某某开具的抗癌药经国家药品监督管理部门鉴定属于假药一事引发全国人民的关注。患者在医师的推荐下从第三方购买未经国家药品监督管理部门批准上市的抗癌药卡博替尼，服用后出现多种不良反应，并导致死亡。患者家属将买来的药送到药监部门鉴定，鉴定结果显示此卡博替尼是假药。2019 年 3 月，聊城市公安局经多方查证，未发现医师陈某某从中牟利，与药品销售人员也不存在利益关联，没有证据证

明王某某死亡与该药有直接关系。其行为虽属违法，但尚不构成犯罪。聊城市卫生健康委员会根据原聊城市食品药品监督管理局出具的《关于 Cabozantinib Tablets 60mg 的认定意见书》，依据《执业医师法》第三十七条第（六）款的规定"使用未经批准使用的药品、消毒药剂和医疗器械的，给予其责令暂停一年执业活动的处罚。"

以上的案例其实都可以纳入超药品说明书用药（off-label drug use，OLDU）的范畴，在常规临床诊疗过程中，OLDU 在任何医疗机构中都会发生，而且每天都有可能发生。OLDU 又称"药品说明书外用法"或"药品未注册用法"，是指药品使用的适应证、剂量、疗程、途径或人群等未在药品监督管理部门批准的药品说明书记载范围内的用法。中国药理学会在 2015 年曾发布过《超说明书用药专家共识》，呼吁政府职能部门作为超说明书用药的管理主体，组织相关行业协会与学术机构为超说明书用药提供可靠的循证证据，制定超说明书用药指南，尽快出台政府层面的管理原则和使用条件或规范性文件，编写我国超说明用药手册等。但是，此类文件并不具备法律效力[2]。

关于 OLDU 的应用，应注意以下方面：①根据《医疗机构管理条例》和《执业医师法》相关条款，OLDU 的应用须获得医疗机构的批准，并尊重患者临床用药的知情权和抉择权。否则，应遵守《药品管理法》和《药品注册管理办法》等法规，被国家药品监督管理部门批准后才可开展新药临床试验或规范使用上市产品。②超说明书用药并不完全等同于不合理用药。超说明书用药在临床诊疗中普遍存在，符合 WHO 和《处方管理办法》关于合理用药的相关要求。③ OLDU 不等同于使用假药。根据我国 2019 年新颁布并施行的《药品管理法》，超说明书处方不应被视为药品生产和药品销售。④根据《药品管理法》和《药品注册管理办法》相关规定，临床治疗中的 OLDU 并不等同于开展注册类新药临床试验。医师以治疗患者疾病为目的的 OLDU 处方行为不适用于《药品注册管理办法》；同时，《药品注册管理办法》并不限制医师根据诊疗规范使用已上市药品的权力。

由此可见，医务工作人员应用 OLDU 开展医疗工作时，应认真践行社会主义核心价值观，尤其是要做好敬业和守法。党的十八大提出，倡导富强、民主、文明、和谐，倡导自由、平等、公正、法治，倡导爱国、敬业、诚信、友善，积极培育和践行社会主义核心价值观。法治是治国理政的基本方式，依法治国是社会主义民主政治的基本要求。它通过法制建设来维护和保障公民的根本利益，是实现自由平等、公平正义的制度保证。敬业是对公民职业行为准则的价值评价，要求公民忠于职守、克己奉公、服务人民、服务社会，充分体现了社会主义职业精神。

参考文献：

[1] KALIL AC. Treating COVID-19-Off-Label Drug Use, Compassionate Use, and Randomized Clinical Trials During Pandemics. JAMA, 2020, 323（19）: 1897-1898.

[2] 中国药理学会治疗药物监测研究专业委员会药品风险管理学组. 超说明书用药专家共识. 药物不良反应杂志, 2015, 17（2）: 101-103.

（南京医科大学药学院　苏钰文
南京医科大学附属逸夫医院　徐玲燕）

44. 仿制药质量和疗效一致性评价——苦练内功、质量至上

全球仿制药公司 Teva 在 2012 年 12 月向 FDA 提交申请,要求撤销对仿制药安非他酮(bupropion)高剂量规格(Budeprion XL 300mg)的上市批准。安非他酮的原研药是 GlaxSmithKline(GSK)的缓释剂型抗抑郁药 Wellbutrin XL,有 150mg 和 300mg 两种剂量规格,都是口服片剂。2006 年 12 月经 FDA 批准的 Budeprion 在美国上市后,有多位患者投诉药品疗效不佳。据此,FDA 曾在 2009 年经过两次对 Teva 低剂量 150mg 规格药品的生物等效性(bioequivalence,BE)评价后,未发现问题,因而向公众解释患者的相关投诉可能是因为疾病的进程,而不是安非他酮药品的问题。只评价低剂量规格药品,是为了避免使受试者在高剂量生物等效性体内试验时诱发癫痫的风险。可是 Teva 的安非他酮有两种不同剂量,高剂量 300mg 下的等效性情况仍是未知数。在之后的几年间,患者的投诉仍持续不断,有抱怨药品的疗效差,而且副作用大;还有抱怨没有真正抑郁症的患者在用药后会出现抑郁症;也有抱怨从原研药换成仿制药,或从一种仿制药换成另一种仿制药时,会出现意外的不适反应。用户的频繁投诉终于促使 FDA 在 2010 年重新审视高剂量 300mg 仿制药的生物等效性评价。最后的评价结果表明,与 GSK 的原研参比制剂相比,Teva 的仿制产品几乎没有缓释作用。口服摄入后,药物过快地释放了有效成分,进而迅速失去药效,达不到预期的生物等效性指标。FDA 最后的结论是 Teva 的高剂量 300mg 规格的产品不符合上市标准[1,2]。

仿制药是否与原研药具有同样的安全性和有效性,关系到成千上万消费者的利益和患者的健康,是一个长期被患者质疑的问题。在已被批准的上万种仿制药里面,安非他酮事件也许只是露出水面的冰山一角。2012 年 10 月 5 日,FDA 批准了 Teva 要求撤市的申请。FDA 的仿制药办公室同时公布了对安非他酮指导原则草案(Draft Guidance on Bupropion Hydrochloride)的修改案。目前还有 4 家仿制药商正在生产同样产品,指导原则要求这些仿制药制造商对安非他酮的高剂量规格进行生物等效性评价,并要求在 2013 年 3 月提交相关评价结果[1,2]。不管仿制药在哪个国家生产或者由谁制造,与原研药具有相似的疗效是整个仿制药行业的根基。开展仿制药质量和疗效一致性评价工作,对提升我国制药行业整体水平,保障药品安全性和有效性,促进医药产业升级和结构调整,增强国际竞争能力,都具有十分重要的意义[1,3]。

矛盾是不断发展和延续的,我国社会从"人民日益增长的物质文化需要同落后的社会生产之间的矛盾",演变为"人民日益增长的美好生活需求和不平衡不充分的发展之间的矛盾"。医药卫生行业虽已脱离缺医少药的生产力不足时代,但矛盾延续发展为医药供给侧(如医药、流通和医疗)粗放发展模式难以满足当前需求端(人民群众)对"可及性好、公平、优质"的医疗卫生保健需求,外在表现为"看病难、看病贵"以及"医疗质量不高"。社会矛盾的变化是关系全局的历史性变化,如何认识和把握人民日益增长的美好生活需要?从需求性质来看,当人们满足了基本生活需要之外,还会产生对更高健康水平的需求。医药行业工作者应致力于苦练内功,提高我国仿制药质量水平,以满足人民对仿制药更高质量和疗效的追求。

参考文献：

[1] 姚遥. 国际药事法规：从里到外. 上海：上海三联书店，2013.

[2] USFDA, https://www.fda.gov/.

[3] 国务院办公厅《关于开展仿制药质量和疗效一致性评价的意见》(国办发〔2016〕8号)，2016 年 03 月 05 日

（南京医科大学药学院 苏钰文，李 歆）

45. 启东市基本药物免费供应保障政策效果凸显——量之质变、质之飞跃

基本药物的概念是由世界卫生组织（WHO）于 1977 年提出，即"适应基本医疗卫生需求，剂型适宜，价格合理，能够保障供应，公众可公平获得的药品"。国家基本药物制度是国家基本医疗卫生制度的重要组成部分，是指"为保证人人享有基本医疗卫生服务，减轻群众用药负担，国家将一部分剂型适宜、价格合理、公众可公平获得的药物列为国家基本药物，并将基本药物全部纳入基本医疗保障药品报销目录的国家药物政策"。人人享有国家基本药物，是人人享有基本医疗卫生保健的主要目标之一。2009 年 8 月，中共中央、国务院制定《关于建立国家基本药物制度的实施意见》及基本药物目录，其推进力度和保障效果是体现和落实政府公共服务职责的重要指标[2]。随着我国老龄化程度日益加深，2015—2016 年全国两会均有人大代表和政协委员建议国家对 65 岁以上老年患者在基层实施基本药物免费政策，全额保障老年患者在基层享用基本药物的公平性和可及性[1]。《中国人口展望（2018）》指出，现阶段人口老龄化数量规模和程度在我国呈现逐年升高趋势，预期到 2033 年会超过 3 亿（占总人口数 21.0%）[2,3]，患病率上升至 52% 左右；两种以上疾病老年患者超出 40%，看病就医费用开支比年轻人多出三倍，占总费用 30%~50%。全额保障老年患者在基层公平享用基本药物，是保障老年人身体健康、提高老年人福利、增强社会幸福感的重大举措[4]。

启东市作为江苏省南通市辖县级市，截至 2019 年上半年，全市常住人口 111.04 万人，参保人数 85.47 万人，全市居民人均预期寿命达 77.51 岁，老龄化人口达 25.5%，老龄化程度步伐加快增加了家庭疾病负担，尤其农村老年人。2014 年启东市按照省委、省政府深化医改"先行先试"要求，制定《关于印发〈启东市深化医药卫生体制改革重点工作安排〉的通知》（启医改办〔2014〕）。2015 年全面推进市、镇、村三级医疗服务网络，全面实施国家基本药物零差率销售，对基层医院住院低保、五保户及农村 70 周岁以上老年人实行基本药物全免费供应保障[5]，免费基本药物范围为 10 元以下注射剂和 20 元以下口服剂型药品。药品涵盖基层医疗机构药品目录各类临床用药，包括老年人常用各类慢性疾病用药。启东市经济条件富裕、筹资水平高，为基本药物制度医疗体系政策实施提供强有力保障；为减轻老年患者与特殊困难人群疾病经济负担、促进老年患者与特殊困难人群在基层公平享有、合理使用基本药物费用政策提供管理策略和可供推广经验。

启东市基本药物免费供应保障政策实施后取得预期效应，医疗资源下沉和分级诊疗

顺利推行,免费供应保障政策与医疗体系相辅相成、单独筹资、资金充足、集中采购、信息公开、全程监管、保障免费,基本药物政策落地生根。截至 2019 年启东市药品采购数据金额每年平均年增长 3.4%,释放部分被抑制药品需求,遏制不必要药品浪费,保障临床合理用药,增加受益人群住院利用,释放受益人群医疗需求。约 18 万名老年人受益,节省支出 1 300 万余元,有效减轻受益人群疾病经济负担,大幅度提升老年患者住院率,逐步下降住院次均自付费用比例,逐步上升次均医疗补偿费用。减轻老年患者和贫困人群疾病经济负担,提升基层医疗卫生机构社会效益,提高医务人员工作积极性,预防医药领域商业贿赂。

在我国人口老龄化背景下,启东市针对 70 岁以上老年患者和经济困难低保人群患者实施基本药物全额保障政策,该政策符合国家基本医疗卫生制度建设目标和世界卫生组织有关基本药物定义精神,具有较好现实意义,且在实施 3 年以来,已经取得一定成效,减轻目标受益人群疾病经济负担,提高基层医疗卫生机构运行效率,在江苏省和全国具有较高推广价值。

参考文献:

[1] 常峰,路云,夏雅睿,等. 老年人基本药物全额保障的经验及启示. 卫生经济研究,2017(9):44-47.

[2] 张海涵. 中国人口老龄化特征及其对社会经济的影响. 安徽农学通报,2018,24(18):21-23.

[3] 贺丹. 我国人口长期变动的趋势和挑战. 人口与计划生育,2018(4):96.

[4] 冷明祥,赵淮跃,李歆,等. 老年患者在基层公平享用基本药物的政策研究. 卫生经济研究,2016(1):24-26.

[5] 彭颖,何江江,王力男. 国家基本药物免费供应国内经验及启示. 中国卫生经济,2015,34(5):14-16.

(南京医科大学药学院　李　歆)

46. 耐碳青霉烯类药物肺炎克雷伯菌相关感染治疗探索——老药新用、勇于突破

在肠杆菌科细菌中,肺炎克雷伯菌最易对碳青霉烯类药物产生耐药,且被认为是最有可能发展为多重耐药或者广泛耐药的细菌。儿童相关感染由于选药品种有限,治疗中如何选用安全有效的抗生素成为某三级儿童医院小儿重症监护室治疗团队必须思考的问题。

首先,药敏试验已经显示对碳青霉烯类药物耐药了,这类药物还需要使用么?2011 年及 2012 年两篇关于耐碳青霉烯类药物治疗肺炎克雷伯菌血流感染的文献提示[1,2]:最多的联合用药方案为多黏菌素或替加环素联合一种碳青霉烯类药物,相对于单药治疗,当联合用药方案中加入碳青霉烯类药物时,死亡率明显降低。基于上述研究结果的相关提示,分析提出这种病原菌导致的重症感染推荐优先采用联合抗感染方案,并且其中包括一种碳青霉烯类药物。

碳青霉烯类药物药动学 / 药效学特点属于时间依赖性。尽管如此,该团队的临床药师总结先前一些治疗案例发现,通过延长单次滴注时间或者增加给药剂量,治疗效果均不理

想。因此,对于碳青霉烯类药物耐药的肺炎克雷伯菌,单纯从药动学/药效学的角度优化碳青霉烯类药物给药方案不能取得较好的临床疗效。

虽然药敏报告显示这类病原菌对复方磺胺甲噁唑敏感。但是回顾前期含有复方磺胺甲噁唑的治疗方案,没有发现成功的案例。这是因为虽然绝大多数细菌不能利用已有的叶酸及其衍生物,必须自行合成四氢叶酸,但是克雷伯菌能利用外源性叶酸,表现出对复方磺胺甲噁唑体内敏感性降低。

在与微生物科室的相关工作人员沟通后发现,因磷霉素在治疗肺炎克雷伯菌肺炎中的折点尚未确立,所以他们采用纸片法测磷霉素对这类病原菌菌株的抑菌圈,并根据抑菌圈直径判断磷霉素的敏感性。此外,一篇关于磷霉素治疗多重耐药革兰氏阴性菌的系统综述指出,748 例产超广谱 β- 内酰胺酶的肺炎克雷伯菌感染的患者中,有 81.3% 对磷霉素敏感[3]。一项多中心临床研究表明磷霉素对危重患者泛耐药和全耐药的革兰氏阴性菌的感染起到重要的作用[4]。尽管磷霉素具有低毒性,且组织穿透性好,但是如果单一使用易产生耐药性。综合以上结果,该治疗团队建议磷霉素联合其他抗生素使用。之后临床医师很快将磷霉素在临床治疗中进行了尝试,取得了很好的疗效。

通过文献查阅、与其他科室跨专业沟通、回顾总结前期治疗案例,临床药师成功协助临床医生对儿科中耐碳青霉烯类肺炎克雷伯菌相关感染的治疗用药方案进行了探索尝试,并且总结出以下经验:首先,选药时关注扩大药敏实验范围,可能涉及的药物有磷霉素、替加环素、四环素类(多西环素)、多黏菌素等;其次,不推荐复方磺胺甲噁唑用于该类感染的治疗;第三,在治疗中单用碳青霉烯类药物或者延长单次静脉滴注时间以及增大日给药剂量的临床受益非常有限。由于多黏菌素、替加环素价格昂贵以及后者存在使用年龄受限制的问题,所以对于治疗中国患儿的该类感染时,根据药敏试验选用磷霉素或者一种敏感的氨基糖苷类药物联合一种碳青霉烯类药物协同抗感染治疗是最可行的治疗方案。

随着临床药师日益融入日常临床诊疗工作,在用药方案的监护以及优化方面,药师将大有可为。临床药师要勇于发挥专业优势,勤奋钻研日常遇到的问题,助力临床用药水平迈向更高的台阶。

参考文献:

[1] ZARKOTOU O, POURNARAS S, TSELIOTI P, et al. Predictors of mortality in patients with bloodstream infections caused by KPC-producing Klebsiella pneumoniae and impact of appropriate antimicrobial treatment. Clin Microbiol Infect, 2011, 17(12): 1798-1803.

[2] GRACE C LEE, DAVID S BURGESS. Treatment of Klebsiella Pneumoniae Carbapenemase (KPC)infections: a review of published case series and case reports. Ann Clin Microbiol Antimicrob, 2012, 13(11): 11-32.

[3] MATTHEW E FALAGAS, ANTONIA C KASTORIS, ANASTASIOS M KAPASKELIS, et al. Fosfomycin for the treatment of multidrug-resistant, including extended-spectrum β-lactamase producing, Enterobacteriaceae infections: a systematic review. Lancet Infect Dis, 2010, 10(1): 43-50.

[4] KONSTANTINOS PONTIKIS, ILIAS KARAISKOS, STYLIANI BASTANI, et al. Outcomes of critically ill intensive care unit patients treated with fosfomycin for infections due to pandrug-resistant and extensively drug-resistant Carbapenemase-producing Gram-negative bacteria. Int J Antimicrob Agents, 2014, 43(1): 52-59.

(上海交通大学医学院附属新华医院药学部 周 佳)

47. 传承发扬中华医药，抗击新冠疫情——继承与创新并重

2020 年是我国全面建成小康社会和"十三五"规划收官之年，是"两个一百年"奋斗目标的历史交汇点。2020 年初，本该国泰民安举国同庆的时节，我国受全球新冠肺炎疫情严重影响。在这场全国人民奋力抗击新冠肺炎的阻击战中，中医药联手西医治疗成为疫情防控、战胜病毒的一大亮点。

众所周知，中医药乃我国文化传承之瑰宝，有着悠久历史。早在 20 世纪 60 年代，疟疾二竖为虐，屠呦呦在抗疟疾战役中担任组长，率领团队进行科学研究，在渊源的中医知识背景下，成功从黄花蒿中分离出青蒿素，挽救千万受疟疾侵害的患者。屠呦呦多年从事中药和中西药结合研究，是我国第一位获得诺贝尔科学奖的中国本土科学家、第一位获得诺贝尔生理学或医学奖的华人科学家。这种荣誉是前所未有、举世瞩目的，中医药由此在国际地位上得到提升，在现代人心中留下深刻印象[1]。

中药药效起效慢、疗程较长、成分复杂、制备烦琐、服药不便，西药则组分明确、疗效确切、药效显著、服药方便。20 世纪以来西医大量涌入，严重冲击阻碍了我国中医药发展，影响了中医中药在我国的主体地位。2007 年 3 月 21 日，中华人民共和国科学技术部、中华人民共和国卫生部、国家食品药品监督管理局等 16 个部门联合发布了《中医药创新发展规划纲要（2006—2020 年）》（以下简称《纲要》），《纲要》提出，坚持"继承与创新并重，中医中药协调发展，现代化与国际化相互促进，多学科结合"的基本原则，推动中医药传承与创新发展[2]。2016 年颁布出台的《中医药法》、2017 年 2 月国家食品药品监督管理总局提出：要启动中药注射剂药品安全性、有效性的再评价工作。国家对于中医药的关注度再次得到提升。

习近平总书记在多次会议中明确了中医药的重要地位，突出振兴中医药发展的主题，指出："要遵循中医药发展规律，传承精华，守正创新，加快推进中医药现代化、产业化，坚持中西医并重，推动中医药和西医药相互补充、协调发展。"[3] 在此次新冠肺炎疫情中，全国 4 900 余名中医药人员支援湖北，约占援鄂医护人员总数的 13%，其中院士 3 人。此次中医药援助队伍人才济济、气势恢宏，让中医药人才在抗击疫情战场上尽显魅力、展现了专业技能。

"中医西医都是医，医者仁心，一切为民"，在疫情防控危难关头，中国工程院院士、天津中医药大学校长、"人民英雄"张伯礼提出：中医注重整体调节提高免疫，中药对于新冠肺炎轻症患者治疗有效，一是确诊患者痊愈的时间短，二是轻症患者变成重症的概率低；在临床症状改善之外，患者相关生化指标也都得到改善。在这次救治重症患者过程中，中医中药协同配合起到了四两拨千斤作用，据其团队观察数据显示，中西医结合治疗新冠肺炎患者的临床症状消失时间为 5.15 天，比单纯西医少 2 天；体温恢复时间为 2.64 天，比西医少 1.7 天；平均住院天数少 2.2 天，CT 影像好转率高 22%，临床治愈率高 33%，普通转重症比率低 27.4%[4]。中国敢为人先，用数据证明了中西药结合治疗新冠肺炎的独特作用。中西药结合对于治疗新冠肺炎五期——轻、普通、重、危重和恢复期都有明显疗效。国家卫生健康委员会将中医药与西医西药协同有效治疗方案写入了《新型冠状病毒感染的肺炎诊疗方案》（试行第七版）中，为全球防治新冠肺炎建立了指南、树立了标杆。

我们是人类命运共同体,中国作为东方大国,早早地扛起大国担当的旗帜。在以党中央的坚强果断指挥下,在钟南山、李兰娟、张伯礼等院士专家科学合理建议下,在全体医务工作者共同努力下,我国成功控制住了疫情扩散势态。国务院新闻办公室在湖北武汉举行的发布会上,工程院院士、中国中医科学院院长黄璐琦在回答外媒有关提问时表示,现在我国中医中药已传播到183个国家和地区;湖北省卫生健康委员会提供的药方生产的"新型肺炎湖北预防方颗粒"将出口荷兰、意大利;河南中医药大学"化湿败毒颗粒"被国外称为"cure 14";国家中医药管理局专家王融冰介绍我国"清肺排毒汤"治愈率达98%,已扩展至疑似病例使用;中国工程学院院士钟南山团队最新研究出了连花清瘟中药方剂等。2015年以岭药业生产的"连花清瘟胶囊"获批美国FDA II期临床,成为我国第一个进入美国FDA临床研究的治疗流行性感冒中药[5]。中医药已逐渐被国际认可,国外看到了中国医药科技的迅猛发展,更看到了中国坚定的道路自信、理论自信、制度自信、文化自信,努力开创中国之治新境界。

经过中华人民共和国70余年来的不懈努力,中国已不再是任人宰割的羸弱之国,中国的国际地位在显著提升。我们相信,中华民族在中国共产党的英明领导下一定能携手全球各国打好此次抗击新冠肺炎战役,也坚信我们会达成"两个一百年"的奋斗目标,引领中国人民走向幸福美好明天。

参考文献:

[1] 中华人民共和国科学技术部. 屠呦呦.(2017-01-06)[2020-03-27]. http://www.most.gov.cn/kjfz/kjrw/201701/t20170110_130361.htm.

[2] 国家中医药管理局. 关于印发《中医药创新发展规划纲要(2006—2020年)》的通知.(2007-03-23)[2020-3-27]. http://www.satcm.gov.cn/guicaisi/gongzuodongtai/2018-03-24/2195.html.

[3] 中华人民共和国中央人民政府. 习近平对中医药工作作出重要指示(2019-10-27)[2020-3-27]. http://www.gov.cn/xinwen/2019-10/25/content_5444863.htm.

[4] 张伯礼. 中西医结合治疗轻症患者很有效.(2020-2-17)[2020-3-27]. http://www.xinhuanet.com/2020-02/17/c_1125588555.htm.

[5] 孙冉. 连花清瘟胶囊治疗流行性感冒临床效果观察. 北方药学, 2018, 15(07): 68-69.

(南京医科大学药学院 刘利萍

南京医科大学康达学院 徐群为 吴 真)

48. 从药害事件分析新版《药品管理法》——"四个最严"的落实与体现

什么是药害事件?药害事件是使用药品导致患者身体、生命健康受到损害的事故[1]。随着全社会经济及医药行业的快速发展,世界各地的药害事件时有发生,造成的危害十分严重。由于药品是特殊商品,消费对象是广大人民群众,直接关系着群众的生命健康安全,所以一旦药品的安全性出现问题,将造成难以挽回的损失,甚至危及人民的生命。为了杜绝药害事件的发生，国家相继制定了一系列相关法规，如 2019 年 12 月 1 日正式实施的新版《药品管理法》，2020 年 7 月 1 日实施的《药品注册管理办法》，保障药品质量的技术性规范如《药物非临床研究质量管理规范》（Good Laboratory Practice, GLP）、《药物临床试验质量管理规范》（Good Clinical Practice, GCP）、2010 年版《药品生产质量管理规范》（Good Manufactruing Practice, GMP）、2012 年版《药品经营质量管理规范》（Good Supply Practice, GSP）、以及有关药品上市后《药品不良反应报告和监测管理办法》《药品召回管理办法》等，通过从药品研发、注册、生产、经营、使用，到上市后的全链条政策法规规范的监管约束，来促进医药行业的健康发展。

2007 年 7—8 月国家药品不良反应监测中心分别接到上海、广西、北京、安徽、河北、河南等地报告，反映部分医院在使用上海医药（集团）有限公司华联制药厂部分批号的鞘内注射用甲氨蝶呤和阿糖胞苷后，一些白血病患者出现行走困难等神经损害症状。9 月 14 日，国家食品药品监管局和卫生部联合公布这一药物损害事件的调查结果，证实与两种药品的部分批号产品中混入了微量硫酸长春新碱有关。上海华联制药厂在生产鞘内注射用甲氨蝶呤时未按 GMP 规定要求操作，违规将硫酸长春新碱尾液混入其中，导致多个批次的药品被污染的"混药事件"发生，令使用该药的患者出现下肢疼痛、乏力、行走困难等严重不良反应症状，造成"重大的药品生产质量责任事故"后果。2007 年 12 月 12 日国家食品药品监管局公布了有关部门对上海"甲氨蝶呤药物损害事件"的处理结果：上海华联制药厂的药品生产许可证被依法吊销，违法所得被全部没收，企业相关责任人已被公安机关刑事拘留[2]。

药品是特殊商品，面对的是广大患者，药品安全事关广大人民的健康与福祉，事关社会的和谐与稳定，不能有丝毫马虎和松懈，切不可让类似的药害事件再次发生。2015 年 5 月 29 日，习近平总书记在中央政治局第二十三次集体学习时发表重要讲话，对包括食品药品安全在内的公共安全工作做出重要指示，讲话指出：要切实加强食品药品安全监管，用最严谨的标准、最严格的监管、最严厉的处罚、最严肃的问责，加快建立科学完善的食品药品安全治理体系，坚持产管并重，严把从农田到餐桌、从实验室到医院的每一道防线[3]。为坚决落实"四个最严"重要指示精神、全力以赴做好食品药品监管工作，药品监管部门加快推进了《药品管理法》及其相关配套法律法规修订与完善工作，2019 年 8 月 26 日颁发的新修订的《中华人民共和国药品管理法》，为配合我国药品上市许可持有人制度于 2020 年 3 月 30 日新修订完善出台的《药品注册管理办法》等，在其内容上均集中体现了习总书记提出的"四个最严"重要精髓。

必须要用"最严格的标准""最严格的监管"，牢把药品准入"门槛"。进入市场流通、消费的药品质量是否安全可靠，要看标准严不严，只有严规格高标准，才会有高质量、好品质商品，应进一步加强和改进药品监管工作，完善药品监管体系，提升药品监管和服务能力，筑牢药品安全屏障，全面落实"四个最严"规定。新版《药品管理法》第一次把对药品上市后风险管理写入其中，新增加"第七章　药品上市后管理"内容，明确要求：药品上市许可持有人应主动开展药品上市后研究，对药品的安全性、有效性和质量可控性进行进一步确证，加强对已上市药品的持续管理。同时要求①定期开展上市后评价；②开展药品上市后不良反应监测，主动收集、跟踪分析疑似药品不良反应信息，对已识别风险的药品及时采取风险控制措施；③对存在质量问题或者其他安全隐患的药品，实行停止销售，告知相关药品经营企业和医疗机构停止销售和使用，召回已销售的药品，及时公开召回信息等方面作出原则性的规定,以确保生产、流通、使用环节中药品的质量,在保障公众用药安全和合法权益、保护和促进公众健康方面进一步完善。

药品安全关乎人民的生命安全,容不得丝毫闪失,要以最严处罚,强化震慑力度。我国2019年出台的新版《药品管理法》对假、劣药处罚规定更加严厉:将原来对假药处罚从"违法生产、销售药品货值金额二倍以上五倍以下"、劣药处罚从"违法生产、销售药品货值金额一倍以上三倍以下"的罚款修改为假药处"违法生产、销售的药品货值金额十五倍以上三十倍以下的罚款"、劣药"违法生产、销售的药品货值金额十倍以上二十倍以下的罚款",以增加对违法行为的处罚力度与震慑力。因此,全面落实最严厉的处罚,让各企业严格按照最严的标准执行,让最严厉的处罚事件成为大家的前车之鉴,可以从法律制度上起到更好的警示与威慑作用,是党的"四个最严"精神在新版《药品管理法》法律责任的具体体现。

以最严问责,倒逼责任落实。药品安全工作要落实到位,还得扭紧责任人这个关键点。要以最严问责制度为遵循,加大追责问责力度,用"铁腕"手段拧紧责任的"螺丝钉",新修订的《药品管理法》明确了地方党委和政府主要负责人是第一责任人,倒逼地方各级党委和政府将食品安全当作重大政治任务来抓。作为第一责任人、相关部门领导者一定要重视药品质量问题,强化责任意识,时刻牢记药品必须要符合规定的质量标准,人民生命安全健康为第一宗旨。新版《药品管理法》第一章第八条、第九条明确了"设区的市级、县级人民政府承担药品监督管理职责的部门(以下称"药品监督管理部门")负责本行政区域内的药品监督管理工作。县级以上地方人民政府有关部门在各自职责范围内负责与药品有关的监督管理工作"和"县级以上地方人民政府对本行政区域内的药品监督管理工作负责,统一领导、组织、协调本行政区域内的药品监督管理工作以及药品安全突发事件应对工作,建立健全药品监督管理工作机制和信息共享机制"。这些新增条款十分鲜明地强调了今后要以最严问责来强化属地地方政府的责任意识、对药品风险管控意识。

新版《药品管理法》已于2019年12月1日实施。该法律在全文修订完善中全面充分体现并落实党中央对药品安全"四个最严"要求,明确了保护和促进公众健康的药品管理工作使命,确立了新版《药品管理法》"以人民健康为中心,坚持风险管理、全程管控、社会共治的基本原则",要求建立起科学严格的监督管理制度,全面提升药品质量,保障药品的安全、有效、可及。强调了"坚持以人为本、坚持问题导向、坚持尊重规律、坚持国际视野、坚持改革创新、坚持科学发展"的鲜明立场与基本要求[4]。

永远跟党走,坚持"四个自信"——道路自信、理论自信、制度自信和文化自信,走中国特色社会主义道路,坚定社会主义制度具有巨大的优越性,在"四个最严"的要求下,严格遵守我国药事法律体系中的法律法规,实行全生命周期管理,从源头上防范严重危害人民身体健康安全的药害事件的发生,以实现保证药品质量、保障公众用药安全和合法权益、保护和促进公众健康的宗旨与目的。

参考文献:

[1] 范潮峰,杨静. 域外药害事件及其监管的几点思考. 中国检察官,2015(14):74-77.

[2] 上海华联药厂"甲氨蝶呤"事件调查. (2007-12-12)[2021-2-14]. http://news.sohu.com/20071212/n254001952.shtml.

[3] 中央农村工作会议在北京举行. 习近平李克强作重要讲话. (2013-12-25)[2020-3-27]. http://cpc.

people.com.cn/n/2013/1225/c64094-23938145.html.

[4] 全面贯彻落实"四个最严"有效保障公众用药安全新修订《药品管理法》审议通过. (2019-8-26)[2020-3-27]. http://www.nmpa.gov.cn/WS04/CL2056/357685.html.

（三江学院 陈 其

南京医科大学药学院 刘利萍）

49. 我国新冠疫苗的研制——增强"四个意识"责任在肩

2020 年,在鼠年的钟声即将敲响之际,一场突如其来的全球新冠肺炎疫情牵动着广大人民的心,这是一场没有硝烟的战争,这是一场生命与病毒的抗争。习近平总书记就肺炎疫情主持召开多次中央政治局常委会会议,研究疫情防控工作,要求各级党委和政府要增强"四个意识"——政治意识、大局意识、核心意识、看齐意识,把人民群众生命安全和身体健康放在第一位来对待这次疫情[1]。

新型冠状病毒来势汹涌,能够抑制病毒的有效办法就是研制出有效的疫苗。疫苗是指为预防、控制疾病的发生、流行,用于人体免疫接种的预防性生物制品,包括免疫规划疫苗和非免疫规划疫苗。根据 2019 年 6 月 29 日第十三届全国人民代表大会常务委员会第十一次会议通过颁布的《中华人民共和国疫苗管理法》[2]:国家对疫苗实行最严格的管理制度,坚持安全第一、风险管理、全程管控、科学监管、社会共治;坚持疫苗产品的战略性和公益性;支持疫苗基础研究和应用研究,促进疫苗研制和创新,将预防、控制重大疾病的疫苗研制、生产和储备纳入国家战略。

疫苗研发有基因测序、动物实验和人体试验三个关键阶段。国家对于疫苗研制具有严格的法律法规和技术规范要求,其主要原因是要保证疫苗的安全性、有效性与质量可控性。鉴于目前国内外疫情发展情况,要确保疫苗被快速研发出来,又要确保疫苗的安全、有效,疫苗科研人员所面临的责任更重大。国家在疫苗研发方面制定了相关的法规政策,如《中华人民共和国疫苗管理法》《药品注册管理办法》[3]《药物非临床研究质量管理规范》[4]《药物临床试验质量管理规范》[5]等。

疫情面前,逆行而上的是我们中国的脊梁。沧海横流,方显英雄本色,在抗疫疫苗研制一线与时间赛跑奋斗的科研人员们就是我们最美的英雄。1949 年以来,中国人民历经挫折与战争、灾难与困苦、奋斗与抗争,但每一次都能力挽狂澜,取得最终胜利。这次的新冠肺炎疫情依然阻止不了我们前进的步伐,因为我们背后有中国共产党的领导,这是我们战胜疫情最大的底气,也坚定了我们夺取抗击疫情最终胜利的信心和决心。

2020 年 1 月 26 日,中国启动新型冠状病毒的疫苗研发工作,由陈薇院士领衔的军事科学院军事医学研究院科研团队联合地方优势企业,在埃博拉疫苗成功研发的经验基础上,争分夺秒开展重组新型冠状病毒疫苗的药学、药效学、药理毒理等研究,快速完成了新型冠状病毒疫苗设计、重组毒种构建和 GMP 条件下生产设备,以及第三方疫苗安全性、有效性评价和质量复核。2020 年 2 月 15 日,部分疫苗的品种已进入动物实验阶段,这表明在疫苗研发工作上又取得了进展。2020 年 3 月 19 日,新型冠状病毒疫苗进入临床试验阶段,第一批志愿者已注射。我国疫苗研发工作的顺利开展,是每位科研人员共同努力的结果,他们始终坚持中国共产党的领导,坚决听从党中央的决策部署,坚决维护习近平总书记党中央的核心、全党的核心地位,是坚持"政治意识、大局意识、核心意识、看齐意识"具体体现。

国家在疫苗研发方面具有严格的法律法规和技术标准的要求。首先,在动物实验阶段,要符合《药物非临床研究质量管理规范》的规定,主要是对非临床研究安全性评价研究机构运行管理和非临床安全性评价研究项目试验方案设计、组织实施、检查、记录、存档和报告等全过程的质量管理要求,是保证药物非临床安全性评价研究的质量、保障公众用药安全所制定的规范。其次,在随后的人体试验阶段要符合《药物临床试验质量管理规范》的相关规定要求,这是对临床试验全过程的标准规定,包括方案设计、组织实施、检查、稽查、记录、分析总结和报告,为保证药物临床试验过程规范,结果科学可靠,保护受试者的权益并保障其安全所制定的规范。另外在人体试验阶段,还需严格遵循《世界医学协会赫尔辛基宣言》,该宣言主要制定了涉及人体对象医学研究的道德原则,包括以人作为受试对象的生物医学研究的伦理原则和限制条件。根据我国 2020 年版《药品注册管理办法》规定,药监部门基于法律法规和现有科学认知对药品进行安全性、有效性和质量可控性等审查,疫苗临床试验应当由符合国家药品监督管理局和中华人民共和国国家卫生健康委员会规定条件的三级医疗机构或者省级以上疾病预防控制机构实施或者组织实施,以保证药品的安全、有效和质量可控。前期新冠肺炎疫苗的研发尚处于 I 期临床试验阶段,即初步的临床药理学及人体安全性评价试验,主要考察疫苗的安全性和有效性,目前通过专家们共同努力顺利通过临床 I ~ III 期试验,已获批上市。

在这场抗击疫情的战争中,中国做出了榜样,这正是因为中国共产党的领导始终坚持把人民群众生命安全和身体健康放在第一位,各级党委和政府积极采取相应各项有效措施来团结一致共同应对这场战争。

目前各国团结合作共同分享抗疫成功经验是战胜疫情的最有效方法。在灾难和疫情面前,没有哪一个国家可以独善其身,人类是一个命运共同体,各国携手才能打赢这场没有硝烟的战争,我们只有站在"一切以人民利益为中心",坚持党的领导、始终如一坚定地贯彻执行"四个意识",坚持才能赢得最终胜利。

参考文献:

[1] 中华人民共和国中央人民政府. 中共中央政治局召开会议. 审议《中央政治局常委会听取和研究全国人大常委会、国务院、全国政协、最高人民法院、最高人民检察院党组工作汇报和中央书记处工作报告的综合情况报告》.（2016-01-29）[2020-03-28]. http://www.gov.cn/xinwen/2016-01/29/content_5037339.htm.

[2] 中华人民共和国疫苗管理法. 2019-06-29.

[3] 国家药品监督管理局. 药品注册管理办法. 2020-03-30.

[4] 国家药品监督管理局. 药物非临床研究质量管理规范. 2003-08-06.

[5] 国家药品监督管理局. 药物临床试验质量管理规范. 2003-08-06.

（南京医科大学药学院　刘利萍
南京医科大学康达学院　刘姝璇）

第六章　药物化学课程思政教学案例

50. 精神疾病治疗史上最伟大的发现"氯丙嗪"——精神之抚，终结于爱

精神疾病是一类严重影响患者身心健康以及生活质量的疾病。在我国，根据中华人民共和国国家卫生健康委员会提供的资料显示，精神疾病在中国疾病总负担的排名中居首位，重性精神病患病率由20世纪50年代的0.27%，70年代的0.54%，上升到80年代的1.14%，到了90年代，发病率达1.347%，21世纪后，发病率上升至1.75%。其中，精神分裂症是一组病因未明的重性精神病，多起病于青壮年，常有感知、思维、情感、行为等方面的障碍和精神活动不协调等特征。目前，抗精神病药物是治疗精神分裂症的首选，此类药物按照化学结构分主要有吩噻嗪类、噻吨类、丁酰苯类、硫杂蒽类、苯甲酰胺类、二苯二氮䓬类等，吩噻嗪类是发现最早的一类药物，而氯丙嗪则是第一个吩噻嗪类抗精神病药[1]。

在氯丙嗪发现之前，精神病患者的治疗经历了以下几个阶段：中世纪的驱魔治疗、1918年的发热疗法、1920年的精神外科治疗、1933年的电休克治疗、1937年的胰岛素治疗，这些治疗方法不但效果甚微，而且给患者带来了更大的痛苦。直到发现了氯丙嗪，才使患者的痛苦得以减轻[2]。

氯丙嗪的发现有很多偶然因素，其发现过程颇具传奇色彩。1944年，由罗纳·普朗克公司（Rhone-Poulenc）实验室的化学家Paul Charpentier领导的小组合成了一批吩噻嗪类化合物，并希望从中找出安全的抗组胺药物，最终他们成功地合成了异丙嗪，并将其上市。1950年，巴黎的外科医师Henri Laborit得到了异丙嗪，当时他正在探索抗组胺药物能否减轻休克，结果发现，患者服用异丙嗪之后情绪发生了很大变化，显得平静、放松。受Henri Laborit的启发，Paul Charpentier开始研究如何提高异丙嗪对中枢神经系统的"副作用"。

1950年12月，基于构效关系的研究，Paul Charpentier在异丙嗪的基础上合成了化合物RP-3277，也就是氯丙嗪。1952年，精神病学家Jean Delay和Pierre Deniker对氯丙嗪做进一步的临床试验，试验结果证明氯丙嗪可以明显减轻精神病患者的幻想和错觉，这一结果经第15届法国精神病学和神经病学大会的宣传报道后，在医学界引起了轰动。1952年12月，氯丙嗪在法国上市，取名为氯普马嗪（Largaotil），意为"效果显著"。1954年，氯丙嗪获得FDA批准，商品名为索拉嗪。1964年，全世界约5 000万人使用了该药。

氯丙嗪使精神病医院中那些有侵犯性、暴力性及破坏性的患者开始平静下来，能与人配合、交往，大多数患者在能够得到院外看护的情况下就可以回家了。一位历史学家的笔下，这样描述了当时的场景："到了1953年，巴黎精神病医院的病房里让人难受的景象改变

了,紧身衣、精神病水疗冰袋、噪音都已成为过去! 很早以前就把锁住的患者放开的巴黎精神病医师们再一次成为解放患者的先驱。这一次是把他们从内在的折磨中解脱出来,使用的药物叫作氯丙嗪。氯丙嗪,实现了精神病医药学上的革命。"

氯丙嗪这个新药的发现和使用,使无数的精神病患者得以解放,由此诞生了"抗精神病药"这个崭新的药物品种。氯丙嗪作为治疗精神病的第一个药物,历史功绩斐然,它的发现改变了精神病患者的预后,并在西方国家掀起了非住院化运动,因此,也有人把氯丙嗪称为精神科的"青霉素"。

但是,对于精神病患者的治疗仅仅依靠药物是不够的,还需患者身边的家人和朋友给予患者更多的爱和关怀,而不是歧视,更不能鄙视。电影《美丽心灵》于 2001 年 12 月 21 日在美国上映,该片以数学家约翰·福布斯·纳什为原型,讲述了纳什虽患上了精神分裂症,但在深爱着他的妻子艾丽西亚的帮助下,与被认为是只能好转却无法治愈的精神分裂症做斗争。经过十几年的不懈努力,纳什完全通过意志的力量,一如既往地坚持工作,在博弈论和微分几何学领域潜心研究,于 1994 年获得诺贝尔经济学奖,他在博弈论方面颇具前瞻性的工作也成为 20 世纪最具影响力的理论,而纳什也成为一个不仅拥有美好情感,而且具有美丽心灵的人[3,4]。

由此可见,对于这些复杂的、发病机制不明、还没有有效药物可以完全治愈的精神疾病而言,朋友与亲人的爱也是一剂不可或缺的良方。我们应该给予精神病患者更多的关心与爱护,帮助他们最终战胜病魔,回归到正常的人生轨迹。

参考文献:

[1] 杨飞瀑,何洋,王震,等. 抗精神分裂症药物研究进展. 药学学报,2016,51(12):1809-1821.

[2] 蒲金炎. 精神病治疗学历史上的四个划时代进展,国外医学参考资料. 精神病学分册,1978:178.

[3] 张九庆. 电影中的科学家——《美丽心灵》与约翰·纳什. 科技中国,2018,2:102-104.

[4] 朱丽莎,祝卓宏. 纳什:永恒的美丽心灵. 中国医学人文,2015,10:20-21.

(南京医科大学药学院　张宏娟)

51. 抗疟疾神药氯喹的华丽转身——峰回路转,柳暗花明

说起抗疟疾药物,首先想到的必然是历史上最早发现的抗疟疾药——奎宁。1630 年,西班牙传教士朱安·鲁珀到秘鲁的印第安部落发现当地人用一种叫"金鸡纳"的热带植物的树皮治疗疟疾,他记录了这一现象,由此,这个发现得以迅速传播。1820 年,法国著名药学家 Pelletier 和 Caventou 从金鸡纳树皮中成功提炼出奎宁,使得奎宁成为治疗疟疾的首选药物[1]。

奎宁的发现使得种植在印度尼西亚爪哇岛上的金鸡纳树成为紧俏的资源。然而,二战中日本军队占领了爪哇岛,切断了欧洲对奎宁这一重要战略物资的供应。但是战争中士兵因感染疟疾引起的损伤巨大,急需奎宁,遗憾的是,那时的奎宁大都由天然植物金鸡纳树皮提取获得。无奈之下,德国只好通过化学合成方法,发明了与天然奎宁化学结构相近、却比奎宁更加安全有效的氯喹,并一直保密至二战中期。对当时在战争中饱受疟疾之苦的士兵

来说,氯喹无疑是救星,它对战争的作用甚至超过了很多武器,后因德国士兵被美国士兵俘虏,才使得氯喹成功替代奎宁得到迅速普及。随着氯喹的广泛使用,全球疟疾死亡率明显下降,有些国家甚至宣布消灭了疟疾。

由于没有对药物使用剂量的安全范围进行试验和摸索,氯喹的使用剂量过大,是治疗疟疾所需的数十倍,随即而来的是严重的药物不良反应——部分患者出现眼底病,甚至失明。此外,长期大量使用氯喹导致部分疟原虫产生了耐药性,氯喹的抗疟疾疗效也急剧下降。20世纪60年代,抗氯喹恶性疟疾在东南亚严重扩散。1964年,越南政府向中国请求帮助。于是,就有了现在国人熟知的"523任务",有了后来屠呦呦发现的抗疟疾药物青蒿素。

然而抗疟药氯喹老树发新枝,1894年,英国内科医师Payne偶然发现奎宁可以显著缓解盘状红斑狼疮。这使科学家们意识到抗疟药可能可用于治疗风湿性疾病。随着临床的广泛应用,这些药物在发挥治疗作用的同时也存在严重的毒副作用。1944年,在氯喹的基础上用羟乙基替代乙基,开发了一种新型抗疟药——羟氯喹,羟氯喹在人体胃肠道吸收更快,体内分布更广,其治疗作用与氯喹相近,但毒副作用明显减少。1955年,羟氯喹首次被用于系统性红斑狼疮的治疗,疗效明显。目前,羟氯喹被作为慢作用药广泛用于多种风湿性疾病的治疗,成为治疗风湿性疾病的"明星"。而经典抗疟药物——氯喹除了用于治疗风湿性关节炎外[2],还可用于治疗结缔组织病、阿米巴肝病、肺吸虫病等,也有研究证实氯喹在艾滋病、肿瘤方面有一定治疗效果。

2020年,氯喹再次大放异彩。2月15日,中华人民共和国科学技术部生物中心主任张新民在新闻发布会上提到了一种药物——磷酸氯喹。他表示,体外试验显示磷酸氯喹对新型冠状病毒有良好抑制作用[3]。"目前正在北京市、广东省等地的十多家医院开展临床研究,累计入组患者超过100例。近期,湖南省也将启动磷酸氯喹的多中心临床试验,临床结果初步显示,磷酸氯喹对新冠肺炎有一定的诊疗效果。"

目前的研究表明,氯喹抗病毒的机制主要是通过改变内吞体的pH,对通过内吞体途径侵入细胞的病毒感染具有显著的抑制作用,如博尔纳病毒、禽白血病毒、寨卡病毒等;通过抑制病毒基因表达影响病毒复制。体内外试验表明,氯喹能改变HIV病毒gp120包膜的糖基化模式,抑制CD4+T细胞内HIV病毒的复制。此外,氯喹作为一种良好的自噬抑制剂,可通过影响自噬反应干扰病毒的感染和复制。但氯喹常见的严重不良反应是对眼的毒性,因此,建议使用前、使用中对眼底进行检查,避免对视力造成永久性损伤。

总之,从经典抗疟疾到抗风湿性疾病,再到抗肿瘤、抗病毒方面的新发现新用途,氯喹经历了数次华丽转身。可以预见的是,随着对药物作用机制更加深入的了解,氯喹可能出现在越来越多的临床研究中,并通过这些研究获得新的临床适应证,逐步展现老药新用的价值。我们期待更多的,像羟氯喹一样,在老药氯喹的基础上进行结构修饰的新药出现。

参考文献:

[1] 张箭. 金鸡纳的发展传播研究——兼论疟疾的防治史(下). 贵州社会科学, 2017, 325(1): 84-95.

[2] 张江林, 黄烽. 磷酸氯喹在风湿病治疗中的安全性. 药物不良反应杂志, 2002, 6: 376-378.

[3] MANLI WANG, RUIYUAN CAO, LEIKE ZHANG, et al. Remdesivir and chloroquine effectively inhibit the recently emerged novel coronavirus(2019-nCoV)in vitro. Cell Research, 2020, 30: 269-271.

（贵州中医药大学药学院　高　锁）

52. 研发化学治疗药物的开路先锋"杜马克"——锲而不舍、潜心研究

如果要问历史是什么？文学家会说是一部文学史，军事家会说是一部战争史，而医学家则会说是一部人类与疾病的斗争史，我们站在医学家的立场上来重新审视这充满了血泪与艰辛的战斗，应该说人类在还没有完成从猿进化到真正意义上的人时这场战争就开始了。但遗憾的是，人类在与病原微生物的生死相搏中，大多数情况下一直都处于被动状态，在病原微生物面前，人类显得那么脆弱和不堪一击，尤其是在中世纪以前的欧洲，人们面对难以战胜的瘟疫，唯一的解释是这是上帝对人类所犯罪孽的惩罚。在当时的西方，甚至有学者把瘟疫和凶残的成吉思汗蒙古骑兵并称为"上帝之鞭"，认为这是上帝的惩罚，人类只有默默承受上帝的鞭挞，服从瘟疫的安排才是最好的选择。直到1932年，在德国的一个普通实验室里，当上帝的鞭子又一次落下时，突然被一个人猛地抓在了手里，从此人类与病原微生物的战争掀开了崭新的一页[1]。

这个人就是德国伟大的细菌学家格哈德·杜马克，1932年格哈德·杜马克在试验了1 000多种偶氮化合物之后，发现一种橘红色的磺胺类化合物染料，也就是百浪多息，有杀灭小白鼠体内链球菌的作用。

第一个受试百浪多息的人是杜马克的女儿。她因手指刺破受到链球菌的严重感染，百般医治均无济于事，杜马克面对即将死去的爱女，给她注射了大剂量的百浪多息，结果她竟很快痊愈。同年，杜马克将自己的成果公布于世。当百浪多息成功挽救了当时因感染而生命垂危的美国总统罗斯福的小儿子后，这种药物便名声大振，英国首相温斯顿·丘吉尔也曾接受百浪多息的治疗恢复健康。百浪多息神奇的消炎作用，使它迅速被开发成一系列"磺胺"类药物，以医治脑脊髓膜炎、肺炎和淋病患者。尽管后来青霉素的发现减少了磺胺类药的使用，但磺胺类药的发现毫无疑问仍是医药史上最重要的一个突破。

百浪多息的发现离不开杜马克缜密的科研思维、勤奋努力的科研态度以及扎实的科研能力。杜马克最初四年的筛选工作毫无惊人发现，但他注意到有5个化合物略有生物活性，其中2个在体外试验中，有破坏葡萄球菌、链球菌和大肠埃希菌的作用，可是在动物实验中却无法证实，修饰其分子结构也未得到任何其他有效药物，但他和同事们仍一如既往、积极乐观地从事新的衍生物研究。当时他的实验室可展开多种细菌的活性测试，比如葡萄球菌、链球菌、肺炎双球菌、淋病双球菌、大肠埃希菌、脑膜炎杆菌、结核杆菌等，甚至一些肿瘤模型，而且兼做试管培养和动物实验。尤其是对所选样品，都安排体内外的全面实验，不再单用体外试验作为筛选的主要手段。试想，如果当初杜马克等人未能从百浪多息体内有效而体外无效的试验现象中，分析推测百浪多息可能在体内分解成另一个真正起作用的物质——磺胺，那第一个磺胺类药就不会在1936年问世[1, 2]！

杜马克抓住了实现其构想的机会，长期坚持不懈，从不灰心和动摇，他自做动物尸体解剖和显微镜检查，实验期间他拒绝接电话和接待来访，他说："我们做解剖要一直做到两腿站不住为止，显微镜检查一直到看不见为止。"1952年他还参与了抗结核药异烟肼的研发，

他的座右铭是"在发展化学疗法方面,我的首要责任是治疗那些迄今为止不能治疗的疾病,所以那些用别的方法不能获得帮助的人应该首先获得帮助"。

当我们回顾和分析百浪多息诞生的全过程时,不难认识和肯定实验的重要性,但更为重要的启发是科学工作者如何在实验的基础上,有效地整理、分析实验所得数据,又如何深入到事物的本质及其内在的联系中,从而使认识获得飞跃升华,设计出更深层次的实验,由此培养科学的逻辑推理能力。

百浪多息是第一个被发现的磺胺类药,在历史上被称为第一种神药[3],可见它在当时的临床医学上是多么威风,它的作用是多么令人信服,在化学治疗药物的发展史上,最激动人心的发现莫过于磺胺类药了。回顾杜马克研发百浪多息的历史,可以鼓舞我们在这条虽充满艰辛曲折,却有着无穷乐趣和魅力的道路上锲而不舍地去追求、探索,直到取得成功。

参考文献:

[1] 京虎子. 寻找魔球 - 现代制药传奇. 北京:清华大学出版社,2015.

[2] 高宣亮. 药物的发现. 北京:人民卫生出版社,1986.

[3] HAGER THOMAS. The Demon Under the Microscope:From Battlefield Hospitals to Nazi Labs, One Doctor's Heroic Search for the World's First Miracle Drug. Danvers:Broadway Books,2006.

(河南中医药大学药学院　李晓坤)

53. 盐酸安妥沙星的创制之旅——创新驱动发展

氟喹诺酮类合成抗感染药物,是目前我国抗菌药物三大主力品种之一,市场规模达100亿元左右,对保障我国人民身体健康发挥着重要作用。我国自1967年就仿制了第一代药物萘啶酸,但在长达50多年的时间里,我国一直没有自主研发的该类新药上市。目前临床使用的20余个沙星类老品种,存在抗菌活性不强、代谢性质欠佳或副作用较大等缺陷,急需新产品。

1997年,上海药物研究所申请了盐酸安妥沙星及其系列化合物的专利(专利号为ZL97106728.7),2000年化合物、合成工艺、抗菌药用途等的专利权获中国专利局授权,2009年4月15日获得国家食品药品监督管理局颁发的新药证书。历时10余年,中科院上海药物所科学家自主研发了第一个具有自主知识产权的国家一类氟喹诺酮类抗菌新药——盐酸安妥沙星[1]。

盐酸安妥沙星也是我国科研院所和企业联合开发创新药物的一个成功范例。2001年安徽环球药业股份有限公司接受安妥沙星专利转让,开展Ⅰ、Ⅱ、Ⅲ期临床研究,产研结合,加速了本品研发上市的步伐[2]。

中国科学院上海药物研究所的科学家从1993年开始,对氟喹诺酮类抗菌药物合成方法学、构效关系、成药性等开展了深入系统的研究工作。在国家新药创制重大专项、"863"计划、国家自然科学基金、中科院知识创新工程重大项目等支持下,药物所杨玉社研究员、嵇汝运院士及其团队采用结构优化的策略,潜心研究左旋氧氟沙星的基因结构 - 药效关系、结

构 - 代谢特征关系、结构 - 毒性关系，合成了一系列新的化合物，最终筛选出具有新化学结构的氟喹诺酮类抗菌药物——盐酸安妥沙星。该药在 2008 年 8 月申报国家"重大新药创制"重大科技专项时，获得审评专家的高度认可，评分列为化学类新药第一名。2017 年度国家科技奖励大会上，"国家 1.1 类新药盐酸安妥沙星"项目获 2017 年度国家技术发明二等奖。

盐酸安妥沙星到底是怎样一个药物呢？盐酸安妥沙星是一种新型抗菌药物，具有生物半衰期长、抗菌谱广、抗菌活性强、组织分布广、吸收好、生物利用度高、安全性好、毒副作用小等特点，综合性能优于目前市场上的同类药物，对治疗皮肤系统、呼吸道系统、泌尿系统感染具有显著疗效。盐酸安妥沙星对临床分离的 1 080 株革兰氏阳性菌和革兰氏阴性菌，包括甲氧西林耐药的金黄色葡萄球菌（MRSA）、表皮葡萄球菌（MRSE），呈现出很强的抗菌杀菌活性。盐酸安妥沙星与细菌作用 2~4 小时，即可杀灭 99% 以上的细菌。无论口服、皮下给药还是静脉给药，对腹腔感染金黄色葡萄球菌、大肠埃希菌、铜绿假单胞菌、肺炎链球菌、肺炎克雷伯菌的小鼠均有很强的保护作用，其疗效优于现有氟喹诺酮类抗菌药物中的优良品种氧氟沙星和环丙沙星[3]。盐酸安妥沙星安全性很好，在喹诺酮类药物安全性重要指标 - 光毒性上，明显低于现有主要产品洛美沙星、司帕沙星、氟罗沙星、环丙沙星，与诺氟沙星相仿，几乎没有光毒性。抑制 HERG 钾离子通道可能引起心电图 Q-T 间期延长，是氟喹诺酮类药物最令人担心的副作用。盐酸安妥沙星对 HERG 钾离子通道电流 IKr 的抑制活性是临床上最安全的左旋氧氟沙星的 1/10.5，是斯帕沙星的 1/172，这使得盐酸安妥沙星具有很高的安全范围[4]。

总之，盐酸安妥沙星无论疗效还是安全性均有突出的优势：一是几乎没有光毒性；二是心脏安全性大幅改善；三是药代性能十分优秀；四是临床治疗各种急性细菌感染性疾病，疗效优异、安全性好。此外，盐酸安妥沙星还克服了原有氟喹诺酮类药物抗菌活性不强、代谢性质欠佳和副作用较大等缺陷，是更安全、更高效的新一代氟喹诺酮类抗菌药物，造福了我国广大患者。至 2016 年底，盐酸安妥沙星片已在北京、重庆等 22 个地区的 150 多家医院和医疗机构使用，被纳入 10 余个地方省市医保目录，销售 282 万余盒，销售额约 2.35 亿元，使 100 余万人次患者受益。盐酸安妥沙星同时具有制造成本低、环境友好等优势，是中国老百姓能用得起的新药和好药[5]。

盐酸安妥沙星的研制成功填补了我国氟喹诺酮类抗菌药物领域 50 多年的自主创新空白，是 1993 年我国实施药品专利法以来我国科学家创制的第一个化学创新药物，对推动我国医药工业从仿制到创新的历史性转变作出了积极贡献，被评为"十一五国家重大新药创制专项"重大标志性成果。该药的成功研制将产生显著的经济效益和社会效益，同时进一步增强和促进我国具有自主知识产权创新药物的研发，加快提升我国药物自主创新能力。

参考文献：

[1] 杨臻峥，孙大柠. 我国首个氟喹诺酮类创新药物——盐酸安妥沙星研制成功. 药学进展，2009（7）：338.

[2] 梅友健. 新型高效广谱抗菌药物——安妥沙星. 安徽医药，2010（2）：229-231.

[3] 王琪，马池，吕媛，等. 盐酸安妥沙星对金黄色葡萄球菌和大肠埃希菌持续效应研究. 中国药物评价，2013（3）：142-146.

[4] 郭佳. 盐酸安妥沙星对 HERG 钾电流的影响. 郑州大学，2008.

[5] 李霞，张晨曦，贡联兵. 盐酸安妥沙星片临床应用评价. 中国医院用药评价与分析，2019（10）：1274-1280.

（东南大学化学化工学院　仲　琰）

54. 止吐神药昂丹司琼的诞生与成长——锐意进取

恶性肿瘤是全球人口主要的死亡原因之一，且发病率逐年上升。抗肿瘤化疗可有效控制肿瘤细胞生长，是治疗肿瘤的有效方法，但化疗会引起恶心、呕吐等不良反应。化疗所致恶心呕吐（chemotherapy-induced nausea and vomiting，CINV）已经成为抗肿瘤化疗中最常见且令患者最痛苦的副作用之一，其发生率为 80%~90%，容易造成代谢紊乱、营养失调以及体重减轻，对患者的情感、社会及体力功能、生活质量和治疗的顺应性都会产生明显的不良影响，严重者甚至会因此而放弃化疗，影响治疗的成功与否。因此，积极合理地预防和治疗呕吐，是保证肿瘤化疗顺利进行的关键，对于提高肿瘤患者的生活质量、促进社会和谐十分重要[1]。

呕吐是机体的一种保护机制，可将食入胃内的有害物质通过食管反流排出，但频繁而剧烈的呕吐会造成诸多危害，如营养不良、电解质紊乱、酸碱失衡、缺水等，甚至引起食管和胃黏膜损伤。止吐药是指防止或减轻恶心和呕吐的药物，临床常用的止吐剂为 NK-1 受体拮抗剂、5-HT$_3$ 受体拮抗剂、类固醇等。为了寻找优良的止吐药，药物化学家们为此付出了不懈努力。

20 世纪 70 年代初，研究者发现只有高剂量的甲氧氯普胺才可以对抗顺铂引起的犬、雪貂的呕吐，经研究表明，其作用机制是通过拮抗 5-HT$_3$ 受体而发挥止吐作用。由此，开拓了以拮抗 5-HT$_3$ 受体为靶点的止吐药物的研究开发，并主要以 5-HT 和甲氧氯普胺为先导化合物进行结构改造。在甲氧氯普胺母核上的氨基侧链或同时改变苯环上的取代基，得到氯波必利、达佐必利、阿立必利、西沙必利、西尼必利等，但是仍然存在锥体外系副作用[2]。

20 世纪 60 年代末，经研究发现咔唑酮曼尼希碱具有 5-HT$_3$ 拮抗作用，80 年代英国 Glaxo 公司在发现抗癌药物会刺激小肠的 5-HT 释放并通过 5-HT$_3$ 受体，引起迷走神经兴奋而致吐的机制后，致力于开发咔唑酮曼尼希碱类新型止吐药物。昂丹司琼于 1990 年上市，是第一个高选择性、高效的 5-HT$_3$ 受体拮抗剂，对其他受体（5-HT$_1$，5-HT$_2$，肾上腺素 α_1、α_2、β_1，胆碱，GABA，组胺 H$_1$、H$_2$，NK$_1$ 等）均无拮抗作用。昂丹司琼是该类优秀止吐药物中的代表，能有效抑制或缓解由细胞毒性化疗药物和放疗引起的恶心呕吐，特别对一些强致吐作用的化疗药（如顺铂、环磷酰胺、阿霉素等）引起的呕吐，有迅速而强大的抑制作用，具有划时代的意义[3]。

昂丹司琼能阻断因化疗药物和缓解治疗引起的小肠 5-羟色胺的过度释放而导致的迷走传入神经兴奋导致的呕吐反射，从而阻止化疗和放疗引起的恶心、呕吐症状。昂丹司琼单用有效率在 90% 左右，对大剂量顺铂者有效率 69%~85%，安全有效。随后又相继开发出第一代 5-HT$_3$ 受体拮抗剂格拉司琼、托烷司琼、阿扎司琼、雷莫司琼、多拉司琼[4]。

虽然第一代 5-HT$_3$ 受体拮抗剂止吐效果得到了肯定，但仍有 9%~30% 的病例单用该类药物时不足以完全止吐。该类药物止吐效果优于传统止吐药之处是对急性反应的控制，对迟发性反应的治疗，它与传统止吐药一样，并无优势。临床发现这些病例与该药用法、剂量、用药期限等无明显关系，推测这些病例可能有另外的呕吐机制或途径，是否为个体差异或 5-HT$_3$ 受体被拮抗以后，其他受体仍起作用有关。2003 年上市的 Helsinn Healthcare 公司研制的选择性 5-HT$_3$ 拮抗剂帕洛诺司琼，是第一个第二代 5-HT$_3$ 受体拮抗剂，帕洛诺司琼在预防化疗所致恶心呕吐时，对于急性呕吐无差异，对于迟发性呕吐、呕吐的全程控制和恶心缓解率优于第一代 5-HT$_3$ 受体拮抗剂。美国食品药品监督管理局（FDA）已经批准盐酸帕洛诺司琼注射剂在 1 个月到不足 17 岁的患者中用于预防化疗引起的恶心和呕吐，其他 5-HT$_3$ 受体拮抗剂则未获批 1 岁以下儿童使用[5]。

优良止吐药物的发现，有效缓解了癌症患者对化疗的担忧，从而缓解了由此引发的焦虑、紧张和抑郁等负面情绪，减少了因害怕和担心导致的治疗贻误和治疗中止，提高了治疗的依从性，也避免家属产生更大的心理负担，大大提高了患者及其家人的生活质量，这正是广大药学工作者一直以来的追求。

参考文献：

[1] 杨建芬, 沈永奇. 肿瘤化疗相关性恶心呕吐的防治进展. 中国当代医药, 2019(15): 32-35.

[2] 朱蓓德. 甲氧氯普胺 Metoclopramide 的不良反应. 中国现代应用药学, 1999(2): 71-73.

[3] 陈泽莲, 唐尧. 昂丹司琼治疗肿瘤化疗、放疗所致呕吐的临床利用评价. 中国医院药学杂志, 2000(6): 335-336.

[4] 潘志恒, 王玉姝. 5-HT$_3$ 受体阻断（拮抗）剂在化疗止吐中的作用. 黑龙江科技信息, 2016(3): 83.

[5] 王海凤, 王东凯. 5-HT$_3$ 受体阻滞（拮抗）剂帕洛诺司琼. 中国新药杂志, 2006(10): 833-835.

（南京医科大学药学院 吴 斌）

55. 氯胺酮的发展史——老药新用，开拓创新

抑郁症已经成为目前最常见的精神疾病之一，重性抑郁症在全球的患病率约为 4.7%，其中有 15%~30% 属于难治性。难治性抑郁症（treatment-resistant depression，TRD），一般指已服用两种或两种以上作用机制不同的抗抑郁药，经足量（治疗水平的上限）足疗程（12 周或 12 周以上）治疗无效或收效甚微的抑郁症。TRD 患者都伴随有认知功能受损、病情进展快、自杀风险高、社会功能下降等特点，这些都大大增加了家庭及社会的疾病负担。目前治疗抑郁症的手段主要是药物治疗，传统抗抑郁药（氟西汀、舍曲林等）主要通过抑制突触前膜 5-羟色胺（5-HT）转运体及去甲肾上腺素（NE）转运体，提高突触间隙中 5-HT 及 NE 等单胺类神经递质，从而起到抗抑郁作用。然而在临床上，传统抗抑郁药存在起效时间长、治疗失败率高、复发率高等问题。该类药物一般需 2~3 周方能起效，且效果可能欠佳[1, 2]。

针对目前已有抗抑郁药的不足，美国食品药品监督管理局（FDA）于 2019 年 3 月 4 日首次批准一种新作用机制的鼻喷剂型抗抑郁药——艾司氯胺酮（esketamine），用于治疗成年 TRD 患者。艾司氯胺酮是外消旋氯胺酮（1:1 的 S、R 外旋体的混合体，电离常数 K_i=0.53mmol/L）的 S 对映异构体（K_i=0.30mmol/L）[1]。FDA 药物评估和研究中心精神病学产品部代理主任 Tiffany Farchione 在一份声明中表示："出于安全考虑，这种药物只能由受限制的分销系统提供，而且必须在认证的医疗机构进行使用。"换言之，该药物的使用需要在医护人员的监督下进行，不可带离医院或诊所。和氯胺酮相似，艾氯胺酮也可能引发一些分离和幻觉等症

状，所以治疗后必须观察至少2个小时。

氯胺酮的抗抑郁效果首先发现于临床，早在 2000 年，耶鲁大学精神病系的 Robert Berman、John Krystal 和 Dennis Charney 等在附近小医院，注射氯胺酮给抑郁症患者时，发现症状居然很快得到缓解。随后大量动物实验开展了氯胺酮作用靶点及相关作用机制的探讨。2006 年 Zarate 等进行了另一项针对难治性抑郁患者的随机双盲对照研究，采用同样的给药方法和剂量结果表明静脉输注 0.5mg/kg 亚麻醉剂量的氯胺酮后 110 分钟，该类患者抑郁症状即出现明显改善，给药后 1 天约 71% 的患者抑郁症状显著好转，29% 的患者症状缓解。2009 年 Price 等再次证实了氯胺酮快速有效的抗抑郁作用，并且发现氯胺酮给药后 24 小时内可有效缓解或消除抑郁症患者的自杀观念。2010—2015 年 Zarate 教授的研究团队报告了一系列的关于氯胺酮抗抑郁临床疗效的研究成果，这些研究结果均表明氯胺酮能够产生快速、有效和较为持久的抗抑郁作用，且氯胺酮不仅能够迅速缓解抑郁症患者的抑郁症状，同时也能改善患者自杀倾向[2]。

对于氯胺酮的研究发现，氯胺酮需要掌握三个剂量水平：最大剂量被用作麻醉剂，它曾经在越南战争中大放异彩；中等剂量有很强的致幻作用，这是 K 粉（主要成分为氯胺酮）成为被滥用的毒品的主要原因——因为致幻作用，可以用来模拟精神分裂症；再低一点的剂量，它可以迅速抗抑郁，小剂量氯胺酮既可产生抗抑郁作用又不产生明显的精神症状。氯胺酮可快速、有效、较持久地抗抑郁，其作用机制可能与 NMDA 受体、（N-methyl-D-aspartic acid receptor，N- 甲基 -D- 天冬氨酸受体）、AMPA 受体（α-amino-3-hydroxy-5-methyl-4-isoxazole-propionic acid receptor，α- 氨基 -3- 羟基 -5- 甲基 -4- 异噁唑丙酸受体）、BDNF（brain-derived neurotrophic factor，脑源性神经营养因子）、单胺类递质、炎症因子、sigma-1 及代谢型 Glu 受体等有关。通过氯胺酮研究谷氨酸类受体等在抑郁症中的作用，可为明确抑郁症的具体发病机理、寻找快速有效的抗抑郁药物提供有力帮助。

早在 1970 年，氯胺酮就正式获得美国 FDA 批准。在越战时期，它作为麻醉药在军营中广泛使用。直到今天，氯胺酮还是医院里常用的麻醉剂，在小儿麻醉中应用尤其广泛，同时也作为动物镇静剂使用[3]。

不过，氯胺酮被广为熟知，是因其 20 世纪 80—90 年代获得的派对毒品身份，又名 K 粉。服用后遇快节奏音乐便会条件反射般强烈扭动，产生意识和感觉的分离状态，导致神经中毒反应和精神分裂症状，表现为幻觉、运动功能障碍，出现怪异和危险行为。吸食过量或长期吸食，可以对心、肺、神经都造成致命损伤，对中枢神经的损伤比冰毒还严重。2001 年，国家药品监督管理局在《关于氯胺酮管理问题的通知》中规定，将氯胺酮原料药按第二类精神药品进行特殊管理。2003 年，公安部将其列入毒品范畴。《中华人民共和国刑法》第三百四十七条规定走私、贩卖、运输、制造毒品，无论数量多少，都应当追究刑事责任，予以刑事处罚[4]。

始于麻醉剂，成名于毒品的氯胺酮，在临床中被发现具有抗抑郁的作用。经过科学家的不懈努力，发现氯胺酮高剂量可用于麻醉剂；中等剂量有很强的致幻作用；小剂量可产生抗抑郁作用又不产生明显的精神症状。老药新用途，科学家们转换思路，不断开拓创新，促进医药事业的发展。

参考文献：

[1] 赵文莉，邱妍，李玮玲，等. 一种新机制抗抑郁药：艾司氯胺酮. 中国新药与临床杂志，2019（10）：2.

[2] 杨建军. 老药新用：氯胺酮的快速抗抑郁作用及其机制研究. 医学研究生学报, 2016（04）：337-341.

[3] 曹帅, 王韵. 氯胺酮的临床作用与机制研究进展. 科学通报, 2017, 62（1）：9-15.

[4] 沈杰, 范乃建. 新型毒品氯胺酮（K粉）的毒理作用,滥用趋势及危害. 云南警官学院学报, 2004, 3（10）：34.

（南京医科大学药学院　秦亚娟）

56. 吗啡：是毒品还是天使？——不忘初心、砥砺前行

人类栽种罂粟的历史可以追溯到新石器时代。五千年前, 苏美尔人的楔形文字称罂粟为"快乐植物"。《荷马史诗》中, 罂粟被称为"忘忧草", 可见其功效。亚述人发现只要将没有成熟的果实轻轻切开, 白色的乳汁就会从切口处涌出, 在乳汁干燥之后, 就成了效力强劲的黑色鸦片。吗啡是鸦片中最主要的生物碱, 1805 年由德国化学家 F.W.Sertorner 首次从鸦片中分离出来, 并采用希腊神话中睡眠之神 Morpheus 的名字命名了这个具有强大镇静作用的新物质。

吗啡（morphine, MOP）作为鸦片类毒品的重要成分, 在鸦片中的含量约为 10%。吗啡是阿片受体激动剂, 其衍生物盐酸吗啡是临床上常用的麻醉性镇痛药, 多用于创伤、手术、烧伤等引起的剧痛, 也用于心肌梗死引起的心绞痛, 还可作为镇痛、镇咳和止泻剂。迄今为止, 尽管开发出了众多种类的镇痛、镇静药物, 但吗啡作为阿片类药物的代表, 仍然在治疗中度、重度疼痛中具有不可取代的地位。尽管吗啡有救命的功效, 但其最大缺点是易成瘾, 这使得长期使用者无论从身体上还是心理上都会对吗啡产生严重的依赖性, 造成严重的毒物癖, 战争结束后很多士兵对吗啡成瘾, 所以吗啡也是属于严格管控类药物。

19 世纪初, 英国把鸦片走私到中国, 见英国的鸦片贸易有利可图, 美、法、俄等国也积极参与贩卖。使鸦片潮水般涌向中国, 导致大量钱财外流。鸦片贸易给中国的政治、经济和社会造成了巨大危害。1839 年, 林则徐主持在虎门海滩销毁收缴的鸦片。虎门销烟向全世界表明了中国人民反对外国侵略的坚强意志, 也是对西方殖民势力的一次沉重打击[1]。

吗啡成瘾的机制非常复杂, 目前研究表明, 从蓝斑核发出的去甲肾上腺素能传递在阿片躯体依赖中发挥着主要作用, 从中脑腹侧被盖区（VTA）投射到伏隔核（NAC）的多巴能通路则是造成精神依赖的重要系统。此外, 机体内许多其他神经递质（如 γ- 氨基丁酸、谷氨酸、甘氨酸）、乙酰胆碱和五羟色胺也参与了阿片物质的成瘾过程。同时, 阿片成瘾还伴随着大脑神经元分子水平的改变[2, 3]。

同样是吗啡, 药品和毒品的区别就在于是否真正有止痛的需求, 以及是正规使用还是滥用。现代医学已将吗啡类药物不断提纯、改进, 已能做到使吗啡类药物在人体内缓慢有序地释放, 不会出现很高的峰药浓度, 极少产生欣快感, 能够避免心理成瘾。尤其是采取口服或透皮方式给药, 癌症患者出现精神依赖性的风险很小。多年来国内外临床经验表明, 吗啡治疗癌痛, 产生精神依赖者实属罕见, 在万分之四以下。所以, 癌症患者只要严格按照医师指导服药, 基本不会出现成瘾问题。每年 6 月 26 日是"国际禁毒日", 根据《中华人民共和国刑法》第三百五十七条规定, 毒品是指鸦片、海洛因、甲基苯丙胺（冰毒）、吗啡、大麻、可卡因以及国家规定管制的其他能够使人形成瘾癖的麻醉药品和精神药品。

因此,在科学技术进步的今天,我们要加强禁毒教育,做好超前预防工作,充分认识毒品的危害,加强宣传教育,全面直接地学习识毒、防毒的知识,珍爱生命,远离毒品! 药品和毒品具有双重性质,有着密不可分的联系,毒品来源于药品但又不同于药品。药品转变为毒品,最终会损害生命,对家庭和社会造成危害[4]。只要合理使用吗啡,吗啡就是上天赐予人类最好的药物,它是"天使",不是毒品。让我们不忘初心,砥砺前行,共同努力,为打造和谐社会,贡献自己的力量!

参考文献:

[1] 田杰. 药理学镇痛药教学中禁毒教育的思政设计. 中国卫生产业,2019(20):63.

[2] 李先林,王静,王雪颖. 阿片成瘾的神经生物学机制研究进展. 临床医药文献电子杂志,2017(33):139.

[3] 张力,李积胜. 阿片类物质成瘾机制研究进展. 国际精神病杂志,2007(33):218-221.

[4] 刘冬梅,盛继文,綦慧敏,等. 吗啡的课堂教学设计. 科技资讯,2018(6):139-140.

(南京大学生命科学学院　朱海亮)

57. 嘧啶类抗肿瘤药物的研发——坚持不懈、持续改进

5- 氟尿嘧啶类药物是临床常见的抗肿瘤药物。5- 氟尿嘧啶(5-Fluorouracil, 5-FU)本身没有抗肿瘤活性,必须在组织中的胸苷酸磷酸化酶(thymidine phosphorylase, TP)作用下代谢转化为有活性的产物,主要为氟尿嘧啶核苷单磷酸(fluorouracil nucleoside monohosphate, FUMP)、氟尿嘧啶脱氧核苷三磷酸(fluorouracil nucleoside triphosphat, FdUTP)。由于肿瘤组织中 TP 的表达高于正常组织,5-FU 对于肿瘤有一定的选择性。但是,5-FU 经静脉注射后,85% 在肝脏中经二氢嘧啶脱氢酶(dihydropyrimidine dehydrogenase, DPD)作用分解代谢为没有活性的产物 β- 脲基 -2- 氟丙酸,进一步代谢为 2- 氟 -β- 丙氨酸、尿素等(见图 6-1),导致神经毒性、心脏毒性等毒副作用,只有 15% 的 5-FU 有机会进入组织产生抗肿瘤作用[1]。

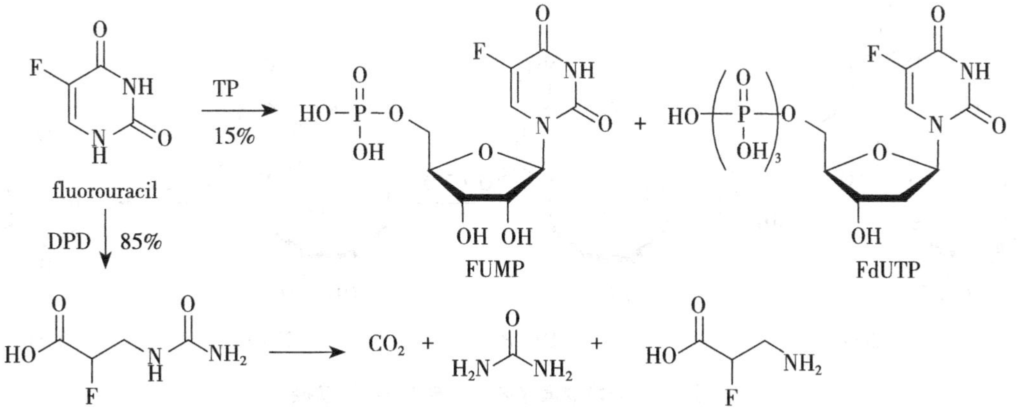

图 6-1　5-FU 的代谢途径

为改善 5-FU 的药物代谢性质,提高肿瘤组织中 5-FU 浓度,开发了 5- 氟脱氧尿苷(floxuridine)、曲氟脲苷(trifluridine)、去氧氟尿苷(doxifluridine)、替加氟(tegafur)等 5- 氟尿嘧啶的前药(见图 6-2),这些前药本身没有抗肿瘤作用,但是能够在 TP 作用下代谢为 5- 氟尿嘧啶,产生药效。由于肿瘤组织中 TP 的表达远远高于正常组织,这些前药具有更好的安全性[2]。

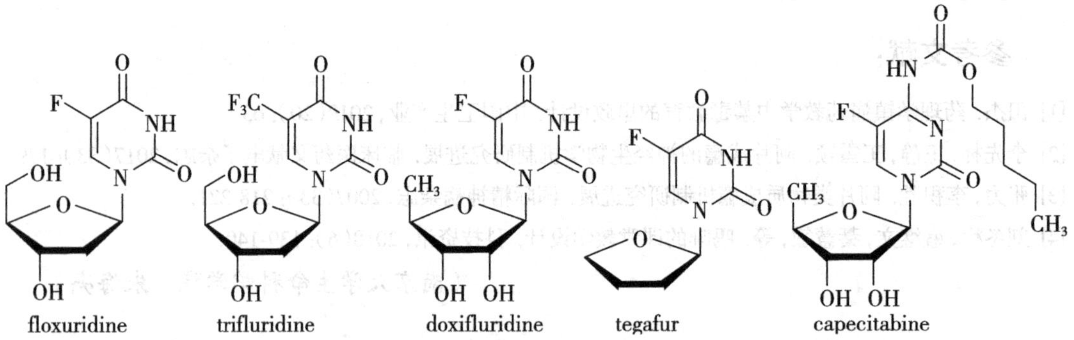

图 6-2　临床常见的 5-FU 衍生物

为了进一步减少药物在肝脏中的代谢,提高肿瘤组织中 5-FU 的浓度,开发了复方制剂。DPD 是 5-FU 分解代谢的起始酶和限速酶,吉美嘧啶是一种强效 DPD 酶抑制剂。替吉奥由替加氟、吉美嘧啶、奥替拉西(分布于胃肠道,通过抑制 5-FU 转化为 5-FU 核苷酸,从而减轻胃肠道毒副反应)组成,替吉奥 [80mg/(m² · d)] 疗效比替加氟 [800mg/(m² · d)] 更好,副作用更小,在临床广泛应用[3]。

卡培他滨(capecitabine)是另外一种形式的 5-FU 前药。卡培他滨在肝脏内羧酸酯酶(carboxylesterase, CE)的作用下,产生 5'- 脱氧 -5- 氟 - 胞嘧啶核苷(5'-Deoxy-5-fluorocytidine, 5'-DFCR),5'-DFCR 在胞嘧啶脱氨酶(cytosine deaminase, CYD)作用下脱氨,产生 5'- 脱氧 -5- 氟 - 嘧啶核苷酸(5'-Deoxy-5-fluorouracil, 5'-DFUR),在肿瘤组织中 TP 的作用下代谢为 5-FU,产生抗肿瘤作用(见图 6-3),由于其疗效好、副作用小,成为另一个临床广泛应用的核苷类抗肿瘤药物[4]。

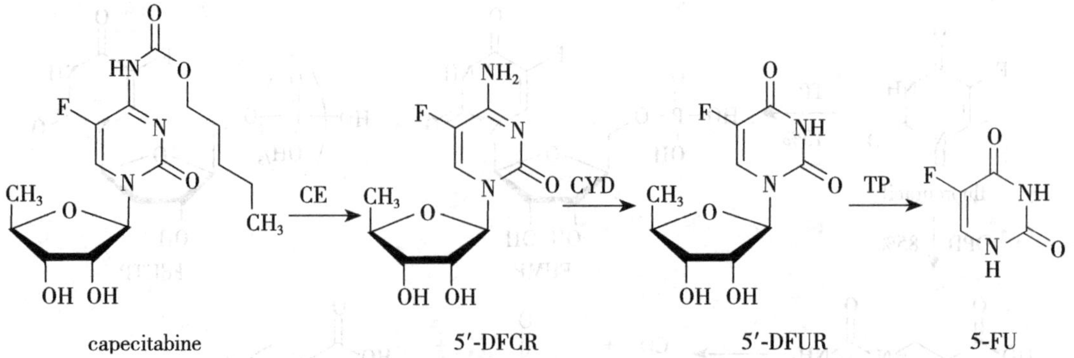

图 6-3　卡培他滨体内代谢成 5-FU 的途径

从几乎没有临床价值的 5-FU 出发,科学家们经过多重努力,持续改进,让传统的"老药"焕发出了新春。

参考文献:

[1] 章宏,厉有名,虞朝辉,等. 肿瘤患者二氢嘧啶脱氢酶基因多态性与 5- 氟尿嘧啶毒副反应的关系. 中华内科杂志, 2007, 046(002): 103-106.

[2] 晁艳红,杨广建,齐丽娟,等. 5- 氟尿嘧啶及其衍生物抗肿瘤作用的研究进展. 癌症进展, 2019, 17(01): 15-18.

[3] NUKATSUKA, MAMORU, SAITO, et al. A new combination chemotherapy based on oral fluoropyrimidine, TS-1 combined with oxaliplatin is highly effective against colorectal cancer in vivo. Cancer Research, 2006, 66 (1): 1111.

[4] CUBILLO A, ÁLVAREZ-GALLEGO R, MUÑOZ M, et al. Dynamic Angiogenic Switch as Predictor of Response to Chemotherapy-Bevacizumab in Patients With Metastatic Colorectal Cancer. American Journal of Clinical Oncology, 2019, 42(1): 56.

(遵义医科大学药学院 杨家强)

58. 泽布替尼的研发——"零的突破"源于创新

中国医药市场规模排在全世界第二位,但是我国制药公司基本上是以仿制药为主,其上市药物中的创新原研药占比非常低。

淋巴瘤是一组起源于淋巴造血系统的恶性肿瘤的统称,是全球范围内发病最多的恶性肿瘤之一。据《柳叶刀》2018 年的调查数据显示,2012 年淋巴系统恶性肿瘤全球发病人数约为 45 万。目前已知的淋巴瘤有套细胞淋巴瘤、华氏巨球和慢性淋巴细胞白血病等超过 70 种,其中套细胞淋巴瘤侵袭性较强,多数患者在确诊时已处于疾病晚期,中位生存期仅为 3~4 年,患者面临着疾病反复发作、耐药后无药可用、经济负担沉重等多重困境[1]。

布鲁顿酪氨酸激酶(Bruton's tyrosine kinase, BTK)抑制剂伊布替尼(imbruvica)是目前套细胞淋巴瘤一线药物。2013 年 11 月获美国 FDA 批准上市,2017 年 8 月在中国上市。伊布替尼半衰期非常短,在外周血单个核细胞当中抑制不错,但在脾脏和骨髓等组织中对靶点的抑制无法很好地持续,会出现比较大的反弹。提示伊布替尼在外周血中的 BTK 抑制不等于在组织中的 BTK 抑制,不能完全抑制 BTK 靶点。另外,伊布替尼作用靶点不专一,除了 BTK 之外,它还抑制 EGFR、HER4、JAK3 等靶点,这些特性可能会引起非靶点的毒副作用[2]。

为获得对 BTK 靶点有更高特异性和良好药代动力学特性的药物,百济神州生物科技有限公司研究团队于 2012 年起开始研究。由于 BTK 抑制剂需要和靶点共价结合,研究人员决定使用"抗体技术",直接分析有多少靶点尚未被化合物所占领。这样一来,通常需要耗时几个月的工作,可以缩短到给小鼠喂食化合物后,等待 4~8 个小时,就可以抽血进行靶点占有率的检测。在新型测试技术的协助下,研究人员们快速缩小了筛选的范围。从最初合成的 500 多个化合物,到进入药效动力学实验的 10 多个化合物,再到药效试验确定的 5~6 个化合物,再到基于成药性、剂型以及物理性质等特性选定的最终候选分子,百济神州研究团队只用了 5 个月的时间。而这个幸运的化合物,就是 BGB-3111(泽布替尼,zanubrutinib)[3]。

泽布替尼显示出对 BTK 靶点有更高的特异性和良好的药代动力学特性,从而在临床中转化为更好的疗效和安全性。在中国开展的多中心 Ⅱ 期临床试验中,复发难治性套细胞淋巴瘤患者在接受泽布替尼治疗后,总缓解率(即治疗有效的患者比例)达 84%,其中 59% 的患者病情完全缓解(即肿瘤完全消失)[4]。

2019 年 11 月 15 日,美国食品药品监督管理局宣布,中国企业百济神州自主研发的抗癌新药泽布替尼,以"突破性疗法"的身份,优先审评获准上市,用于治疗既往接受过至少一项疗法的套细胞淋巴瘤患者。泽布替尼成为迄今为止第一种由中国企业自主研发、在 FDA 获准上市的抗癌新药,实现了中国原研抗癌新药出海"零的突破"[5]。

一种新药的研发周期平均为 12 年,需要 423 位医药研究员进行多达 6 587 次科学试验,进行长达 7 百万个小时的辛勤工作。而泽布替尼仅用了 7 年零 5 个月左右,创造了新药研发的"中国速度"。

参考文献:

[1] 曹志坚,马军. 慢性淋巴细胞白血病治疗进展. 白血病·淋巴瘤,2019,28(1):5-7.

[2] 中国临床肿瘤学会(CSCO)抗白血病联盟,中国临床肿瘤学会(CSCO)抗淋巴瘤联盟. 伊布替尼治疗 B 细胞恶性肿瘤中国专家共识(2019 年版). 白血病·淋巴瘤,2019,28(8):449-456.

[3] LI N, SUN Z, LIU Y, et al. Abstract 2597: BGB-3111 is a novel and highly selective Bruton's tyrosine kinase (BTK)inhibitor. Cancer Research, 2015, 75(15 Supplement):2597.

[4] CS TAM, V LEBLOND, W NOVOTNY, et al. A head-to-head Phase Ⅲ study comparing zanubrutinib versus ibrutinib in patients with Waldenström macroglobulinemia. Hematological Oncology, 2018, 35(S2):422-423.

[5] 张洪涛. 中国第一个获得美国 FDA "突破性疗法"认证的抗癌新药,到底好在哪? 科技导报,2019,37(11):6-8.

(南京医科大学药学院　李　飞)

59. 头孢菌素的发展——积极探索、努力完善

头孢菌素类药物(cephalosporins)是一类半合成 β- 内酰胺类广谱抗菌药物的总称。头孢菌素是从顶头孢霉的培养液中分离得到的。1948 年,意大利科学家朱塞佩·布罗楚在撒丁岛海岸一个排污口处找到了一株能产生抗菌物质的顶头孢霉[1]。科学家发现顶头孢霉的粗滤液可以抑制金黄色葡萄球菌的生长,随后在来自撒丁岛的真菌培养液中分离出了三种天然化合物,即头孢菌素 C、N 和 P。1961 年确定了头孢菌素 C 的结构,其母核为 7- 氨基头孢烷酸(7-ACA)(见图 6-4)[2]。虽然天然的头孢菌素抗菌活性较低,但毒性远低于青霉素,对酸及青霉素酶稳定,值得进一步研究与开发,于是发展了半合成青霉素。半合成头孢菌素类是发展最快的一类抗生素。半合成头孢菌素是以 7-ACA 为起始原料获得的。

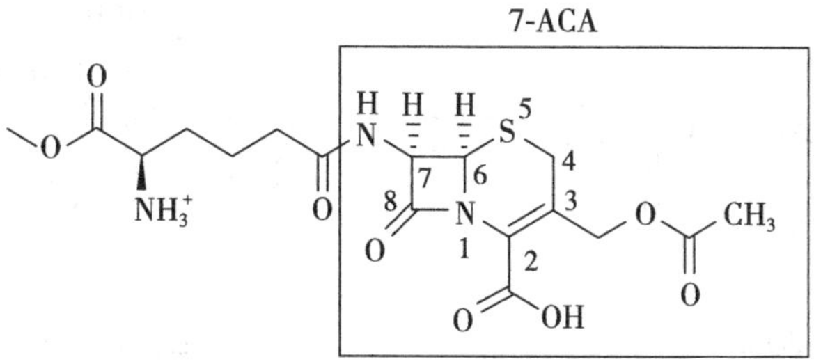

图 6-4　头孢菌素 C

第一代头孢菌素类药物于 20 世纪 60 年代开发上市，包括头孢噻吩（cephalothin）、头孢唑林（cefazolin）、头孢噻啶（cefaloridine）、头孢氨苄（cefalexin）和头孢拉定（cephradine）等（图 6-5）。头孢噻吩是 1964 年上市销售的，第一个用于临床治疗的头孢菌素类抗生素。第一代头孢菌素临床上主要用于耐青霉素酶的金黄色葡萄球菌等 G^+ 菌和某些敏感 G^- 菌感染的治疗。相比较青霉素，第一代头孢菌素虽耐青霉素酶，但不耐 β- 内酰胺酶。头孢菌素类药物在临床上的成功，鼓舞了科研人员更加深入的研究，进而开发出更多的此类药物。

由于第一代头孢菌素存在不耐 β- 内酰胺酶的问题，科研工作者不断探索发现了第二代头孢菌素，主要有头孢呋辛（cefuroxime）、头孢替坦（cefotetan）等（图 6-5）。尽管第二代头孢菌素与第一代头孢菌素在结构上差别不大，但对 β- 内酰胺酶的稳定性增强，抗菌谱也较广，对 G^- 菌的作用增强，却对铜绿假单胞菌无效，并且对 G^+ 菌的活性减弱。

鉴于第二代头孢菌素药物存在的缺陷，研究人员又开发了第三代头孢菌素，第三代头孢菌素在结构上有明显的特征，其 7 位的氨基侧链主要为 2- 氨基噻唑 -α- 甲氧亚氨基乙酰基。主要有头孢噻肟（cefotaxime）、头孢曲松（ceftriaxone）、头孢他啶（ceftazidime）和头孢克肟（cefixime）等（图 6-5）。相比较前两代头孢类药物，第三代头孢菌素的抗菌谱更广，对 G^- 菌的活性更强，并且部分药物抗铜绿假单胞菌活性较强，但是对 G^+ 活性仍然比第一代差。

那么是否可以研发出同时对 G^+ 和 G^- 菌活性较好的头孢类药物呢？在 20 世纪 80 年代末 90 年代初，研究人员又发现了第四代头孢菌素，其主要结构特征为：C-7 位连有 2- 氨基噻唑 -α- 甲氧亚氨基乙酰基侧链，C-3 位存在季铵基团。主要的药物有头孢匹罗（cefpirome）和头孢吡肟（cefepime）等（图 6-5）。第四代的头孢菌素类药物抗菌谱更广，尤其对金黄色葡萄球菌等 G^+ 有较强的活性，同时，因为季铵基团可与羧基分子内成盐，对 β- 内酰胺酶的稳定性更高、穿透力更强[3]。

尽管这四代头孢菌素在结构上非常相似，但是他们在抗菌活性、抗菌谱以及稳定性等方面存在各自的优势。这也提示我们即使细微的结构差别也会带来不一样的药效和性质，有待于我们去积极探索与发现。到目前为止，为了寻找抗菌谱更广、作用更强的新化合物，头孢药物的研发也一直进行中，也有部分新药上市：比如头孢吡普（ceftbiprole medocaril）和头孢洛林（ceftaroline fosamil）（见图 6-5）。这两个药物被称为第五代头孢菌素类药物，是仅有的可以有效对抗耐甲氧西林金黄色葡萄球菌的 β- 内酰胺类抗生素，并且可以用于铜绿假单胞菌感染[4]。

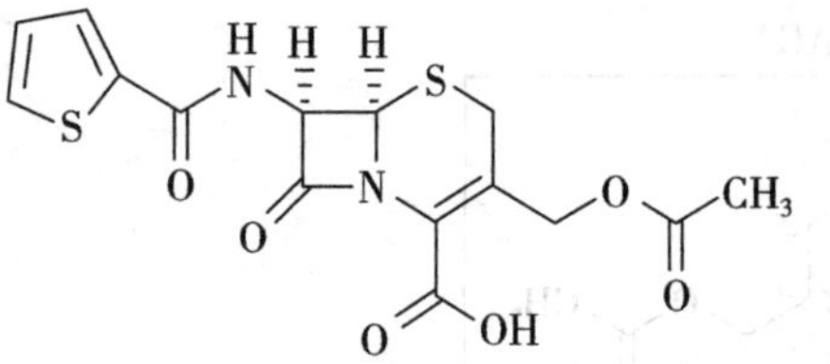

头孢噻吩（Cefalothin）

第一代头孢类药物

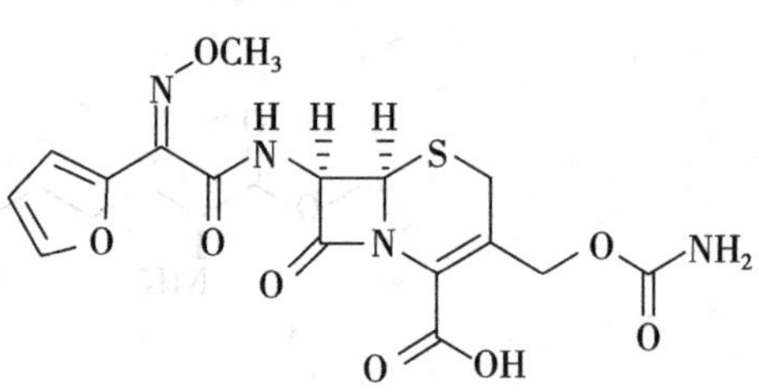

头孢呋辛（Cefuroxime）

第二代头孢类药物

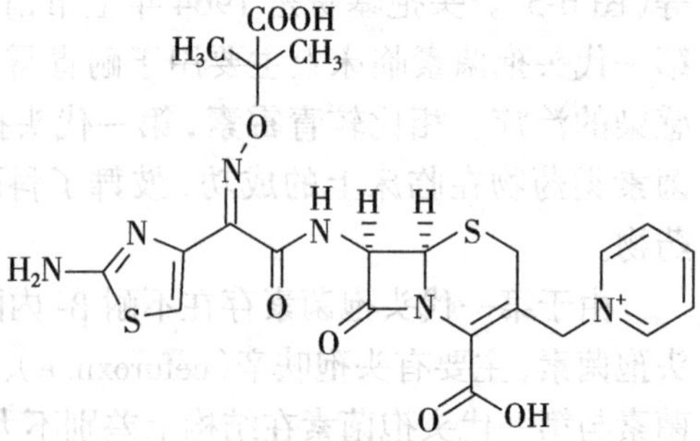

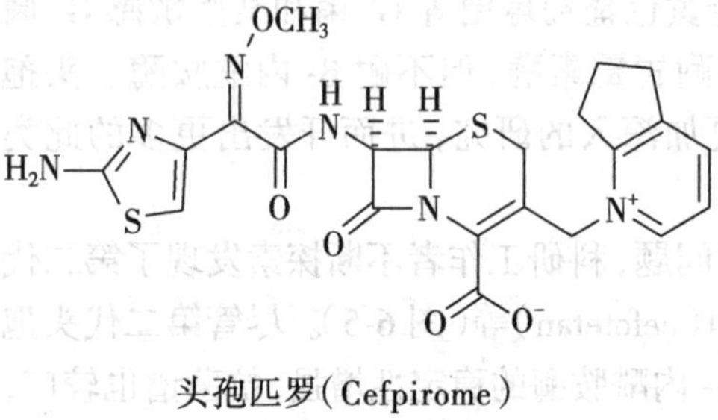

头孢匹罗（Cefpirome）

第四代头孢类药物

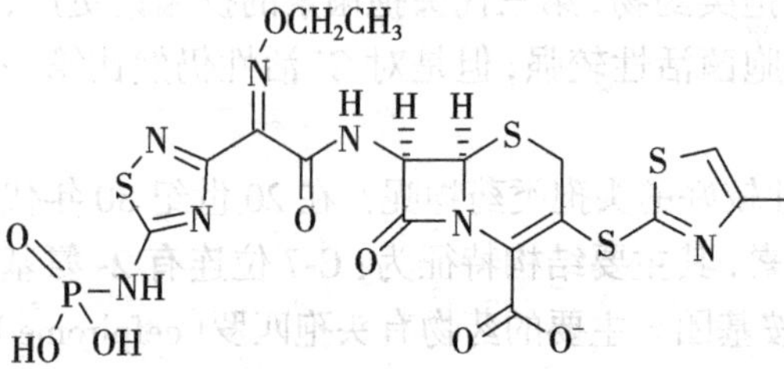

头孢他啶（Ceftazidime）

第三代头孢类药物

头孢洛林（Ceftaroline）

第五代头孢类药物

图 6-5 代表性头孢菌素的化学结构

头孢菌素类抗生素是临床一线用药，占抗生素用药总量的一半以上。从分离出天然产物到第一代头孢成功问世，直至现在第五代头孢洛林的上市，科学家不断探索扩展抗菌谱、增加疗效、解决耐药等临床问题。科学永无止境，新型高效广谱的头孢菌素类药物的研发仍在探索中。

参考文献：

[1] 孟现民,董平,姜旻,等. 头孢菌素类抗菌药物的开发历程与研究近况. 上海医药,2011,5(22):218-221.

[2] 孙样,王宇驰,张春然,等. 头孢菌素类抗生素的发现与发展. 国外医药抗生素分册,2014,4(35):154-158.

[3] 尤启冬. 药物化学. 北京:化学工业出版社,2004,1:455-477.

[4] THEURETZBACHER U. Resistance drives antibacterial drug development. Curr Opin Pharmacol,2011,11(5):433-438.

（南京医科大学药学院　陈维琳）

60. 青霉素的发现及应用——成功的偶然与必然

1928 年英国细菌学家亚历山大·弗莱明(Alexander Fleming)在开展葡萄球菌的研究工作中,发现一个培养皿中长出了一团青绿色的霉花——青霉菌。细心的他在显微镜下观察发现青霉菌四周的葡萄球菌菌落已发生部分溶解。对于很多研究者可能会不假思索地认为这是被污染了的平板,顺手丢弃。但是善于观察的弗莱明注意到污染了青霉菌的四周出现了一圈无菌圈——抑菌圈。随后他有意识地将霉团接种到无菌的琼脂培养基和肉汤培养基中,结果发现在肉汤培养基里,这种霉菌生长迅速,形成许多青绿色的霉团。此后,他将这种青霉菌接种在金黄色葡萄球菌和其他细菌平板上,实验结果显示这种青霉菌对许多细菌均有溶解作用,这时弗莱明认为这种青霉菌具有一定的杀菌作用。此后,弗莱明将其做成粗培养液,结果发现这些培养液即使被几百倍稀释后,仍然具有较强的杀菌作用。作为细菌学家的弗莱明知道它属于青霉菌的一种,于是将其命名青霉素(penicillin,盘尼西林)[1]。1929 年,弗莱明在《英国实验病理杂志》上发表了该研究内容。在这篇文章里,他完全抛弃了要将青霉素作为药剂使用的主意,主要讲述了利用青霉菌分离流行性感冒 B 病菌的方法,这对于研究流行性感冒 B 病菌的微生物学家来说可是个好消息。

一位名为塞西尔·乔治·佩因的医师在学生时代曾经在弗莱明的报告中了解到青霉菌,他对此抱有巨大的兴趣,他写信给弗莱明索要了一点青霉菌样品。佩因给三位皮肤感染的患者使用了青霉菌汁液的提取液,但是没有好转。佩因并没有沮丧,他后来将含有青霉菌的培养液滴进了一个三个月大、眼睛被淋球菌感染的婴儿眼内。1930 年 11 月 25 日的医疗文书上写着"开始使用青霉素",12 月 2 日,婴儿的眼睛就已经完全干净了,化脓全部消失了。佩因回忆道:"青霉素如同魔咒一样起效了。"后来,佩因又用类似方法治愈了一位眼睛被石头碎片刺穿、眼球感染上肺炎球菌的矿工。遗憾的是,1931 年 3 月底,佩因去了伦敦研究产后发热,在那之后他再也没有使用过青霉素。青霉素作为治疗药物的研究又被搁置了[2]。

弗莱明并没有放弃青霉素的研究,他于 1939 年将菌种提供给准备系统研究青霉素的英国牛津大学病理学家霍华德·弗洛里(Howard Florey)和生物化学家恩尼斯特·钱恩(Ernest Chain)。因为青霉素不耐酸、不耐酶、不耐高温,其提取和分离面临着重重困难,但是弗洛里他们并没有放弃,经过 18 个月的努力,他们最终得到了 100mg 可用于注射纯度的青霉素[3]。

早在 1929 年，弗莱明将青霉菌的粗培养液喂食给被细菌感染的兔子和老鼠，但是却无抑菌效果，这也是青霉素 10 年内没有得到发展的一个原因。弗洛里和钱恩给被注入致死量细菌的老鼠进行注射霉菌培养液后老鼠全部存活，说明青霉素不能口服，只能注射。这归根于青霉素的结构，因为胃酸的酸性很强，在口服时将导致侧链酰胺键的水解和 β- 内酰胺环开环而使青霉素失活[4]。

青霉素的发现和使用开启了化学治疗的新纪元，青霉素的使用攻克了许多曾经的不治之症：猩红热、白喉、梅毒、结核病、败血症、肺炎、伤寒等，挽救了成千上万人的生命。青霉素也是抗生素史上的一座重要里程碑，为使用抗生素治疗传染病开辟了新思路和新道路。弗莱明、弗洛里和钱恩三个人因为发现和应用青霉素的研究成就，共同分享了 1945 年的诺贝尔生理学或医学奖[5]。

一项重大的发明，从想法到实践，从科研到技术，从点子到产品，从一个偶然的发现到能够广泛造福于人类的应用，是一个千回百转、千锤百炼的过程。弗莱明的敏锐观察使他发现了青霉素，而弗洛里和钱恩善于思考、勤于实践以及不同学科的团结协作使得青霉素成功问世。青霉素的成功也是偶然中的必然。在科学研究的道路上需要敏锐的观察，积极的思考，不懈的实践以及团队的合作。

参考文献：

[1] 张帆. 青霉素的发现简史. 生物学教学, 2008, 33(7): 70-71.

[2] 张永珍, 赵亚芬. 青霉素的临床应用. 健康必读(下旬刊), 2013(3): 411.

[3] R M VERHAERT, A M RIEMENS, J M VAN DER LAAN, et al. Molecular cloning and analysis of the gene encoding the thermostable penicillin G acylase from Alcaligenes faecalis. Appl Environ Microbiol, 1997, 63(9): 3412-3418.

[4] 刘创基, 王海, 杜振霞, 等. 超高效液相色谱 - 串联质谱法同时测定牛肉中青霉素类药物及其代谢产物. 分析化学, 2011(05): 617-622.

[5] 王渝生. 弗莱明: "偶然" 发现青霉素. 科技导报, 2008, 26(4): 98.

（南京医科大学药学院 周其冈 陈维琳）

61. 百年老药阿司匹林的故事——求真务实、开拓创新

非甾体抗炎药（NSAID）应用于临床已有 100 多年的历史，具有良好的抗炎、解热、镇痛作用，被广泛应用于治疗各种风湿性疾病、骨关节病及心脑血管疾病。阿司匹林（aspirin）又称乙酰水杨酸，是一个古老的非甾体抗炎药，自 1897 年问世以来在临床上一般用于解热、镇痛、抗炎、抗风湿以及抗血栓治疗[1]。近年来，阿司匹林全球每年消耗量约 5 万吨，仅美国的阿司匹林原料药耗用就占世界总产量的 30%~40%，它与青霉素、地西泮并称为 "医药史上三大经典药物"。

有趣的是，阿司匹林的原型是化学家从柳树皮里提取出来的化学物质——水杨苷（salicin）。化学家怎么会想到从柳树皮里提取水杨苷呢？有记载的历史可以追溯到公元前，

被西方尊为"医学之父"的希波克拉底曾经使用柳树皮来治疗肌肉疼痛。中国古人也很早就发现了柳树的药用价值,据《神农本草经》记载,柳之根、皮、枝、叶均可入药,有祛痰明目、清热解毒、利尿防风之效,而外敷则可治牙痛。1763 年,英国医师爱德华·斯通(Edward Stone)向英国皇家学会报告了使用柳树皮粉医治疟疾患者头痛的疗法。1828 年,法国药剂师亨利·勒鲁克斯(Henri Leroux)和意大利化学家约瑟夫·布希纳(Joseph Buchner)首次从柳树皮中提取到一种淡黄色晶体,并命名为水杨苷。十年后,意大利化学家拉菲里·皮利亚(Raffaele Piria)终于成功地从水杨苷里分解出水杨酸(salicylic acid)。1859 年,德国化学家赫尔曼·科尔贝(Herman Kolbe)成功实现了水杨酸的人工合成。但水杨酸的酸性很强,对口腔黏膜有着强烈的刺激作用,进入胃部以后,还会干扰胃内生理环境,导致严重的胃痛。1897 年,德国拜耳公司 29 岁的化学家费利克斯·霍夫曼(Felix Hoffman)通过修饰水杨酸合成了高纯度的乙酰水杨酸——阿司匹林,并且很快通过了其对疼痛、炎症及发热的临床疗效测试。不过,关于阿司匹林的真正发明者还有另一个版本 [2]。在 20 世纪 40 年代,德国正处在纳粹统治的黑暗时期,统治者不愿意承认阿司匹林的发明者是犹太人——阿图尔·艾兴格林,于是便将发明家的桂冠戴到了费利克斯·霍夫曼的头上,以利其宣扬"大日耳曼民族"的优越。1949 年,阿图尔·艾兴格林在去世前一个月写了一篇名为《阿司匹林五十年》的文章,指出费利克斯·霍夫曼是按照他的指示具体操作,最后才合成出阿司匹林。直到 20 世纪末,英国医药史学家瓦尔特·斯尼德(Walter Snyder)几经周折之后,获得德国拜耳公司的特许,查阅了其实验室的全部档案,证实了阿图尔·艾兴格林的说法。

在第一次世界大战后,作为德国战争赔偿的一部分,拜耳公司在许多国家失去了阿司匹林的专利权保护。但这也使得阿司匹林能够在世界范围普及,惠及全世界人民。随着人类历史的进步,医药学科不断蓬勃发展,人们对阿司匹林的认识也在不断提高,除了传统的解热、镇痛、抗炎的功效外,其他功能也在被人们慢慢探究。1971 年,英国科学家约翰·文(John R. Vane)发现阿司匹林能够预防血小板的凝结,减轻血栓带来的危险。同时也发现阿司匹林通过抑制环氧化酶来抑制前列腺素的合成,从而达到消炎、镇痛作用 [3]。1989 年,美国国立卫生研究所(NIH)组织 22 071 名美国健康男性医师参与一项大规模临床研究,评价小剂量阿司匹林能否减少心血管事件的发生。结果发现,阿司匹林能使心肌梗死风险降低44% [4]。近年来,研究发现阿司匹林在降低肿瘤发生风险和预防衰老及衰老相关疾病方面也卓有成效 [5]。

时至今日,阿司匹林从诞生到发展已经历经一百多年,从最初的消炎镇痛作用,到心血管疾病的预防,再到肿瘤以及衰老相关性疾病的防治,其临床应用正焕发出新的生机。这一切都要归功于科学家正在进行的大量探索研究,使我们对它的认识更加广泛且深入。相信阿司匹林将逐步展现"老药新用"的价值,为人类的健康保驾护航,在人类医药史上不断谱写新的光辉篇章!

参考文献:

[1] 李才正,苗佳. 阿司匹林的临床应用进展. 华西医学, 2012, 32(7): 345-353.

[2] 刘靖. 阿司匹林的发明者之争. 百科知识, 2009(23): 32.

[3] VANE, J. R. Inhibition of Prostaglandin Synthesis as a Mechanism of Action for Aspirin-like Drugs. Nature New Biology, 1971, 231(25): 232-235.

[4] 李小鹰. 阿司匹林在心血管疾病一级预防中的作用. 中华医学杂志, 2005, 85(13): 889-891.

[5] 宋祖益. 近年来阿司匹林被发现的新作用及副作用. 中国实用医药, 2013, 8(30): 161-162.

（中国药科大学药学院　温小安）

62. 他汀类药物研发历程的启示——大胆探索、敢于创造

　　天然产物是指自然界中动物、植物和微生物等生物体的内源性化学成分或其代谢产物，它们具有独特的结构特征，并能够与特定的生物靶标专一性结合而表现出良好的生物活性，是重要的先导化合物和药物发现的重要源泉之一。他汀类药物最早来源于天然产物，并逐步过渡到生物半合成及完全人工合成化合物，它是现代药物研发史上的经典传奇。回顾他汀类药物的研发历程，可以为药学工作者在天然药物研究领域带来思考与启迪。

　　20 世纪 50 年代，科学家们逐渐阐明了胆固醇的生物合成途径，并证实血液胆固醇水平升高与动脉粥样硬化的发生发展密切相关，而动脉粥样硬化是导致多种心脑血管疾病的罪魁祸首之一。因此，降低胆固醇水平被视为防治动脉粥样硬化性心血管疾病的核心策略。随着胆固醇生物合成研究的不断深入，尤其发现羟甲基戊二酰辅酶 A 还原酶（hydroxy-methylglutaryl coenzyme A reductase inhibitor, HMG-CoA reductase）是体内合成胆固醇的限速酶[1]，这一重大发现为他汀类药物的研发奠定了基础。

　　他汀类药物的第一个发明者是日本生物化学家远藤章（Endo Akira），也被人们尊称为"他汀药物之父"。20 世纪 60 年代，由青霉素和链霉素开启的微生物活性代谢产物研究热潮对日本国内产生了巨大影响。在这样的研究背景下，远藤章提出了一个合理的设想：某种菌类可能会产生抑制 HMG-CoA 还原酶的代谢产物，进而抑制胆固醇的生物合成，这种物质将成为一种潜在的降胆固醇药物。1972 年，远藤章在测试了超过 6 000 种真菌后，终于发现了桔青霉（*Penicillium citrinum*）提取物能够有效地抑制胆固醇的合成，也就是世界上第一个调血脂的天然产物——美伐他汀（mevastatin）。1978 年，美国德克萨斯州的西南医学中心的科学家 Brown MS 与远藤章展开科研合作，在 *Journal of Biological Chemistry* 杂志上详细报道了美伐他汀的生物来源、化学结构与作用机制，阐明这一化合物具有 HMG-CoA 还原酶抑制活性[2]。至此，远藤章的伟大发现获得了科学界广泛认可，并获得 2008 年拉斯克临床医学研究奖和 2017 年加拿大盖尔德纳国际奖。

　　1978 年，日本第一三共制药公司开始了美伐他汀的临床试验，但受其效果不佳且致癌等因素影响，这一活性分子的研发被迫中止，日本第一三共制药公司也与第一个他汀类降血脂药物失之交臂。1979 年，远藤章从红曲霉中分离出具有 HMG-CoA 还原酶抑制活性的化合物 Monacolin K。与此同时，默克公司从土曲霉中分离得到洛伐他汀（lovastatin），后来发现这与 Monacolin K 是同一种物质。1980 年，默克公司开始了洛伐他汀的临床研究，并充分重视药物安全性问题，直到确认洛伐他汀无致癌毒性。1987 年，洛伐他汀被美国食品药品监督管理局（FDA）批准，成为第一个上市的他汀类降胆固醇药物。在洛伐他汀进行临床试验时，默克公司在其侧链上又加了一个甲基，开发出疗效更强、安全性更高的辛伐他汀（simvastatin，1988 年上市）。1995 年，辛伐他汀和洛伐他汀同时成为了年销售额超过 10 亿

的重磅炸弹药物[3]。

与此同时，其他国家的老牌制药企业也在他汀类药物研发方面取得了丰硕的成果。日本第一三共制药公司和美国百时美施贵宝公司联合开发出普伐他汀(pravastatin, 1989年上市)，它是美伐他汀的衍生产物，具有羧酸形式且环状结构存在羟基，水溶性大，可选择作用于肝脏，不良反应较少。氟伐他汀(fluvastatin, 1994年上市)由瑞士山德士制药公司开发，它是第一个人工合成的他汀类降胆固醇药物，其存在一个氟苯取代吲哚环的结构，具有羧酸形式无须代谢转化就可直接发挥药理活性，与洛伐他汀、辛伐他汀相比其亲水性也有所增强。1985年，华纳-兰伯特公司的青年化学家Bruce D. Roth成功地研发出第二个全人工合成的他汀类药物——阿托伐他汀(atorvastatin)，商品名为立普妥(Lipitor)。1997年，FDA批准了阿托伐他汀上市，由辉瑞公司与华纳-兰伯特公司共同推广这一药物。2004年，立普妥成为世界药物销售冠军，销售额达到109亿美元，是第一个年销售额突破百亿美元的药物。在专利期内，立普妥全球销售总额达1 250亿美元，成了史上最成功的Me-best药物。瑞舒伐他汀(rosuvastatin)和匹伐他汀(pitavastatin)是人工合成的第三代他汀类药物，先后于2002年、2003年分别在荷兰和日本上市[3]。

他汀类药物是天然产物药物开发的经典案例，从天然产物逐步过渡到生物半合成及完全人工合成的他汀类药物，不仅运用了系统的研究方法，而且凝结着科研人员大量的智慧与心血。我国拥有丰富的药用植物资源，利用这一优势，采用现代分析技术，发现活性先导化合物，进一步结构改造或修饰，从而研制开发出新药，这是一条我国创新药物研发的有效途径之一。随着对中国传统医药资源的深入研究，科研人员定能开发出让世界认可、为人类健康和中国经济作出贡献的新药。

参考文献：

[1] 张哲峰，刘铁钢，张冬. 羟甲基戊二酰辅酶A还原酶抑制剂的研究进展. 中国现代应用药学，1999(6)：1-4.

[2] BROWN MS, FAUST JR, GOLDSTEIN JL, et al. Induction of 3-hydroxy-3-methylglutaryl coenzyme A reductase activity in human fibroblasts incubated with compactin(ML-236B), a competitive inhibitor of the reductase. J Biol Chem, 1978, 253(4): 1121-1128.

[3] 高巧月，孙晓惠，李丽美，等. 天然药物化学史话：他汀创造的史上第一畅销药物传奇. 中草药，2018，49(23)：6-16.

（南京医科大学药学院 陈冬寅）

63. 西咪替丁的"革命性"研发——大胆创新、理性设计

消化性溃疡(peptic ulcer, PU)是一种困扰了人类好几百年的疾病。1910年Schwartz首次提出了"No Acid, No Ulcer"。于是从"制酸"的角度，碱性化学品碳酸氢钠走上了胃溃疡治疗的历史舞台。但同机制的抗酸剂有着共同的缺陷：用药剂量大、停药后易复发、疗效不确切等，通过手术进行胃局部切除往往成为最后的无奈之举。

何不从"酸从何来"的角度来考虑这个问题呢？1916 年，Leon Popielski 首次发现组胺可刺激胃酸分泌。然而，用于治疗过敏的抗组胺药物却不能阻断由组胺诱导的胃酸分泌[1]。1948 年，瑞典哥德堡大学的 Bjorn Folkow 和 George Kahlson 首次提出了组胺具有"至少两种受体"的概念雏形。

20 世纪 60 年代，因成功研发 β- 肾上腺能受体拮抗剂心得安（普萘洛尔）而功成名就的苏格兰药理学家詹姆士·布莱克（James W. Black）敏锐地注意到这个发现。因为曾经在 Raymond P. Ahlquist 的"双重肾上腺能受体"理论因太过于新颖而不能被大家所接受时，Black 就开创性地意识到通过选择性的拮抗 β 受体，减少心肌耗氧量来开发抗心绞痛药物[2]。帝国化工公司（Imperial Chemical Industries, ICI）最终因 Black 研究团队的创新意识及缜密的科学研究而成功获得了心得安，并获取了丰厚的利润。此次，Black 依据他的研发经验和敏锐的科研嗅觉，雄心勃勃地向 ICI 管理层陈述了开发选择性抗组胺类抗溃疡药物的想法，结果却遭到拒绝。因为作为药企，继续在心得安的基础上开发"Me-Too"药物显然更易成功，也更有利可图。为了实施寻找新型的组胺拮抗剂来抑制胃酸分泌从而抗溃疡的想法，Black 转向了当时还籍籍无名的美国史克公司在英国筹办的一个小型研究所，事实证明，这次选择意义非凡。

（1）受体结构未知的情况下研究策略的确定：1964 年，Black 研究团队在"组胺至少存在两种受体（H_1 和 H_2 受体）"的假说基础上，确定了"从组胺的结构入手，设计组胺衍生物，竞争性结合于 H_2 受体"的研究策略，这在当时是非常具有开创意义的。

（2）剖析组胺的化学结构逐步演化出先导化合物：Black 研究小组将组胺的化学结构剖析为三部分——咪唑环、氨基和亚乙基链，利用药物化学中的电子等排和同系原理，分别对其进行结构修饰和改造。

将咪唑环"4 位甲基化"，其呈现出对 H_2 受体的选择性，但仍可部分激动该受体[3]。氨基用胍基取代，制成呱乙咪唑，因胍基具有较大的本体体积和质子化后电荷高度的离域性及增加的电荷与咪唑环间的距离，而显示出微弱的但令人欣喜的抑制胃酸分泌作用[4]。

于是将胍基和咪唑环之间的亚乙基链适当延长，并将强碱性的胍基用其他空间结构类似的脒、脲、硫脲等结构置换，从中得到了第一个没有激动活性的完全 H_2 受体拮抗剂 N- 甲基硫脲丁基咪唑，又叫布立马胺，动物注射给药有效[5]。Black 研究团队非常兴奋，在随后推进的人体试验中，团队成员化学家 Ganellin 和生物化学家 Duncan 更是亲自化身"豚鼠"，以身试药。布立马胺注射是有效的，但活性不高，且口服生物利用度非常低。

（3）合理设计与优化到西咪替丁的研制成功：为了提高 H_2 受体结合活性，研究者对布立马胺和组胺进行了创新性的动态构效分析。咪唑衍生物存在三种共振式——[1, 4] 异构体、[1, 5] 异构体、阳离子形式。布立马胺中三种共振式比例与组胺差别巨大，这可能是导致其与 H_2 受体结合强度低、活性不高的原因[5]。于是，方向明确，步步为营，咪唑环 4 位引入供电子甲基，丁基链中—CH_2—用电负性强的电子等排体—S—替换，设计制得的甲硫米特果然不负众望，H_2 受体拮抗作用增强了 8~9 倍，且口服有效。临床显示，其治疗胃和十二指肠溃疡，疗效确切而显著。但科研之路往往是道阻且长，少数患者出现了肾损伤和粒细胞减少症[5]。这样的结果差一点使西咪替丁"胎死腹中"，因为项目已进行了十年的时间，史克公司高层决定放弃甲硫米特，但研发团队因科研的灵敏嗅觉始终相信自己走在正确的道路上,甲硫米特的毒性很有可能来自硫脲基团,因硫脲曾与一系列毒性有关。于是用一系列与硫脲在空间结构和理化性质上相似的基团进行替换,最终找到了以氰基胍替代硫脲的西咪替丁(又称"泰胃美")(见图6-6)。泰胃美(Tagamet)源自"antagonist cimetidine"(拮抗剂西咪替丁),其体内活性是甲硫米特的2倍,后期的毒性评价也显示其可靠的安全性,于1976年11月率先在英国上市。泰胃美的研制成功为胃及十二指肠溃疡等需要减少胃酸分泌的疾病治疗带来了救星,许多因溃疡复发而不得不接受手术的患者可以通过口服西咪替丁来缓解溃疡引起的疼痛,加速溃疡的愈合。1986年后的几年间,西咪替丁每年销售额均超过10亿美元,成为医药史上第一个"重磅炸弹"式药物,史克公司也得以跻身世界前十大制药公司。Black因"药物治疗新原则的发现",参与分享了1988年诺贝尔生理学或医学奖。同年,Black建立了James Black基金会,旨在用于原型药物的发现。

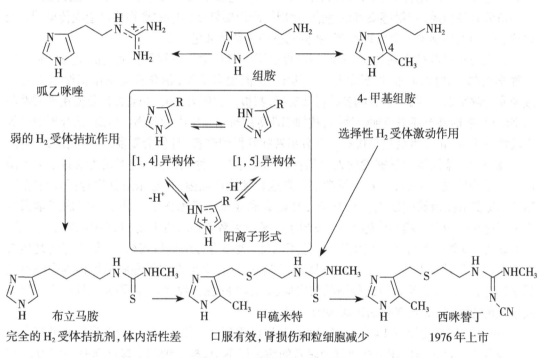

图6-6 西咪替丁的研发历程

参考文献:

[1] SRÓDKA A. The short history of gastroenterology. J. Physiol. Pharmacol, 2003, 54: 9-21.

[2] 周白瑜. β受体阻滞(拮抗)剂发明者: James Whyte Black. 中国心血管杂志, 2010, 15(1): 64.

[3] DURANT G. J., EMMETT J. C., GANELLIN C. R., et al. Potential histamine H_2-receptor antagonists. 3. Methylhistamines. J. Med Chem, 1976, 9(7): 923-928.

[4] DURANT G. J., PARSONS M. E., BLACK J. W. Potential histamine H_2-receptor antagonists. 2. N^α-Guanylhistamine. J. Med Chem, 1975, 18(8): 830-833.

[5] 郭宗儒. 理性设计的西咪替丁. 药学学报, 2015, 50(3): 372-374.

(南京医科大学药学院 王秀珍)

64. 幽门螺杆菌及其致溃疡机制的发现——勇于献身、探求真谛

科学研究的过程是缓慢的，医学研究更是如此。但重大的医学发现对人类认知自身机体和预防、控制疾病却意义重大。幽门螺杆菌是人类最古老的"伙伴"之一，然而科学家却花了一个多世纪才认清它们，确定出根治其的方法。

作为导致胃癌及其癌前病变的重要因素，幽门螺杆菌被世界卫生组织列为胃癌的第一类致癌原[1]。从流行病学来分析，幽门螺杆菌在室温下最多可存活6天，可通过粪—口、口—口的途径传播，接触感染者的唾液、食用被幽门螺杆菌污染的食物均可造成传染[2]。全球约有一半人口感染了幽门螺杆菌，我国的感染人数达8亿之多。

在幽门螺杆菌被发现之前，人们相继提出了十多种学说来解释胃溃疡的发病机制。每一种学说都言之成理，但并不完整[3]。其中，主流观点认为，消化性溃疡由情绪压力及胃酸异常分泌引起。因此，患者的各种胃部疾病，都被归为压力过大，患者需反复使用抑酸性药物来治疗，有时甚至还需用到镇静剂、抗抑郁药等缓解情绪压力的药物。然而，治疗胃溃疡的手段便是手术切除，术后也是仅有一部分患者症状得到改善，且仍会复发，治愈效果并不佳。

1875年，德国解剖学家发现人类的胃黏膜层存在一种螺旋菌，但因无法培养出纯系菌株而未受到重视。之后，一直有科学家发现这种螺旋形细菌，但也未对其进行深入研究[4]。然而，改变总在悄然间发生。1979年，在澳大利亚珀斯皇家医院工作的临床病理学家罗宾·沃伦在一份胃黏膜活体标本中，发现了一条由无数紧贴着胃上皮的细菌组成的"蓝线"。一般认为，胃酸中不可能存在生物，但他用油镜、银染等方法进行观察，却仍然能清楚地看到细菌。在后续研究中，沃伦又陆续发现，许多慢性胃炎患者的胃黏膜活体标本中都可以观察到这种细菌，沃伦觉得这种细菌与胃炎和胃溃疡关系很密切。但要完成进一步的研究验证沃伦的猜想，必须要有临床医师的参与。

两年后，比沃伦年轻14岁的本院消化科医师巴里·马歇尔，因对胃溃疡机制的好奇与其开展合作。首先他们在100例胃炎患者的活检样本中，检出细菌率接近90%，镜检后，他们发现所有的十二指肠溃疡患者胃内部都有这种细菌。紧接着，马歇尔进行了细菌体外培养。由于其形似弯曲菌，同时为了模拟胃内部的环境，将此细菌在微氧条件下培养48小时。遗憾的是，连续培养34个胃活检标本都以失败告终。直到1982年，由于复活节假期，细菌被培养了5天左右，终于成功培养出幽门螺杆菌。在后来的研究中，发现幽门螺杆菌的最佳培养时间是3~5天。但即便如此，动物实验的屡屡受挫致使没有充分的实验结果进行说明，他们提出的胃溃疡新机制仍不能得到科学界的认可，一个有效的人体试验显得尤为迫切。为此，马歇尔将自己作为"小白鼠"，以身试菌。1984年的某天早上，马歇尔先吃了几片抑酸药，随后将自己此前从患者体内得到并完成培养的幽门螺杆菌混在培养液里喝下。为了获得足够的实验数据，马歇尔等待、观察了一周，一周后通过胃镜检查，他的胃里充满了细菌，感染非常严重。而提供细菌的患者，已经被马歇尔用自创的抗生素疗法治好了，用同样的疗法，他也很快得到好转。

1985 年，他们将这一发现发表在澳大利亚医学杂志上，但仍然没有得到广泛认可。这篇文章沉默了近 10 年之后，随着临床患者不断被治愈，美国国家卫生研究院和美国食品药物监督管理局开始接受并宣传这种新的观点，承认大多数消化性溃疡可能由幽门螺杆菌所致，建议使用抗生素治疗。由此，马歇尔获得 1995 年拉斯克医学奖。10 年后，马歇尔与沃伦被共同授予诺贝尔生理学或医学奖，以表彰他们对幽门螺杆菌及其对胃炎、胃溃疡的致病机理的发现。

由于他们的坚持和勇气，胃溃疡患者被彻底治愈的概率大幅度提高，患者的生活质量也得到改善。今天我们对幽门螺杆菌的治疗方案，仍然建立在马歇尔研究的基础上。目前，幽门螺杆菌感染者治疗方案为服用 7~14 天含有铋剂的四联疗法[5]，即"铋剂 + 质子泵抑制剂 +2 种抗生素"。

参考文献：

[1] ARAÚJO-FILHO, IRAMI, BRANDÃO-NETO, et al. Prevalence of Helicobacter pylori infection in advanced gastric carcinoma. Arquivos de Gastroenterologia, 2006, 43（4）: 288-292.

[2] EUSEBI L H, ZAGARI R M, BAZZOLI F. Epidemiology of Helicobacter pylori Infection. Helicobacter, 2014, 19（s1）: 1-5.

[3] 邝贺龄. 消化性溃疡. 北京: 人民卫生出版社, 1990.

[4] 奇云. "埋藏"在肠胃中的诺贝尔奖——幽门螺杆菌的发现过程. 生物学教学, 2006, 31（3）: 7-10.

[5] 崔璨璨, 李长锋, 张斌. 幽门螺杆菌感染治疗方案的研究现状和进展. 吉林大学学报（医学版）, 2017, 043（006）: 1287-1290.

（陕西科技大学食品与生物工程学院　梁承远
南京医科大学药学院　林瑜辉）

第七章 药理学课程思政教学案例

65. 药物的量效关系——量变与质变的统一

事物发展是量变和质变的统一。量变是质变的必然准备,量变达到一定程度必然引起质变,质变是量变的必然结果[1]。因此,对于期许的质变,应该积极做好量变的准备,坚信质变的到来。对于不良的质变,应该注意事物发展的"度",防止量变达到一定程度引起质变。

有效性和安全性始终是合理用药的核心,临床药物治疗的原则之一是尽可能产生最大的疗效和最小的不良反应。制订合理的药物治疗方案,必须了解药物与受体间相互作用引起的患者用药剂量和反应之间的关系,即药物的量效关系。以效应强度为纵坐标、药物剂量或药物浓度为横坐标作图,则得到量效曲线。根据药物的量效曲线,我们可以得出以下结论:随着剂量逐渐加大,药物效应逐渐加强,但剂量加大到一定程度,药物效应达到最高后将不再增强,如果继续加大药物剂量,则会出现毒性反应,而且随着药物剂量的不断增加,毒性反应将逐渐增加。因此,我们应该把握好药物的剂量,使其能在不引起毒性反应的前体下,发挥最大的药理学效应。

以效应强度为纵坐标、剂量的对数为横坐标时,量效曲线表现为对称的"S"型曲线,在剂量较大或较小时,效应变化均不明显,在中间段剂量时,剂量较小的变化可引起效应明显改变。这提示我们:药物剂量的调节应在治疗剂量和常用剂量范围内进行,只有把握好这个度,才能起到事半功倍的效应。

丙咪嗪作为临床一线的抗抑郁药,可通过阻断去甲肾上腺素和 5- 羟色胺在神经末梢的再摄取,使突触间隙的递质浓度升高,促进突触传递功能,进而发挥抗抑郁作用[2]。但是,抑郁症患者服药初期症状并不会改善,一般需连续服药 1~2 周才开始起效,症状严重的患者药物起效时间可能会延长至 2~4 周。很多患者因为在药物治疗初期症状并没有改善,认为药物治疗无效,进而自行停药。但这样做不但会导致病情反复,还可能转为长期难治愈的抑郁症。作为患者,应该坚信量变会引起质变,按照医嘱按时服药,药效一定会出现。

华法林作为经典的口服抗凝药,至今仍然被广泛用于防治栓塞性疾病[3]。因为它抗凝作用显著、价格低廉,被誉为抗凝药中的"经济适用男"。但是,一旦剂量过大,则会导致自发性出血。早期表现有瘀斑、紫癜、牙龈出血、伤口出血经久不愈、月经量过多等。出血可能发生在任何部位,特别是泌尿道和消化道。最严重的为颅内出血,甚至威胁生命。所以,在用药期间必须测定凝血酶原时间,据此调整华法林的剂量,使得服药后患者的凝血酶原时间控制在 18~24 秒(正常为 12 秒)较好,从而在发挥较好的抗凝效果的同时,规避出血风险。

胰岛素是治疗 1 型糖尿病的最重要药物,对胰岛素缺乏的各型糖尿病均有效[4]。那么,糖尿病患者是不是注射的胰岛素越多,治疗效果越好呢? 答案是否定的。在一定剂量范围内,胰岛素剂量越高,降血糖效果越明显。但是,正常人的血糖具有一个正常值范围,过低或过高均会对机体造成严重伤害。低血糖症是胰岛素最重要也是最常见的不良反应,早期表现为饥饿感、出汗、心跳加快、焦虑、震颤等症状,严重者可引起昏迷、休克及脑损伤,甚至死亡。为了防止低血糖症的严重后果,应严格控制胰岛素的注射剂量,同时教会患者熟知反应症状。轻者可饮用糖水或摄食,严重者应立即静脉注射 50% 葡萄糖溶液。

茶碱提取自茶叶,是一类甲基黄嘌呤类衍生物。1895 年开始化学合成茶碱,初始用于利尿,后续发现其有舒张支气管作用;1922 年开始广泛应用其治疗哮喘和慢性阻塞性肺疾病,并已从"支气管舒张剂"延伸到抗炎、强心、利尿、兴奋呼吸中枢和呼吸肌、扩张冠状动脉等领域[5]。但它的治疗窗较窄,不良反应的发生率与其血药浓度密切相关,血药浓度一旦超过 20mg/L 时,易发生恶心、呕吐、中枢兴奋、呼吸、心搏骤停等不良反应。因此,临床使用该类药物时应该密切监测血药浓度,将其控制在有效范围之内,从而发挥出最大的药理学效应,同时规避不良反应的产生。

参考文献:

[1] 王利,王光明. 量变与质变的辩证关系及现实意义. 南昌教育学院学报,2013,28(2):6-8.

[2] 方国栋,张丽华,唐薇婷. 性别对舍曲林与丙米嗪治疗慢性抑郁响应率的影响. 中国临床药理学与治疗学,2017,22(10):1172-1179.

[3] 姚慧娟,李平,刘昕竹,等. 药学门诊患者服用华法林随访分析. 医药导报,2019,38(10):1359-1362.

[4] 赵珩,李怡,徐厚明,等. 289 例胰岛素不良反应病例分析. 药物流行病学杂志,2013,22(7):375-378.

[5] 李智平,刘恩梅,刘瀚旻,等. 氨茶碱在儿童安全合理使用的专家共识. 中国实用儿科杂志,2019,34(4):249-255.

（南京医科大学药学院　林瑜辉,韩　峰）

66. 细菌的耐药机制——刨根问底、不懈探索

细菌耐药性和抗菌药物使用是一对矛盾体,在感染性疾病的治疗中对立统一。矛盾的斗争性可促使事物的发展[1]。人类为了控制耐药菌引起的感染,不断研发新的抗菌药物。然而在不断更新的抗菌药物诱导下细菌也针锋相对地发展其耐药机制[1]。

1932 年,德国生化学家多马克使用自己偶然合成的"百浪多息"解救了因感染而罹患严重脓毒症的女儿的生命[2]。从此,人类开始了对细菌的攻击。

1928 年,英国细菌学家弗莱明发现青霉菌的分泌物——青霉素具有良好的抗菌活性;1935 年,英国病理学家弗洛里和德国生化学家钱恩合作,解决了青霉素的分离提纯问题;1941 年,青霉素应用于临床,揭开了人类使用抗生素的序幕[2]。

1943 年,美国加州大学伯克利分校瓦克斯曼博士从链球菌中提取得到链霉素,开创了结核病治疗的新纪元。

1945 年,达格尔博士从金色链霉菌中提取分离出金霉素,从此四环素类抗菌药物也逐渐登上抗菌药物大舞台。

1949 年,礼来公司研究团队从土壤样品中提炼出红霉素,从此大环内酯类抗菌药物也陆续加入到抗击致病菌的战争中。

1962 年,萘啶酸通过抑制细菌 DNA 回旋酶而发挥抗菌活性的秘密被解开,带来了一种新的抗菌机理。

抗菌药物的发展史,同时也是部细菌的奋斗史。科学家们不断探索新的抗菌机制,研发新型抗菌药物,期望着耐药细菌会对抗菌药物屈服。尽管初次接触抗菌药物会导致大部分敏感细菌受到抑制或直接致死。但是,在抗菌药物的狂轰滥炸下,那些原来只占极小比例的耐药菌会迅速繁殖,将耐药机制通过质粒或者基因一代代稳定遗传,从而使相同机制的抗菌药物败下阵来。

细菌耐药性,系指细菌产生对抗菌药物不敏感的现象,耐药性一旦产生,药物的化疗作用就会明显下降。细菌的耐药机制用"十八般武艺"来形容一点也不为过[3]。

细菌可以针对抗菌药物产生多种灭活酶,直接灭活抗菌药物。在面对青霉素类抗生素"清剿"时,耐青霉素细菌中产生的 β- 内酰胺酶,会使该类药物结构中的 β- 内酰胺环水解裂开,从而使青霉素类抗生素失去抗菌活性。被氨基糖苷类抗生素消杀后幸存的细菌会产生钝化酶,当再次遇到氨基糖苷类抗生素时,钝化酶可以将乙酰基、腺苷酰基和磷酰基连接到氨基苷类的氨基或羟基上,从而使氨基苷类抗生素的结构改变而失去抗菌活性。

细菌还可以通过改变抗菌药物作用靶位产生耐药性。被青霉素类抗生素作用后幸存的肺炎链球菌,会通过遗传学机制产生与抗菌药物低亲和力的结合靶蛋白,当再次使用青霉素类抗生素治疗时,青霉素类抗生素将无法与相应的药物靶位相结合,从而产生了细菌耐药性。肠球菌为了保证自己能够免遭青霉素类抗生素的损害,会启动多重耐药机制:既产生 β- 内酰胺酶,又增加青霉素结合蛋白的量,同时降低青霉素结合蛋白与抗生素的亲和力。

细菌在对抗胞内抗菌药物的同时,也会注意限制外部物质入侵。正常情况下,细菌外膜的通道蛋白允许抗生素等药物分子进入菌体,当细菌多次接触抗生素后,菌株发生突变,引起通道蛋白丢失,导致抗菌药物无法进入菌体内,产生耐药性。有时,细菌会通过遗传学机制产生外排泵,将进入菌体的抗菌药物泵出体外,从而降低药物的吸收速率或改变药物的转运途径。

细菌耐药并不是单一机制的结果,往往是合并了众多机制后的最终表现。

由于抗菌药物被广泛使用,各种抗菌药物的耐药发生率逐年增加[4,5]。为了减少和避免耐药性的产生,应严格控制并合理使用抗菌药物:可用一种抗菌药物控制的感染决不使用多种抗菌药物联合应用;窄谱抗菌药可控制的感染不用广谱抗菌药物;严格掌握抗菌药物预防应用、局部应用的适应证,避免滥用。

纵观人类与细菌的斗争史,可以得出以下启示:滥用抗菌药物是细菌耐药最核心的原因,我们每一个公民都应该做严格合理使用抗菌药物的践行者。从我做起,从小事做起,我们才能在与细菌的战役中抢占仅有的一点先机。

参考文献:

[1] 韩美群. 论马克思唯物辩证法的和谐内蕴. 哲学研究,2014,(4):30-34.

[2] BENTLEY R. Different roads to discovery; Prontosil(hence sulfa drugs)and penicillin(hence beta-lactams). J Ind Microbiol Biotechnol. 2009, 36(6): 775-786.

[3] DURÃO P, BALBONTÍN R, GORDO I. Evolutionary Mechanisms Shaping the Maintenance of Antibiotic Resistance. Trends Microbiol, 2018, 26(8): 677-691.

[4] 王宇,王欣,管园园. 细菌耐药机制指导在促进抗生素合理用药中的应用价值. 临床合理用药杂志, 2019, 12(6): 158-159.

[5] 李玉冰,孙艳,杜颖. 药学干预抗菌药物的合理应用研究. 中国医药指南, 2020, 18(7): 35-36.

（南京医科大学药学院 林瑜辉）

67. 从药物代谢的角度预警新冠肺炎治疗中洛匹那韦/利托那韦的肝毒性——合理用药、患者至上

指导合理用药,开展药物治疗的监测及药品疗效的评价,保证人民用药安全有效是对每一个药学工作者的基本要求。2019年12月,新型冠状病毒肺炎疫情爆发,由于人群普遍易感,疫情迅速蔓延。新型冠状病毒(coronavirus disease in 2019, COVID-19)是一个被新发现的病毒,尚无针对该病毒的特效药物。鉴于COVID-19与严重急性呼吸综合征(severe acute respiratory syndrome, SARS)病毒同属冠状病毒,因此临床尝试应用在SARS疫情中使用的洛匹那韦/利托那韦来进行抗新型冠状病毒治疗。洛匹那韦/利托那韦用于治疗COVID-19尚未获国家药品监督管理局批准,属于超说明书用药,且临床使用该药治疗COVID-19的经验及资料非常有限,存在一定的用药风险。肝脏是药物代谢的主要器官,因此从药物代谢的角度分析研判洛匹那韦/利托那韦对肝脏产生毒性作用的可能性,对于提高新冠肺炎治疗中安全用药水平和临床救治率、避免遗留药源性肝损伤具有重要意义。

药物代谢是指药物吸收后在体内经酶或其他作用发生一系列化学反应,导致药物化学结构上的转变,又称为生物转化。绝大部分药物在体内经过代谢后极性增大,有利于排出体外,因此代谢是药物在体内消除的重要途径。

肝脏是最主要药物代谢器官,肠道、肺、肾和皮肤也可发挥有意义的药物代谢作用。药物代谢过程一般分为2个时相,①Ⅰ相:包括氧化、还原、水解过程。主要是由肝微粒体混合功能氧化酶细胞色素P-450(cytochrome P-450, CYP-450)以及存在于细胞质、线粒体、血浆、肠道菌丛中的非微粒体酶催化,使药物分子结构中引入极性基团。②Ⅱ相:为结合反应,将药物分子结构中的极性基团与体内的葡糖醛酸、谷胱甘肽等,经共价键结合,生成极性大、易溶于水的结合物排出体外。药物经过代谢后,其药理活性或毒性发生改变。大多数药物被灭活,药理作用降低或完全消失,但也有少数药物被活化而产生药理作用或毒性。

许多药物长期应用时对药物代谢酶具有诱导或抑制作用,改变药物作用的持续时间与强度。肝药酶诱导剂可使CYP活性增强,加速自身或其他药物代谢,使药效减弱。酶抑制剂则抑制CYP活性,导致同时应用的药物代谢减慢,药效增强,产生毒性的风险也增加。

洛匹那韦/利托那韦是国内批准与其他抗逆转录病毒药联用治疗人类免疫缺陷病毒

（human immunodeficiency virus，HIV）感染的复方制剂。洛匹那韦是 HIV 蛋白酶抑制剂，可抑制病毒的复制，使其无法形成成熟的新病毒而减少传染性。利托那韦不仅可以抑制 HIV 蛋白酶，而且还可抑制细胞色素 P-450 酶 CYP3A 介导的洛匹那韦代谢提高其血药浓度来发挥协同作用[1]。洛匹那韦主要在肝脏中经 CYP3A 同工酶代谢，利托那韦则是通过 CYP3A 和 CYP2D6 代谢[2]，因此从药物代谢的角度分析，二者均有引起肝功能损伤的可能性。事实上，该药上市后发现的常见不良反应之一就是肝炎，包括谷丙转氨酶、谷草转氨酶以及 γ- 谷氨酰转肽酶增高等。最新的基于 FDA 不良事件数据库对洛匹那韦 / 利托那韦安全信号的检测与分析也显示其具有较高的肝功能损伤风险，包括肝肿大、细胞溶解性肝炎、肝脂肪变性、肝功能异常甚至肝衰竭等[3]。

　　洛匹那韦与利托那韦都是 CYP3A 的抑制剂，与主要经 CYP3A 进行代谢的药物联用时可能会增加这些药物的血药浓度，进而导致其作用时间延长和提高不良反应发生率。特别是儿童、孕妇和一些有基础疾病的老年患者极有可能因肝功能受损导致病情加重甚至恶化。为增加用药合理性、提高疗效、降低在新冠肺炎治疗中洛匹那韦 / 利托那韦导致严重肝功能损害的风险，药学工作者应根据药物代谢特点，结合临床实践，跟踪最新研究进展并对相关证据进行整理分析，制定用药指导，供临床参考。

　　药品不良反应的上报、监测和预警是医药工作者的责任和义务。作为药学专业的学生，必须熟练掌握专业知识，提高专业素养，才能更好地为人民健康保驾护航。

参考文献：

[1] 苏铮，樊士勇. 新型冠状病毒肺炎潜在治疗药物——洛匹那韦 / 利托那韦. 临床药物治疗杂志，2020，18（02），56-61.

[2] AWEEKA F T, HU C, HUANG L, et al. Alteration in cytochrome P4503A4 activity as measured by a urine cortisol assay in HIV-1-infected pregnant women and relationship to antiretroviral pharmacokinetics. HIV Med, 2015, 16(3): 176-183.

[3] 马攀，龚莉，张妮，等. 基于 FDA 不良事件数据库对洛匹那韦 / 利托那韦安全信号的检测与分析. 中国现代应用药学，2020，37（04）：406-413.

（南京医科大学药学院　张爱霞）

68. 二甲双胍的药理作用与临床应用——安全降糖、健康中国

　　我国是糖尿病患病率增长最快的国家，据 2020 年中国大陆人群糖尿病患病率流行病学调查显示，我国现有糖尿病患者数高达 1.298 亿[1]。国务院印发的《健康中国行动（2019—2030 年）》的 15 个重大专项行动中，与糖尿病防治相关的专项行动有 3 个，足以说明糖尿病防治的紧迫性和重要性。因此，采取安全有效措施降低糖尿病患者的血糖，防止心血管等系统并发症，将对实现"健康中国 2030"所提出的进一步减少因慢性重大非传染性疾病的过早死亡目标作出重要贡献。

　　二甲双胍属于双胍类口服降血糖药物，其发现源于人们对中药山羊豆与天然产物山羊

豆碱的长期研究探索，自 20 世纪 50 年代上市至今仍作为治疗 2 型糖尿病（type 2 diabetes mellitus，T2DM）的一线药物在临床广泛使用。与磺酰脲类药物不同的是，该药物可明显降低糖尿病患者的血糖，但对正常人血糖无明显影响。目前认为其降低血糖的机制为：①减少肠道对葡萄糖的吸收；②抑制肝糖原异生；③改善胰岛素的敏感性，促进肌肉、脂肪等组织对葡萄糖的摄取和利用；④抑制胰高血糖素的释放。

二甲双胍为治疗 T2DM 一线首选和全程用药，具有可靠的降糖效应，单独使用可有效降低 T2DM 患者的餐后血糖、空腹血糖及糖化血红蛋白水平，联合其他口服降糖药则可进一步获得明显的血糖改善。此外，该药还具有诸多降低血糖以外的作用，如降低体重、减少脂肪酸氧化、降低血脂和保护心血管等。研究报道二甲双胍可使肥胖 T2DM 患者的死亡、心肌梗死及大血管并发症等风险显著降低[2]。近年研究表明二甲双胍还可抑制肿瘤的发生和发展[3]。

双胍类药物最主要的不良反应是乳酸酸中毒，但有研究显示，使用二甲双胍的乳酸酸中毒发生率与其他降糖药物的酸中毒率并无差异[4]。此外，二甲双胍不刺激胰岛 β 细胞分泌胰岛素，主要是提高外周细胞对胰岛素的敏感性，改善胰岛素抵抗。因此，不会增加胰岛负担，引发高胰岛素血症而出现低血糖的风险较低。

二甲双胍在体内不经过肝脏代谢，而是直接作用于肝脏和肌肉，减少糖异生，增加肌肉葡萄糖酵解，因此无肝毒性。此外，二甲双胍主要以原型经肾脏排泄，本身不会影响肾功能。但是在肾功能不全的患者中，二甲双胍的肾脏清除率下降，半衰期延长，乳酸酸中毒风险增加，所以肾功能不全患者需调整使用剂量。

目前我国仅有不到 1/3 的 T2DM 患者血糖控制达标，而血糖、血压、血脂同时控制达标的患者比例仅占 5.6%。在血糖控制之外，糖尿病患者还要面临心血管疾病和糖尿病肾病等并发症的威胁。心血管疾病严重影响 T2DM 的预后，是糖尿病患者的主要死亡原因，据统计约 50% 的糖尿病患者死于心血管疾病。此外，糖尿病并发症不仅严重影响患者生理健康，威胁患者生命，也会给家庭和社会带来沉重的经济负担。二甲双胍不仅具有确切的降低血糖效应及良好的安全性，而且二甲双胍药源充足，价格便宜。从药物经济学来说，我国幅员辽阔，各地区经济发展水平、卫生条件等差异较大，使用二甲双胍干预糖尿病，性价比高。糖尿病治疗是一个长期过程，需要医患紧密配合，二甲双胍具备使用方便、低血糖风险较低、降低体重、心血管获益等优势，适合患者长期服用。因此，未来二甲双胍有望在我国 T2DM 治疗中发挥更积极的作用。

参考文献：

[1] LI Y, TENG D, SHI X, et al. Prevalence of diabetes recorded in mainland China using 2018 diagnostic criteria from the American Diabetes Association: national cross sectional study. BMJ, 2020; 369: 997.

[2] CAMPBELL JM, BELLMAN SM, STEPHENSON MD, et al. Metformin reduces allcause mortality and diseases of ageing independent of its effect on, diabetes control: A systematic review and meta-analysis. Ageing Res Rev, 2017, 40: 31-44.

[3] SONNENBLICK A, AGBOR-TARH D, BRADBURY I, et al. Impact of Diabetes, Insulin, and Metformin Use on the Outcome of Patients With Human Epidermal Growth Factor Receptor 2-Positive Primary Breast Cancer: Analysis From the ALTTO Phase III Randomized Trial. J Clin Oncol, 2017, 35(13): 1421-1429.

[4] CRYER DR, NICHOLAS SP, HENRY DH, et al. Comparative outcomes study of metformin intervention versus conventional approach the COSMIC approach study. Diabetes Care, 2005, 28(3): 539-543.

(南京医科大学药学院　张爱霞)

69. β受体拮抗药的研发与临床应用——仰之弥高,钻之弥坚

β受体拮抗药是一类能选择性地与β肾上腺素受体结合,拮抗去甲肾上腺素能神经递质或肾上腺素受体激动药对β受体激动作用的药物。β受体拮抗药分为非选择性$β_1$、$β_2$受体拮抗药和选择性$β_1$受体拮抗药两类。此类药物中,部分β受体拮抗药具有内在拟交感活性,因此又可以分为有内在拟交感活性和无内在拟交感活性两类。

β受体拮抗药对休息时正常人的心脏几乎无影响,当交感神经张力增大(如情绪激动、运动或病理状态时),其拮抗心脏$β_1$受体作用明显,可使心肌收缩力减弱、心率减慢、传导减慢、心排出量减少、心肌耗氧量降低。因此,β受体拮抗药在临床上可用于治疗心绞痛和心肌梗死以及多种原因所引起的快速型心律失常,尤其对运动或情绪紧张、激动所致心律失常或因心肌缺血引起的心律失常疗效较好。

β受体拮抗药的研发成功源于苏格兰药理学家詹姆斯·布莱克(James Whyte Black)与众不同的科学设想和创新思维。詹姆斯·布莱克在格拉斯哥大学从事心脏病、高血压、溃疡等疾病研究期间,他的父亲在一次严重的车祸之后死于心脏病,他开始致力于心绞痛的研究[1]。众所周知,当受到肾上腺素和去甲肾上腺素的刺激时,心肌中的β受体兴奋会导致心跳加快并增加心脏收缩的强度,从而增加心脏的耗氧量。因此,当实验室同事们都在研究如何给冠状动脉已经狭窄的患者心脏增加供氧时,詹姆斯·布莱克思索通过阻滞心脏交感神经的驱动来减少心肌的需氧量是否同样有效。基于这一设想,他开始寻找β受体拮抗药,并在1964年研制了可供临床治疗使用的非选择性β受体拮抗药普萘洛尔(propranolol,又名心得安)。由于在β受体拮抗药方面卓越的工作,布莱克于1988年获得了诺贝尔生理学或医学奖,并且β受体拮抗药的发现也被誉为"少有的几个能拥有'里程碑'称誉的成就之一"。

β受体拮抗药自上市以来已广泛用于防治心血管疾病,在高血压、冠心病、心力衰竭、心律失常及心肌病等的治疗中发挥着极其重要的作用,无数的患者从中获益。随着药物研发的不断创新和持续进行,新型β受体拮抗药也陆续上市并应用于临床,包括有较强内在拟交感活性的β受体拮抗药吲哚洛尔(在拮抗β受体的同时还具有部分激动β受体的作用);选择性拮抗$β_1$受体的美托洛尔、比索洛尔以及α、β受体拮抗药卡维地洛等。而β受体拮抗药在临床上不仅可用于心血管疾病的治疗,还可作为治疗甲状腺功能亢进的辅助用药、治疗青光眼的局部用药、预防偏头痛及社交恐惧症引起的心动过速、肌肉震颤等[2]。近年来有研究显示β受体在肿瘤细胞中的高表达以及应激反应与癌症进展之间的紧密关系[3],由此一些研究人员想到了β受体拮抗药或许具有抗肿瘤作用。最新研究成果显示普萘洛尔通过抑制增殖、降低转移及影响肿瘤免疫抑制乳腺癌进展[4]。相信不久的将来我们就会知道β受体拮抗药是否可能成为一类新型的抗肿瘤药物。

由此可见,对知识的深刻理解与不断创新相结合,才是创新药物的研发基础和内驱动力,才能更好地为改变我国缺乏源头创新、低水平重复药物研发的现状作出贡献。

参考文献:

[1] 周白瑜. β受体阻滞(拮抗)剂发明者: James Whyte Black. 中国心血管杂志, 2010, 15(1): 64.

[2] 陶国枢, 叶玲. β受体拮抗药临床精准应用. 中华保健医学杂志, 2016, 18(4): 268-270.

[3] ENG J W, KOKOLUS K M, REED C B, et al. A nervous tumor microenvironment: the impact of adrenergic stress on cancer cells, immunosuppression, and immunotherapeutic response. Cancer Immunol Immunother, 2014, 63(11): 1115-1128.

[4] RIVERO E M, PINERO C P, GARGIULO L, et al. The β_2-adrenergic agonist salbutamol inhibits migration, invasion and metastasis of the human breast cancer MDA-MB-231cell line. Curr Cancer Drug Targets, 2017, 17(8): 756-766.

(南京医科大学药学院　张爱霞)

70. 抗癫痫药的作用特点——救死扶伤、医者仁心

癫痫俗称"羊角风"或"羊癫风",是由多种原因引起的,以脑部神经元异常放电为特征,进而导致短暂大脑功能障碍的一种慢性疾病[1]。癫痫可按临床发作类型分为大发作、小发作、肌阵挛性发作以及部分性发作等。该病临床表现复杂多样,其典型症状为肢体抽搐、意识丧失、双眼上翻、口吐白沫等,严重时可危及生命。作为常见的神经系统疾病之一,癫痫突然发病的临床表现极易与其他疾病,如中风、癔症、晕厥等混淆,因此对于癫痫患者的判断与诊断尤为重要。

2018年1月16日,扬州一名年轻男子在骑电动车时,由于雨天路面较滑,发生了交通意外,摔倒在地。这一事故导致这名男子身体不断抽搐、口吐白沫,情况十分危急。这时,一名年轻女子从围观人群中冲了进来,对该男子进行抢救。这名女子就是在扬州某医院工作的护士——张杰。作为一名医护人员,她第一次遇到这种情况,没有考虑太多,以救人为宗旨,立即施救。根据专业知识,见对方额头左侧出现了擦伤出血,全身抽搐、口吐白沫等症状,判断该男子可能是交通意外引发了癫痫,于是采取急救措施,掐人中,清理口腔,保持呼吸道通畅等,随后该男子状况好转。张杰凭借扎实的专业知识,采取了正确的方法,体现了作为医务工作者救死扶伤的责任,也体现了作为一名普通人勇于助人的精神。本案例中,该男子为何会在交通意外时出现了癫痫症状?其可以服用的抗癫痫药物有哪些?

癫痫的核心问题是大脑局部神经元异常高频放电且向周围组织扩散引起的反复发作性慢性脑病。通常认为癫痫的发作是自发的,但研究发现癫痫与诸多因素,如患者所处环境、自身生理以及心理等因素存在一定关联。相关研究表明,应激是癫痫发作最常见的诱发因素[2],分为慢性应激和急性应激,慢性应激如疲劳、睡眠剥夺,急性应激如突发亲人过世、车祸等。本事例男子遇到车祸,属于急性应激,体内释放大量兴奋性神经递质,易导致脑内神

经元放电的增加,在此情况下极易诱发癫痫发作。因此,预防与减少癫痫的发生,避免诱因也是不可忽视的环节。

在避免癫痫诱因的同时,患者也需要服用一些抗癫痫药物来控制癫痫的发作。癫痫发病机制复杂,常用的抗癫痫药也有其各自的特点及适应证。各种抗癫痫药物的基本作用机制为抑制病灶神经元的过度放电[3];作用于病灶周围的正常组织,抑制异常放电的扩散。如苯妥英钠通过降低细胞膜对 Na^+ 和 Ca^{2+} 的通透性,抑制 Na^+ 和 Ca^{2+} 内流,从而降低细胞膜的兴奋性,使动作电位不易发生;同时抑制异常放电向病灶周围的正常脑组织扩散,进而产生抗癫痫作用。该药对癫痫大发作效果好,可作为首选药物,也可用于单纯部分发作和复杂部分发作,对失神性小发作无效。卡马西平的作用机制类似苯妥英钠,可增强 GABA 的突触传递功能,限制癫痫灶异常放电的扩散。卡马西平对复杂部分性、单纯部分性、原发或继发性全身强直—阵挛发作有效,可单独或与其他抗癫痫药合用。丙戊酸钠是一种广谱抗癫痫药,不抑制癫痫灶的放电,但能阻止病灶异常放电的扩散,对各类型癫痫都有一定疗效[4]。苯二氮䓬类药物作用于 $GABA_A$ 受体,促进 GABA 与 $GABA_A$ 受体结合,使 Cl^- 通道开放的频率增加,Cl^- 内流增加。该类药物中,地西泮为治疗癫痫持续状态的首选之一[5];氯硝西泮是较广谱的抗癫痫药,对于癫痫小发作强于地西泮。

救死扶伤、治病救人是医师的神圣职责。充分掌握专业知识,能够从容应对突发事件是医务工作人员职业道德的一种体现。作为医学生,扎实专业知识,守护医责与医德是我们的共同使命。

参考文献:

[1] 凌小林,廖家斌,谭翱,等.丙戊酸钠对比苯妥英钠治疗癫痫效果分析.中国现代医生,2016,54(28):103-105.

[2] 尹延肖,余年,狄晴.癫痫发作诱因的研究现状.癫痫杂志,2017,3(04):310-314.

[3] 应义,崔娆,张慧.抗癫痫药物研究现状与新进展.中国药业,2012,21(20):110-112.

[4] 邵一平.丙戊酸钠治疗癫痫的疗效及安全性评价.医药论坛杂志,2015,36(06):158-159.

[5] 贾俊博.抗癫痫药物的研究与进展.科技创新导报,2017,14(12):251-252.

（南京医科大学药学院　马腾飞）

 ## 71. 中枢镇痛药的成瘾性问题——珍爱生命、远离毒品

吗啡是阿片生物碱类中枢镇痛药物,其镇痛效果显著,临床上可用于各种疼痛的治疗[1]。吗啡的作用机制主要与激活内源性阿片受体有关,由于体内阿片受体分布广泛,在发挥镇痛作用的同时,吗啡也会出现其他作用,如激活中脑边缘系统多巴胺能神经通路阿片受体系统,极易产生机体欣快感,这一机制是形成吗啡成瘾的生物学基础[2]。长期服用吗啡会出现精神依赖与躯体依赖,严重时可出现戒断症状,导致患者对该药物的渴求行为[3],即成瘾性,大大限制了吗啡的临床应用。因此,药物成瘾性的问题不可忽视,尤其是"毒品成瘾"问题逐渐受到社会广泛关注。

2018年11月26日,北京市公安局石景山分局接到群众举报,在某住宅小区抓获吸毒者陈某凡与其现任女朋友,在家中查获冰毒与大麻数克,此事引起了轩然大波。吸毒不仅危害自身健康,而且也是社会的不安定因素,作为公众人物尤其要做到自律,严禁吸毒。每年的6月26日是联合国确定的国际禁毒日,面对毒品的诱惑,我们要时刻牢记"防毒反毒,人人有责""一次吸毒,终生戒毒""无毒青春,健康生活"等警句。

毒品包括海洛因、鸦片、冰毒、大麻以及可卡因等。毒品成瘾是一种慢性复发性脑疾病,可损害机体奖赏系统、情绪情感系统、认知控制系统等,进而导致机体不计后果的对毒品产生渴求行为[4]。毒品的危害主要有①毒性作用:对身体机能的损害,表现为嗜睡、感觉迟钝、运动失调、幻觉、妄想、定向障碍等[5];②戒断反应:吸毒人员在得不到毒品的时候,往往因为出现严重的戒断反应引起各种并发症或痛苦难忍而自杀身亡;③精神障碍:出现幻觉和思维障碍,具有强烈的毒品渴求行为而丧失人性;④感染性疾病:各种吸毒用具的交叉使用,易导致感染性疾病,如化脓性感染、乙型肝炎及艾滋病。正如上述事件,公众人物吸毒以及协同其他人员吸毒,对社会造成了极为不好的影响,正可谓毁灭了自己、祸及了家人、危害了社会。由此可见正确认识毒品的危害、树立正确的价值观尤为重要。

截至2019年底,我国实际吸毒人数超过1 400万人,累计发现、登记吸毒人员214.8万名。我国对吸毒人员主要采取强制隔离戒毒的措施,即在一定时期内通过行政措施对吸食、注射毒品成瘾人员强制进行治疗,使其戒除毒瘾。坚持以人为本、综合矫治、关怀救助是基本的戒毒原则。隔离戒毒将采用综合戒治方案,从生理的脱毒、戒毒医疗、教育矫正、心理矫治及康复训练等多方面,帮助戒毒人员戒除毒瘾,实现科学精准戒毒,使吸毒人员在生理、心理和社会功能等方面达到康复。需要注意的是,戒毒人员康复之后的情况尤为重要。如何正常回归社会?是否能抵御诱惑防止毒品复吸?这些都是戒毒人员所要面临的问题。由此可见,毒品成瘾的危害不仅是医学问题,也是重大的社会问题。我们要充分认识毒品,真正做到珍爱生命、远离毒品!

参考文献:

[1] 张博,孙莉.吗啡耐受机制的研究进展.北京医学,2020,42(03):239-241.

[2] 杨晓艳,白洁.多巴胺能神经传输在吗啡成瘾与应激性抑郁中的作用机制.中国药理学通报,2019,35(03):314-317.

[3] 李锦,曹丹旎,吴宁,等.抗阿片成瘾药物研究历史与现状.中国药理学与毒理学杂志,2012,26(03):255-262.

[4] 钱若兵,傅先明,汪业汉.毒品成瘾的神经机制、治疗现状和进展.立体定向和功能性神经外科杂志,2005(03):179-182.

[5] 王同瑜,鲍彦平,刘志民,等.我国苯丙胺类兴奋剂和K粉滥用人群用药后症状及戒断症状分析.中国药物依赖性杂志,2015,24(05):377-386.

（南京医科大学药学院　马腾飞）

72. 地高辛的安全范围——成功源自细心

洋地黄类药物地高辛是治疗慢性心力衰竭的常见药物[1]。最初人类从毛花洋地黄植物中提取地高辛,并用于治疗心脏疾病长达 200 多年,堪称治疗心力衰竭历史最悠久的药物。随着时间的推移,人类在基础与临床试验中不断探索洋地黄类药物的药理作用及作用特点。

洋地黄是一种玄参科二年生或多年生草本植物,原产于欧洲中部与南部山区。1775 年英国植物学家、医师威日林在一份由一位女士提供的家庭秘方中,细心地发现二十多种中药配方中的关键成分——洋地黄。于是威日林医师采用洋地黄的干叶用于治疗猩红热和咽喉肿痛之后发生的浮肿。其实浮肿作为临床症状是表征,他的进一步研究证实浮肿可能是由于链球菌引起心脏瓣膜受损,导致心脏充血性心力衰竭、心脏动力不足继而引起浮肿。威日林在洋地黄的研究中没有停留于表象,而是深入探索。在威日林之后,许多公司也证实了洋地黄的成分。从此,洋地黄类药物逐渐在欧洲被广泛应用于充血性心力衰竭的患者。然而进入 21 世纪,研究人员开始怀疑地高辛的药效,经过大量临床验证,目前普遍认为洋地黄类药物地高辛有效治疗的安全范围窄,治疗剂量与中毒剂量十分接近。但不可否认的是,地高辛仍是治疗心力衰竭的常用有效药物。威日林医师能够在地高辛安全范围如此狭窄的情况下,发现它的作用,一切都离不开工作的认真与细心。

心力衰竭是指心脏心肌收缩功能降低或障碍,导致心排出量降低,不能满足组织代谢需要的综合征,通常伴有肺循环和 / 或体循环的被动充血,又称充血性心力衰竭。地高辛的药理作用主要是对心脏产生正性肌力作用,加强心肌收缩力,使心排出量增加。该药同时具有负性频率作用,可减慢心率,延长心舒张期,增加静脉回流,进一步提高心排出量。地高辛在增加心排出量的同时可使肾血流量和肾小球滤过率增大,具有明显的利尿作用。此外,地高辛对心房纤颤、心房扑动以及阵发性室上性心动过速等心律失常也有治疗作用。值得注意的是,该药安全范围小,一般治疗量已接近中毒量的 60%。尤其当出现心脏毒性反应的时候,又可导致各种心律失常,如快速型心律失常、房室传导阻滞及窦性心动过缓等。因此,应重视该类药物的临床应用与不良反应。

地高辛的有效范围与中毒剂量的确定,一直是临床医师关注的问题。究竟应该如何避免地高辛的毒性作用而有效发挥其治疗作用? 目前根据地高辛排泄缓慢、易蓄积的特点,需依据每个患者的病情、使用药物的剂型等确定患者的最佳治疗剂量[2]。临床经验得出结论:监测地高辛的血药浓度,并根据临床具体症状调节用药剂量是一种安全有效的方法[3]。研究表明,地高辛有利于增强患者的心脏收缩功能,加大排血量,扩张血管,降低心率,改善患者的心衰症状。而其他药物如 β 受体拮抗药、ACEI 类、利尿药等[4],从机理上都可以联合应用地高辛,且临床疗效显著。不管是地高辛的个体化治疗方案还是联合用药,均需要经过临床检验。自威日林医师发现洋地黄至今,人类仍在不断探索洋地黄类药物地高辛的安全范围及不良反应。这给予我们启示,任何事情都要不断努力奋斗、认真细心,因为成功就在我们身边。

参考文献：

[1] 黄元铸. 地高辛治疗心力衰竭的现代理念和进展. 中华心脏与心律电子杂志, 2013, 1(1): 51-53.

[2] 贾雨萌, 王相阳, 褚扬, 等. 强心苷类药物药动学研究进展. 中草药, 2014, 45(23): 3472-3477.

[3] 任红心, 韩雷, 赵宁民, 等. 地高辛血药浓度监测方法新进展. 中国医药科学, 2012, 2(21): 48-49.

[4] 姜春蕾. 地高辛联合美托洛尔治疗心力衰竭的临床疗效分析. 中国社区医师, 2019, 35(15): 23-24.

（南京医科大学药学院　马腾飞）

73. 托品类药物的药理和毒理作用——合理合法、安全用药

电视剧《破冰行动》取材于 2013 年广东开展 "雷霆扫毒" 系列行动中的陆丰扫毒、歼灭 "亚洲制毒第一村——博社村" 这一真实事件。剧中我们看到了毒品对社会及家庭的危害，也看到了国家在缉毒方面做出的种种努力。其中，一个神秘的药物 "东莨菪碱" 反复出现，推动剧情的发展。东莨菪碱究竟是什么呢？又有什么作用呢？

东莨菪碱是一种托品烷类生物碱，通过阻断神经元节后胆碱能神经纤维所支配的效应器细胞膜上的 M 胆碱受体发挥散瞳、解痉、抗胆碱、麻醉、镇痛、镇静等作用[1]。阿托品也属于此类药物，系从茄科颠茄、曼陀罗或莨菪等植物提取的生物碱[2]。天然存在的生物碱为不稳定的左旋莨菪碱，在提取过程中可得到稳定的消旋莨菪碱，即为阿托品。阿托品为选择性 M 受体拮抗剂，但对 M 受体各亚型的选择性较低，各器官对其敏感性各异，在产生药理作用的同时也可能对其他器官组织产生毒性作用。主要药理作用包括大剂量使心率加快、血管舒张（表型为皮肤潮红湿热）、松弛平滑肌、扩瞳、升高眼压、减少腺体分泌等。临床主要用于缓解各种内脏绞痛、抗休克、麻醉前给药、眼科检查、有机磷酸酯中毒解救等。但是随着阿托品用量的增加，不良反应逐渐加重，包括口渴、心率加快、瞳孔扩大；中毒剂量下还能产生严重的中枢神经系统症状，包括语言和吞咽困难、兴奋不安、皮肤潮红、排尿困难；严重中毒时，则由兴奋转入抑制，出现昏迷甚至延髓麻痹。与阿托品相比，东莨菪碱分子含有氧桥键，脂溶性较高，可以透过血脑屏障进入脑实质，因此对东莨菪碱对中枢神经系统的作用更强，持续时间更久。治疗剂量即可致中枢神经系统抑制，具有明显的镇静作用，表现为困倦、遗忘、疲乏、快速动眼睡眠相缩短，但在大剂量时产生兴奋作用[1]。其中枢抗胆碱作用对帕金森病也有一定的治疗效果，可以改善患者震颤、肌肉强直等症状。东莨菪碱主要用于麻醉前给药，抑制腺体的分泌，减少某些麻醉药的副作用。此外，东莨菪碱可降低海马乙酰胆碱含量，使动物记忆形成过程发生障碍，实验室常用东莨菪碱诱导大鼠记忆障碍模型[3]。

国内外大量的基础研究表明，东莨菪碱不仅能控制药物的戒断症状，而且对成瘾药物的奖赏效应和复吸有潜在的治疗作用[4,5]。我国民间很早就散在使用莨菪戒毒，四明曹炳章在《鸦片戒除法》一书中进行了专章论述。20 世纪 80 年代以来，宁波戒毒研究中心的杨国栋教授经反复实践形成了以东莨菪碱为主药的 "杨氏 1+1 戒毒法"[6]。当今的东莨菪碱戒毒吸取了中药洋金花静脉复合麻醉的经验。但是，东莨菪碱具有欣快作用，可能产生药物滥

用。我们需要正确认识药物作用的两重性，即药物的治疗作用与药物的毒性作用。如果管理或使用不当，药品将变为毒品，危害他人，影响社会稳定。托品类药物为处方药，私自使用属于犯罪行为。本类药物从生产、销售到临床使用等一系列环节严格按国家有关药品法规管理，健全各环节监督机制，采取切实、有效措施防止流弊，确保合法、安全、合理的使用。

参考文献：

[1] 朱依谆，殷明，等. 药理学. 8版. 北京：人民卫生出版社，2016.

[2] 付传香. 洋金花中东莨菪碱的提取分离及其旋光稳定性的研究. 合肥：合肥工业大学，2015.

[3] 徐建民，俞海燕. 不同剂量的东莨菪碱对大鼠学习记忆能力的影响. 苏州大学学报（医学版），2006，26（01）：53-54.

[4] 刘胜，周文华. 东莨菪碱戒毒的基础研究进展. 中国药物依赖性杂志，2011（03）：165-168.

[5] 连智，孙桂宽，刘锐克，等. 四省市吸毒人群中丁丙诺啡药物滥用／使用的现况调查. 中国药物依赖性杂志，2010，19（2）：120-123.

[6] 杨国栋，周文华. 东莨菪碱伍用纳曲酮和纳洛酮快速脱毒治疗海洛因依赖者临床分析. 中华医学杂志，1999，79（009）：679-682.

（南京医科大学药学院　冯黎黎　韩　峰）

74. 氨基糖苷引起药物性耳聋——全面分析、辨证用药

2005年中央电视台春节联欢晚会上，由21位聋哑演员完美演绎的《千手观音》美轮美奂，堪称经典。然而，更令人震惊的是，这21位演员中有多位是由于幼时使用抗菌药物不当所导致的药物性耳聋。据2006年全国第二次残疾人抽样调查显示，我国有2 780万名听力语言障碍的残疾人，药物致聋的占30%~40%，每年约有3万名儿童引发药物性耳聋[1]。其中，氨基糖苷类药物造成的危害最大，居于各种致聋因素之首位[2]。

氨基糖苷类抗生素（aminoglycoside antibiotics）具有类似的母核结构，即由氨基醇环和氨基糖分子通过糖苷键连接而成苷，包括天然来源和人工半合成两大类。本类药物的抗菌谱基本相同，主要对需氧G^-杆菌有强大的抗菌活性，链霉素、卡那霉素对结核分枝杆菌有效[2]。氨基糖苷类抗生素的作用机制主要是抑制细菌蛋白质合成，对起始、肽链延伸、终止阶段都有抑制作用，还可增加细菌细胞膜通透性，引起细菌死亡。并且，本类药物具有在厌氧环境及酸性环境中抗菌活性下降、在碱性环境中抗菌活性增强的特点。临床主要用于敏感需氧G^-杆菌所致的全身感染，如脑膜炎、呼吸道、泌尿道、皮肤软组织、胃肠道、烧伤、创伤及骨关节感染等。但对于败血症、肺炎、脑膜炎等严重感染，单独应用时可能失败，需联合应用其他抗G^+杆菌的抗菌药，如β-内酰胺类抗生素、万古霉素合用等，发挥协同作用。此外，利用该类药物口服不吸收的特点，可以治疗消化道感染、肠道术前准备、肝昏迷用药，如新霉素。制成外用软膏或眼膏或冲洗液治疗局部感染。链霉素、卡那霉素还可用于治疗结核杆菌和非结核分枝杆菌引起的结核病[2]。

但是，由于氨基糖苷类药物在内耳淋巴液中浓度高，损害内耳柯蒂器内、外毛细胞的能

量产生及利用,引起细胞膜上 Na$^+$-K$^+$-ATP 酶功能障碍,造成毛细胞损伤。此外,氨基糖苷类抗生素聚积于毛细胞线粒体,诱导细胞产生大量氧自由基,也是其产生毒性的一个重要原因。位于耳蜗柯蒂氏器的毛细胞负责将接收到的声波转化为电信号,再通过神经细胞将电信号传递给大脑,从而对声音做出反应。这是氨基糖苷类药物引起耳聋的主要原因。因此,在使用这类药物时需要特别谨慎,老年人、儿童和孕妇尽量不用。在不得不使用时需要避免合用其他具有耳毒性以及镇静作用的药物,经常询问患者是否有眩晕、耳鸣等先兆症状,定期做听力监测。一旦发现症状要及时停药,并尽快进行合适的治疗[3]。近年来,关于氨基糖苷类药物引起耳聋的易感基因位点的研究越来越多。研究结果表明,线粒体 12S rRNA 的 A1555G 和 C1494T 位点突变携带者服用氨基糖类药物会引起不可逆转的耳聋。因此,对新生儿展开基因检测,对 A1555G 和 C1494T 位点突变携带者避免使用氨基糖苷类药物,将对药物性耳聋的防治具有重大意义[4,5]。

此外,氨基糖苷类药物还具有肾毒性以及神经肌肉阻断作用,加上头孢菌素类和喹诺酮类抗菌药物的广泛应用,氨基糖苷类药物的临床应用受到一定限制。但是因为氨基糖苷类药物属静止期杀菌剂,对常见革兰氏阴性杆菌杀菌作用强大,故仍是可与 β- 内酰胺类抗菌药物或万古霉素等糖肽类抗菌药物联合用药的重要品种[1]。第一个氨基糖苷类药物——链霉素,虽然具有一定的副作用,由于良好的抗结核杆菌作用,目前仍然是结核病的一线用药,需要全面辩证地看待药物的药理作用与毒理作用。并且,氨基糖苷类药物的优化也一直在进行。依替米星是我国自行开发的新药,抗菌谱广,对多种病原菌都有较高的抗菌活性,并且克服了庆大霉素、阿米卡星等传统氨基糖苷类药物治疗安全系数较低的缺点,毒副作用小[6]。此外,在天然氨基糖苷类药物的基础上研制的第三代氨基糖苷类药物抗菌活性增强、毒性有所缓解,具有较好的应用前景,要以发展的眼光看待。

参考文献:

[1] 王丽琼. 儿童合理用药的特点及注意事项. 特别健康,2020,(14):56.

[2] 肖小丹. 不可忽视的儿童耳聋. 首都食品与医药,2017,24(23):61-62.

[3] 朱依谆,殷明,等. 药理学. 8 版. 北京:人民卫生出版社,2016.

[4] 任冬冬. 预防儿童药物性耳聋,谨慎选择药物. 家庭用药,2016(5):18.

[5] 张琼敏,李斯斯,陈君,等. 儿童氨基糖苷类药物性耳聋基因快速无创检测法的应用. 温州医科大学学报,2018,48(11):791-795.

[6] 诸玲玲,孟现民. 氨基糖苷类药物的发展历程. 上海医药,2011,32(7):322-326.

(南京医科大学药学院 冯黎黎 韩 峰)

75. 安乃近被禁,曾经的退烧神药跌落神坛——与时俱进、推陈出新

2020 年 3 月 17 日,国家药品监督管理局发布公告,宣布注销安乃近注射液等品种药品

注册证书，"决定自即日起停止安乃近注射液、安乃近氯丙嗪注射液、小儿安乃近灌肠液、安乃近滴剂、安乃近滴鼻液、滴鼻用安乃近溶液片、小儿解热栓在我国的生产、销售和使用，注销药品注册证书（药品批准文号）。"同时，国家药品监督管理局决定对安乃近片、重感灵片、重感灵胶囊、复方青蒿安乃近片说明书的不良反应、注意事项等项进行修订。

　　安乃近是吡唑酮类解热镇痛抗炎药，在药品匮乏的年代，安乃近由于起效迅速、价格便宜曾经是镇痛退烧的首选。解热镇痛抗炎药是一类具有解热、镇痛，而且大多数还有抗炎、抗风湿作用的药物。鉴于其化学结构与糖皮质激素的甾体结构不同，抗炎作用特点也不同，因此称为非甾体抗炎药（nonsteroidal anti-inflammatory drug, NSAID）[1]。1898 年德国拜耳公司合成了阿司匹林，标示着抗炎治疗时代的开始。阿司匹林是本类药物的代表药，所以 NSAID 也称为阿司匹林类药物。根据化学结构不同，NSAID 通常可分为水杨酸类、苯胺类、吲哚类、芳基乙酸类、芳基丙酸类、烯醇酸类、吡唑酮类等。NSAID 具有相似的药理作用、作用机制和不良反应。药理作用主要包括抗炎作用、镇痛作用和解热作用。抗炎作用机制主要是通过抑制环氧合酶 -2（COX-2）减少局部组织炎症介质前列腺素的产生。但是，COX 家族另一个蛋白——COX-1，主要存在于血管、胃、肾等组织中，一般情况下 COX-1 浓度在体内保持稳定，参与血管舒缩、血小板聚集、胃黏膜血流、胃黏液分泌及肾功能等的调节，其功能与保护胃肠黏膜、调节血小板聚集、调节外周血管阻力和调节肾血流量分布有关，对维持机体自身稳态有重要作用[1]。非选择性 COX 抑制药，例如阿司匹林、对乙酰氨基酚、布洛芬等，对 COX-2 的抑制是其发挥药效作用的基础，对 COX-1 的抑制则构成了此类药物不良反应的毒理学基础，最常见不良反应是胃肠道反应，这与 COX-1 参与调节胃功能有关。非选择性 COX 抑制药还可以引起皮肤反应、肾脏损害、肝脏损害等，因此，不良反应更小的选择性 COX-2 抑制剂是这类药物目前的研究方向 [1, 2]。我国已上市的选择性 COX-2 抑制剂主要有尼美舒利、美洛昔康、塞来昔布等。

　　由于作用平和、疗效确切，非甾体抗炎药在临床上作为非处方药治疗发热、慢性钝痛以及类风湿关节炎等疾病，其中有些药物是家庭常备药物，难免出现不合理用药[2]。但是，疼痛、发热等症状是非常重要的疾病信号，不主张立即使用退烧药或者止痛药强行压制症状，可能会延误、掩盖病情，给正确的治疗带来困难，甚至会导致病情加重。近年来，这类药物所致的不良反应，尤其是严重不良反应事件引起了临床医师和科研人员的高度重视。安乃近在使用过程中已经监测到了大量的不良反应，根据国家不良反应监测中心的数据，安乃近引起的可疑药品不良反应主要包括过敏性休克、血液系统反应、皮肤反应、泌尿系统反应、消化系统反应、呼吸心跳停止、大小便失禁等严重反应，甚至引起死亡[3, 4]。在医疗条件不发达的年代，由于缺乏其他选择，安乃近被广泛应用，并且医务人员也忽略了其不良反应。然而，随着我国医药研发能力的不断提升，很多药物都有了优质并且价格合适的国产替代药物。安乃近正在被更安全的药品所替代[5]，禁用安乃近，体现了我国在科学用药发面的发展，也见证着我国正在由药品制造大国向药物研发强国迈进。

参考文献：

[1] 朱依谆,殷明,等. 药理学. 8 版. 北京：人民卫生出版社,2016.

[2] 叶艳琼. 解热镇痛药的合理应用. 保健文汇,2016,7：67.

[3] 周丽华,李庆云. 安乃近导致爆发性肝功能衰竭死亡 1 例. 药物流行病学杂志,2016,9：596-597.

[4] 吴晶,袁海浪. 解热镇痛抗炎药致 44 例过敏性休克分析. 药学与临床研究,2015,23(1):73-74.

[5] 冀连梅. 那些被淘汰的退烧药. 家庭医药,2016,11:43.

（南京医科大学药学院　冯黎黎　韩　峰）

76. "被加黑框"的氟喹诺酮类药物——实践出真知

2017 年 7 月,国家食品药品监督管理总局决定对全身用氟喹诺酮类药品说明书增加黑框警告,并对适应证、不良反应、注意事项等项进行修订。此次修订涉及诺氟沙星、左氧氟沙星、环丙沙星等共计 17 个活性成分,包含 124 个药物品种。根据总局的规定,这些药物说明书需要增加黑框警告,告知药物可能产生的严重不良反应,包括肌腱炎和肌腱断裂、周围神经病变、中枢神经系统的影响和重症肌无力加剧。

氟喹诺类药物属于人工合成抗菌药物。自 1962 年美国 Sterling-Winthrop 研究所开发的第 1 代喹诺酮类(quinolones)——萘啶酸,目前已经发展到第 4 代。喹诺酮类药物都具有相同的基本结构,即 4- 喹诺酮。其中,由于第 1 代药物萘啶酸抗菌谱窄、疗效差且副作用大,目前国内已经不再使用。1973 年合成的第 2 代药物吡哌酸(pipemidic acid)在 C-7 位引入哌嗪基,增强与 DNA 螺旋酶 β 亚基的亲和力,抗菌谱扩大、抗菌活性增强,并且增强了碱性和水溶性,口服易吸收;因其血药浓度低而尿中浓度高,仅限于治疗泌尿道和肠道感染,现较少使用。20 世纪 70 年代末至 20 世纪 90 年代中期研制的氟喹诺酮类(fluoroquinolones)为第 3 代喹诺酮类。除了 C-7 引入哌嗪基,同时在 C-6 引入氟,称为氟喹诺酮类,药代动力学性质和抗菌活性得到极大提升,广泛应用于临床。常用氟喹诺酮类包括诺氟沙星、环丙沙星、氧氟沙星、左氧氟沙星、洛美沙星等。20 世纪 90 年代后期至今新研制的氟喹诺酮类为第 4 代,已用于临床的有莫西沙星、加替沙星、吉米沙星等,称为新氟喹诺酮类,也因为主要用于呼吸道感染而称为呼吸道喹诺酮类[1,2]。喹诺酮类药物借助自身结构的不断优化改造完成了升级换代,避免被淘汰的命运。我们需要认识到内因是事物发展的决定力量,不论何时都要致力于提升自身能力。

喹诺酮类药物为广谱杀菌药,尤其对需氧 G^- 菌,包括铜绿假单胞菌在内有强大的杀菌作用。其药理作用机制在于抑制 G^- 细菌 DNA 回旋酶或者抑制 G^+ 细菌拓扑异构酶Ⅳ。临床主要应用于泌尿生殖道感染、肠道感染与伤寒、呼吸系统感染等。但是,同时我们需要认识到,为提升喹诺酮类药理作用所做的结构改造也不可避免地产生了一些不良反应[3,4]。C-8 引入氟或氯,在提高疗效的同时,也增强了药物的光敏反应,如司帕沙星、氟罗沙星和洛美沙星,服药后需要避光;C-7 的取代基团可能与药物的中枢神经系统毒性有关;N-1 引入 2,4- 二苯氟基、C-5 引入甲基与肝脏毒性和心脏毒性有关;C-3 羧基以及 C-4 羧基与软骨组织中 Mg^{2+} 形成络合物,并沉积于关节软骨,造成局部软骨损伤,因此儿童腹泻慎用喹诺酮类药物[5]。

我国科研工作者在氟喹诺酮研究领域的创新力度不断加大,根据已知的构效关系,设计合成了若干系列的新化合物。中国科学院上海药物研究所嵇汝运院士、杨玉社研究员及其团队从 1993 年开始深入系统地研究氟喹诺酮类抗菌药物的合成与构效关系[2]。历时十余年,终于自主研发了我国第一个具有自主知识产权(专利号为 ZL97106728.7)的国家一类氟喹诺酮类抗菌新药——盐酸安妥沙星,于 2009 年 4 月 15 日获得国家食品药品监督管理局颁发的新药证书。与最近几年上市的第四代氟喹诺酮类药物相比,盐酸安妥沙星具有制造成本低、环境友好等优势,是中国老百姓能用得起的新药和好药。

喹诺酮类属于人工合成抗菌药,抗菌谱广、抗菌活性高,与天然抗生素性相比具有优势。近年来,临床上对于氟喹诺酮类药品药理作用和不良反应的认识不断加深,用量、用法均不断趋于合理,更好地帮助患者解除痛苦。此次的黑框警告旨在进一步促进用药安全。由此,我们对于喹诺酮类药物的认识是一个辩证的发展过程,而喹诺酮类药物的临床应用实践是认识的来源,也是检验认识是否正确的唯一标准。

参考文献:

[1] 朱依谆,殷明. 药理学. 8 版. 北京:人民卫生出版社,2016.

[2] 汪阿鹏,冯连顺. 氟喹诺酮类抗菌药的最新研究进展. 国外医药,2019,40(3):171-179.

[3] 周鹏,吴彦锋. 106 例氟喹诺酮类抗菌药物致药品不良反应报告. 中国医药用药评价与分析,2019,19(03):111-113.

[4] 付艳环. 氟喹诺酮类药物的不良反应. 药物不良反应杂志,2000,3:180-181.

[5] 沈江华. FDA 强化氟喹诺酮类药物增加腱炎和肌腱断裂风险的警告. 药物不良反应杂志,2008,10(4):301.

(南京医科大学药学院　冯黎黎　韩　峰)

77. 第一个抗结核药物链霉素的发现——细致严谨、坚持不懈

罗伯特·科赫是历史上著名的细菌学研究创始人,由于在结核病研究领域作出的原创性贡献,因而荣获了 1905 年的诺贝尔生理学或医学奖。科赫为什么能够解决长期困扰人们的结核病病因问题,这和他的细致严谨、坚持不懈有很大的关系。

1880 年,德国政府任命科赫为柏林医院的研究员。从 1881 年开始,科赫利用有利条件,开始了探究肺结核病因的实验,并立志探明结核病的病因。此后,每当医院进行结核患者尸体解剖时,科赫必定到场,精心收集结核病患者的结节组织。回到实验室,科赫将这些结节制备成样本,涂在载玻片上,在高倍显微镜下反复仔细观察研究并作了详细的记录分析。然而,经过一段时间研究,科赫发现每次都和以前看到的一样,涂片上并没有什么异常的微生物,一时研究陷入了僵局。但是,科赫并没有就此止步,并根据现有的情况作了细致分析和逻辑推理:"它会不会和周围物质同样颜色,以至于我们无法发现?科赫和他的助手于是决定用染色法进行新的尝试。他们动手准备了各种颜色的化学染料,并且分类制成大量结核结节涂片,对不同染料进行分组实验和观察。科赫和助手耐心细致地逐片排查观察并认真记录,最终在显微镜下发现结核结节染色后呈现出颗粒状亮点。科赫经过进一步的观察和总结发现,这些亮点有的单个分散着,有的相互排列着。但是这是一个初步发现,是不是所有的结核结节里面都会有这样的现象?科赫和助手找来柏林市内所有能找到的各种

人类和动物的结核结节,然后再用染色法制成的涂片进行显微镜下观察。最终,大量观察的结果均显示,所有的结核结节都有这样的颗粒状亮点,表明它们可能是同一种微生物,并且与结核有关[1]。

科赫欣喜若狂,但是他仍然并没有就此下结论。他认为结核菌是否确实是导致结核病的原因还没有得到证明,必须通过"科赫原则"的验证:①为了证明某一种细菌是某一疾病的病因,必须在这种疾病的所有病例中都发现有这种细菌;②必须将这种细菌从病体中完全分离出来,在体外培养成纯菌种;③这种纯菌种,经过接种后,必须能将疾病传给健康的动物;④按上面规定的方法接种过的动物身上,必须能取得同样的细菌,然后,在动物体外可再次培养出这种纯菌种[2]。

但当科赫团队进行"科赫原则"验证的时候,迎面碰到拦路虎:几乎没有合适的培养基能在动物体外培养出纯菌种。"难道它们只有在活体中才能生存吗?"一次次失败使科赫产生了这样的想法。试验不能中断!他筛遍了所有的培养基,又新配制了许多特殊成分的培养基,结核菌都不生长。还要不要坚持"科赫原则"?要!科学是严谨的,不能有一丝一毫的含糊。科赫在许多令人沮丧的失败后,仍不气馁,终于找到了著名的"血清培养基"。它几乎完全和组成活体的成分一样。试验的进程由此加快。"科赫原则"的每一项都在肺结核研究上得到证实!他马不停蹄地继续研究,16天后,终于用血清培养基获得了对结核杆菌的纯培养。他把这种纯培养接种到动物身上,动物也感染了结核菌病。至此,科赫才最终成功地证实了结核杆菌是结核传染病的病因[3]。

瓦库斯曼是另一位研究结核菌的科学家,获得1952年的诺贝尔生理学或医学奖。瓦库斯曼生于美国,在大学读书时,他就专门从事土壤细菌学的研究。他在试验中偶然发现:结核菌掉入泥土中,不长时间全都没有了。这一个不经意的现象深深地吸引着瓦库斯曼,引起他的深思,于是他分配助手和学生进行试验。经过3年研究,瓦库斯曼确认结核菌进入泥土中,最终真的会完全消失!"土壤中的微生物和进入土壤中的结核菌是一种什么关系?病菌进入土壤中完全被消灭,是否被土壤中的微生物杀死了呢?这些能杀死病菌的微生物是否能够对人类的医疗事业发挥作用?"瓦库斯曼给自己提出了一系列的问题。他下决心从土壤入手,寻找能杀死结核菌的物质。他知道,这是一项浩大的工程,但为了人类能够战胜结核病这个恶魔,他要一丝不苟地研究下去[4]。

研究土壤中的微生物可是一项十分麻烦而又细致的工作。一小块土壤常常有几千种细菌存在,而它的存在条件又各不相同,研究人员必须先把它们一种一种地分离出来,再按它们生存的不同条件在培养基里进行纯粹培养,当取得分泌物之后,又必须在病原菌或其他细菌中进行杀菌效能检查。实验一天天、一月月、一年年过去了,筛选的细菌100种、200种、300种……直到1941年底,已经达到了5 000种!这时,英国人发现了青霉素,人们在欢庆的同时,瓦库斯曼及全体研究人员备受鼓舞。1942年,瓦库斯曼终于在土壤中成功地培养出一种药物,通过动物实验,这种药物可以治疗青霉素无法治疗的疾病,然而不久,这些实验动物相继死去,说明这种药物有毒。艰难的试验又在继续,7 000种、8 000种……1943年,瓦库斯曼在进行一万多种实验之后,总算发现了他们认为理想的新药物,并顺利地通过了动物实验和长期观察,确认这种新药物对治疗结核病有效,并且对动物无害。几个月后,瓦库斯曼发明的新药开始进行临床试验,疗效极好,他把这种药定名为"链霉素"。不久,发现链霉素的消息传到了世界各地,各地有名的医院和研究所纷纷来信询问或索要样品。但是，瓦库斯曼因为发现使用这种药后，个别人会出现耳聋的后遗症而不同意大范围用于临床。又经过2年的使用和观察，他终于摸清了链霉素的药性，并找出了使用方法及注意事项。在1945年，他才正式撰文公开了自己的发现，至此，经过20多年艰难摸索，链霉素这个新的抗生素产生了，20世纪初期宣布为不治之症的结核病有了特效药。为表彰瓦库斯曼的贡献，1952年在瑞典首都斯德哥尔摩为他颁发了诺贝尔生理学或医学奖。当然，瓦库斯曼的成功也离不开早期科学家罗伯特·科赫的发现[5]。

　　罗伯特·科赫和瓦库斯曼两位科学家凭着细致严谨、坚持不懈的精神，发现了结核杆菌并发明了治疗药物，解除了人类的病痛，延长了人类的寿命，贡献巨大，也为人们永远铭记。因此，在学习和研究的过程中，我们要像科赫那样细致严谨，像瓦库斯曼那样坚持不懈，才能真正地掌握知识，探索发现，为广大的患者带来福音。

参考文献：

[1] 周劲松，陈建庭，金大地，等.结核分枝杆菌对材料黏附能力的体外实验研究.中国脊柱脊髓杂志，2003，13（001）：670-673.

[2] 匡铁吉，董梅，宋萍，等.黄连素对结核分枝杆菌的体外抑菌作用.中国中药杂志，2001，26（012）：867-868.

[3] 马玛，王敬.重视非结核分枝杆菌肺病与肺结核的鉴别.临床肺科杂志，2010，15（3）：301-302.

[4] 柳正卫，何海波，缪梓萍，等.984株结核分枝杆菌耐药情况分析.中国防痨杂志，2007，29（2）：167-170.

[5] 李洪敏，吴雪琼，张俊仙，等.应用PCR-SSCP快速鉴定结核分枝杆菌复合群.微生物学通报，2000，27（003）：202-204.

（南京医科大学药学院　周其冈）

第八章 药剂学课程思政教学案例

78. 创可贴的发明——善于用意、服务临床

"世异则事异,事异则备变。"药剂学亦如是,随着时代发展,患者需求改变,药剂工作者们结合临床需求,紧密联系实际,在已有剂型的基础上进行创新,研发了许多新的药物剂型,例如贴剂。

贴剂是由一种粘贴在皮肤上表面,使药物经皮肤吸收进入体循环产生全身性或局部作用的一种薄片状制剂[1]。贴剂可用于完好或破损的皮肤表面,其中透皮贴剂能够吸收进入血液循环系统产生局部或全身作用。

创可贴,生活中最常用的一种外科用药,是最原始的一种贴剂,是由具有弹性的纺织物与橡皮膏胶粘剂组成的长形胶布,内层包括吸收垫和保护性复合垫,吸收垫含苯扎溴铵,复合垫由隔离渗透膜组成。当皮肤受损时,将其贴在创口处能够起到止血抑菌,防止二次创伤的作用[2]。关于创可贴的发明还有一个浪漫的小故事。

20世纪初,强生公司员工埃尔·迪克森的妻子切菜时常切伤手,迪克森下班回来才能帮妻子包扎伤口。迪克森太太希望能有一种快速包扎伤口的绷带,她就可以自己包扎。迪克森先在大纱布上粘上小块棉纱布,再把药涂到棉纱布表面,制成了可以单手包扎的绷带,最初的"创可贴"由此诞生。

自1920年邦迪创可贴问世以来,累计生产量超一千亿片,为人们的日常生活提供了极大便利,也为强生公司带来了巨大的财富。人们对创可贴舒适度、美观度和适应性等的需求推动着创可贴的创新发展,许多品牌都推出了卡通创可贴、女士香型创可贴以及隐形创可贴等[3]。值得一提的是云南白药创可贴,在普通创可贴的基础上进行创新,加入了品牌独有的云南白药,有止血愈创、消炎消肿、活血化瘀的功效[4],愈创效果显著强于普通的苯扎溴铵创可贴。

现代经皮给药系统的第一个贴剂产品是1979年FDA批准上市的东莨菪碱贴剂[5]。贴剂由于其无首过效应、血药浓度恒定、用药次数减少、可随时停药等优点,在临床上得到广泛使用。可以用来治疗需长期给药的神经和呼吸系统疾病、缓解各种疼痛、调节激素水平、戒烟等。目前,全球专注透皮给药技术的公司近百家,透皮贴剂的上市品种已有上百种,如硝酸甘油透皮贴剂、可乐定透皮贴剂、芬太尼透皮贴剂等[6]。

创可贴发明的小故事及后面贴剂研发发展壮大的过程让我们知道:今后从事相关药学工作,要记住创新无处不在,要深入了解患者和临床的需求来开展药物研发工作,从而更好地服务临床、造福患者。

参考文献：

[1] 方亮. 药剂学. 8 版. 北京：人民卫生出版社，2016.

[2] 王天宇，张美敬，房盛楠，等. 防水型液体创可贴的研究进展. 中国新药杂志，2016，25（4）：433-438.

[3] 卢锡焕，黄杰. 努力塑造产品特色的卡通创可贴. 中国药业，2006，15（9）：24.

[4] 白颖. 云南白药创可贴治压疮. 全科护理，2007，5（14）：91.

[5] 龚菊梅，林彤远，陈卫东. 新型经皮给药载体的研究进展. 安徽中医药大学学报，2014，33（1）：90-93.

[6] 徐庆，梁文权. 硝酸甘油透皮给药系统体外释药速率测试方法的研究. 现代应用药学，1990，7（1）：26-30.

（南京医科大学药学院 徐华娥）

79. 吸入气雾剂的抛射剂替代研究——妙法在心、和谐发展

药物制剂的研究与开发，不仅要考虑安全、有效和质量可控，其处方与工艺还需要考虑环境友好，实现人与自然和谐发展的原则。吸入型气雾剂的抛射剂选择与开发就是如此。

吸入气雾剂系指将含药物溶液、混悬液或乳浊液，与适宜的抛射剂或液化混合抛射剂共同封装于具有定量阀门系统和一定压力的耐压容器中，使用时借助抛射剂的压力，将内容物呈现雾状喷出，经口腔吸入，沉淀于肺部的制剂，通常也称为压力定量吸入剂[1]。由于喷射在短时间内完成，因此要求患者药物喷射的同时吸气。如果难以同步，喷雾后可以通过吸入辅助装置缓慢吸入。吸入气雾剂起效快速，可只在特定部位有效，并且装置简单、便携价廉、使用广泛。自 1956 年首个药用定量吸入气雾剂产品在 3M 公司的 Riker 实验室诞生以来，吸入气雾剂在治疗呼吸道疾病方面已获得广泛应用，在治疗哮喘和慢性阻塞性肺疾病等呼吸系统疾病中发挥了巨大的作用，也受到了广大患者的喜爱[2]。例如，β_2 受体激动剂、糖皮质激素、局部抗胆碱药等的吸入制剂[3]。

抛射剂是气雾剂最重要的组成部分，不仅是气雾剂的动力系统和喷射压力来源，同时兼作药物的溶剂和稀释剂。理想的抛射剂应该在常温下的饱和蒸气压高于大气压；无毒、无致敏反应和刺激性；具有化学惰性，不与处方中的药物及其他附加剂发生反应；不易燃、不易爆；无色无味无臭和廉价易得等。

氟利昂（freon）是氟氯甲烷和氟氯乙烷的总称，常温下饱和蒸气压略高于大气压，化学性质稳定，无味、毒性小，是吸入性气雾剂理想的抛射剂。但是，氟利昂是臭氧层破坏的元凶。氟利昂进入大气平流层后，在紫外线作用下形成氯自由基，作用于臭氧，分解成氧气，从而破坏臭氧层。大气中臭氧层能吸收太阳释放出来的绝大部分紫外线，如果臭氧层被大量损耗，到达地球表面的紫外线就会明显增加，最直接的危害是造成皮肤癌和白内障患者增多。另外，还可破坏地球生态系统，减慢农作物的生长速度；造成全球气候变暖和温室效应以及影响水生生态系统等。

我国早在 1991 年就签署了相关国际协议，承诺对氟利昂等破坏臭氧层物质的生产、使用实行逐步削减的控制措施。2006 年 6 月 22 日，国家食品药品监督管理局下发文件《国家

食品药品监督管理局关于停止使用氯氟化碳类物质作为药用气雾剂辅料有关问题的通知》，通知要求 2007 年 7 月 1 日起生产外用气雾剂停止使用氟利昂作为药用辅料，2010 年 1 月 1 日起生产吸入式气雾剂停止使用氟利昂作为药用辅料。虽然后来为了满足我国哮喘和慢性阻塞性肺疾病患者的临床用药需求，我国自 2009 年起又启动了药用吸入式气雾剂用氟利昂的豁免申请工作（豁免期为 2010—2015 年），但从自 2016 年起，我国已不再申请药用氟利昂的使用豁免，并逐步淘汰使用氟利昂的药用吸入剂。

因此，氟利昂抛射剂的替代研究势在必行。其中，氢氟烷烃（hydrofluoroalkane，HFA）是最主要的氟利昂替代品。HFA 分子中不含氯原子，仅含碳氢氟三种元素，因而大大降低了对臭氧层的破坏。例如，1996 年 3M 公司上市的 Airomir 和 1999 年葛兰素威康公司推出的 Ventolin Evohaler，都是以四氟乙烷（HFA-134a）为抛射剂的沙丁胺醇制剂。我国也在外用气雾剂用 HFC-134a 标准的基础上，正加快对吸入气雾剂用 HFC-134a 和七氟丙烷（HFC-227）质量标准的全面研究。

在经济社会高度发达的今天，人类应该冷静思考人与自然的关系，从 2003 年的"非典"，到 2009 年 H1N1，再到 2020 年的"新冠"，可能都是大自然对人类无尽索取的信号反馈。在全球化时代，任何一个国家和民族都无法独善其身，必须以人类命运共同体的智慧，践行人与自然和谐可持续发展理念，方可实现人与自然生生不息！

参考文献：

[1] 方亮. 药剂学. 8 版. 北京：人民卫生出版社，2016.

[2] 周新. 定量吸收剂的研究进展. 世界临床药物，2012，33（11）：697-699.

[3] 黎晓亮. 吸入制剂的现状和研究进展. 临床医药文献电子杂志，2019，69（42）：193-195.

（南京医科大学药学院　辛洪亮）

80. 复方丹参滴丸的研发路——传承中医药文化、推进中医药国际化

中华民族五千年的历史长河孕育了古老悠久、博大精深的中医药文化，中医药是中华文明的结晶，是我国优秀文化遗产中的瑰宝。我们要继承中医药文化，也要推动发展中医药现代化和国际化，让中医药走向世界、服务全人类。

中药制剂是指在中医药理论指导下，以中药材为原料，按照规定处方和标准制成一定剂型的药品。中药剂型历史悠久、种类繁多，是祖国传统医学遗产中的重要组成部分。近年来随着中药现代化进程的不断加速，许多新剂型和新技术在传统制剂的基础上脱颖而出，其中，复方丹参滴丸就是一个很好的案例。

滴丸剂是指将固体类型或者是液体类型的药物和适宜的基质一同进行加热熔化之后混合均匀，再将其滴入到不会发生混溶的冷凝液当中，经过收缩以及冷却处理之后制成的球形或类球形制剂[1]。

复方丹参滴丸主要化学成分包括丹参、三七、冰片三种中药,其有效成分含有水溶性成分丹参素和三七总皂苷,具有活血化瘀、理气止痛、豁痰开窍的作用。复方丹参滴丸是根据中医基础理论,运用现代医药新技术而成功研制的一种新型纯中药滴剂。与原来的复方丹参片剂相比,复方丹参滴丸属于固体分散体,具有用量小、疗效好、作用突出、不良反应少并可减少胃肠刺激等优点,是临床上常用的中药制剂。目前复方丹参滴丸已普遍用于冠心病心绞痛、心力衰竭、脑梗死、高血压、糖尿病、肝病、胃病、妇科病、肾病综合征及高脂血症等多种疾病的治疗[2]。

复方丹参滴丸是由天津天士力医药集团股份有限公司独家开发研制的一种治疗心血管疾病的药品,于 1993 年获得国家新药证书和生产批件,1995 年投放市场,是国家医保品种、国家基本药物目录品种、国家基药低价药品目录品种。作为现代中药知名品牌,每年有大量消费者使用并受益。

此外,复方丹参滴丸还是我国中药国际化的典型代表。1998 年 9 月 29 日,复方丹参滴丸以药品身份正式通过美国食品药品监督管理局(FDA)的临床用药申请。成为中国首例通过该项审批的复方中药制剂。此后历经努力,复方丹参滴丸在中国进行的大量临床研究和临床经验获得了 FDA 认可,豁免了 I 期临床试验。2006 年重新向 FDA 申请了新的 IND,确定了预防和治疗慢性稳定型心绞痛的临床适应证。II 期临床试验研究自 2008 年 11 月第一组病例入组,在美国佛罗里达、得克萨斯等十一个州的临床中心进行了多剂量、随机双盲、多中心平行对照等涉及多方面内容的临床试验。2010 年初,II 期临床试验完成。而后经历了两年的准备之后,复方丹参滴丸(T89)FDA III 期临床试验研究自 2012 年 8 月正式开始。T89 的 III 期临床研究被设计成一个双盲、随机、多国、多中心、安慰剂和拆方组双对照的大样本临床研究,旨在评估复方丹参滴丸(T89)在慢性稳定型心绞痛患者中的安全性和有效性,并以临床研究的批次差异和量效关系等证据支持建立大生产上市产品质量控制的参照标准。III 期临床试验项目在美国、加拿大、俄罗斯、乌克兰、格鲁吉亚、白俄罗斯、墨西哥、巴西及中国台湾 9 个国家和地区的 127 个临床中心展开,于 2016 年 3 月完成了临床研究。复方丹参滴丸也成为全球首例完成美国 FDA III 期临床试验的复方中药制剂,实现了中药历史性的跨越与突破,首次证实复方中药也可按国际标准进行临床评价,为中药走向世界带来光明前景。

2020 年初,新型冠状病毒 2019-nCoV 肆虐全球。在没有特效药、疫苗的情况下,中医药在打赢这场新型冠状病毒导致肺炎的阻击战中发挥了不可磨灭的作用。据 2020 年 3 月 23 日国新办发布会统计的数据显示:全国新冠肺炎确诊病例中有 74 187 人使用了清肺排毒汤等中医药,占 91.5%,中医药总有效率达到了 90% 以上。中医药能够有效缓解症状,能够减少轻型、普通型向重型发展,能够提高治愈率,降低病亡率,能够促进恢复期人群肌体康复。在后来我国援助意大利等国家抗击新型肺炎时,也捐助了大量连花清瘟胶囊等大量的中药制剂,获得了国际社会的普遍认可。

因此,我们有责任和义务加速中医药现代化,让中医药文化唱响世界、让祖国医药走向世界,为全球人民的健康贡献中国力量。

参考文献:

[1] 方亮. 药剂学. 8 版. 北京:人民卫生出版社,2016.

[2] 李倩. 复方丹参滴丸研究进展及临床应用. 中华中医药杂志,2018,33(7):2989-2991.

（南京医科大学药学院 辛洪亮）

81. 从"毒胶囊"事件谈药用辅料的重要性——安全为本、诚信制药

药王孙思邈在《千金方》自序中指出："人命至重，有贵千金，一方济之，德逾于此。"对于药剂工作者来说，应以制备安全、有效、稳定、使用方便的药物制剂为宗旨，而安全更是重中之重。药物制剂的生产是集药物、辅料、工艺、设备、技术为一体的系统工程。药用辅料是药物制剂的基础材料和重要组成部分，它具有赋形、充当载体、提高稳定性、增溶、助溶、缓控释等重要功能，对确保药品质量及安全性、有效性具有重要的作用[1]。因此，药用辅料的生产、使用和管理应严格遵守国家各项法律法规，各种偷工减料、以次充好的行为最终会给患者带来生命安全隐患与威胁。

2012年4月15日，央视每周质量报告播出《胶囊里的秘密》，曝光了河北省一些企业用生石灰处理皮革废料进行脱色漂白和清洗，随后熬制成工业明胶，卖给浙江省新昌县胶囊生产企业制成药用空心胶囊，最终流向药品企业，被制成胶囊剂，进入患者腹中。由于皮革在工业加工时，要使用含铬的鞣制剂，这样制成的胶囊，往往重金属铬超标。经检测，修正药业等9家药厂13个批次药品，所用胶囊重金属铬含量超标，最高超标90倍。"毒胶囊"事件就此引爆，一时之间，曾经用来治病的药成为一颗颗暗藏杀机的"毒丸"。

人体内的铬通常以总铬来计算，分为三价铬和六价铬两种状态，其中三价铬的毒性比较小，是人体和动物新陈代谢必需的微量元素。铬的毒性主要表现在六价铬方面，它容易进入细胞并还原为三价铬，产生中间体五价铬和活性自由基，对DNA造成损伤，对呼吸道、消化道有刺激；长期摄入六价铬会引起扁平上皮癌、腺癌、肺癌等；若摄入超大剂量，会引起肝肾损伤，严重时会使循环系统衰竭；长期接触六价铬，会导致基因突变、致畸、生殖毒性等。美国环境保护局将六价铬确定为17种高度危险的毒物之一[2]。经过重金属鞣制的皮革下脚料，六价铬离子含量较高。

为了防止制药企业用工业明胶代替药用明胶制成胶囊，从2010年《中国药典》规定药用空心胶囊中铬的限量为2ppm（百万分之二），以降低我国药用空心胶囊的安全风险[3]。但是在巨大利润的诱惑下，明胶生产厂仍然铤而走险，违反法律规定把以皮革废料为原料的工业明胶出售给药用胶囊厂，而药用胶囊生产企业在没有严格做到质量审计与产品检验的情况下将生产的"毒胶囊"出售给药品生产企业制作各种铬超标胶囊剂，为患者的生命健康带来了严重隐患。

根据中国营养学会制定的铬的安全最大可耐受剂量，从报道胶囊中铬的含量以及患者每天摄入的剂量来看，一般认为不会引起人体铬急性中毒，即使口服了含铬量最高的"毒胶囊"，成人和儿童也分别每天最少要服90粒和36粒才超量[2]。但是此次"毒胶囊"事件的危害不仅仅是铬超标，还给医药行业带来了严重的信任危机，给社会造成极其恶劣的影响。在"毒胶囊"事件中，整个产业链的每一个环节都存在问题，各企业为了高额利润同流合污，无疑使"医药行业"的诚信度大打折扣。在当年的"诚信行业榜"上，前两年一直出现在前五名的"医药行业"一举成为诚信形象最差的行业[4]。事发后，不少民众不敢再吃胶囊剂型的

药物,甚至"谈铬色变"。不少患者甚至将胶囊剂剥壳服用,不仅造成药物流失、药物浪费、药效降低,还可能导致食管、胃黏膜损伤,甚至胃穿孔等药源性食管炎和药源性胃病;有些患者自行购买空心胶囊自制药品,为自身健康带来一定潜在的危害[5]。

此次"毒胶囊"事件给我们带来以下启示:制药工作者应本着以人为本、安全第一、诚信制药的原则,严格把控药用辅料的质量标准及监督管理,以保证药品质量以及用药安全性,从而更好地造福患者。

参考文献:

[1] 方亮. 药剂学. 8 版. 北京:人民卫生出版社,2016.

[2] 张恩娟,陈琳. 正确评价铬超标"毒胶囊"中铬的危害. 中国药房,2012,23(40):3834-3835.

[3] 国家药典委员会. 中华人民共和国药典:二部. 2010 年版. 北京:中国医药科技出版社,2010.

[4] 鄂璠. 毒胶囊事件重创医药行业诚信度. 小康,2012(9):64.

[5] 陆基宗. 任何胶囊剂:绝不得"剥壳"服用. 心血管病防治知识(科普版),2017(11):10-12.

(南京医科大学药学院 李玲玲)

82. 儿童安全用药难题多——生命至重,有贵千金

古人有云"病万变,药亦万变",病情千变万化,用药也应该随之变化才有效果。同理,对于药物制剂研发者来说,应遵循"患者万变,制剂亦万变"的原则,根据不同患者的生理和心理差异,研制相应的剂型以提高患者的用药安全和依从性,从而发挥药物的最佳治疗效果。特别是对于一些弱势群体,如老年人和儿童,更是应该给予特别重视。

目前,儿童用药短缺已成为全球性问题,而我国儿童专用药品及适宜剂型、适宜规格匮乏的问题尤为突出。据国家统计局数据显示,截至 2019 年,我国 14 岁以下儿童数量已超过 2.3 亿,约占总人口数量的 16.8%。《2016 年儿童用药安全调查报告白皮书》中指出,我国儿童患病数量占总患病人数的 19.3%,并且儿童发病率呈逐年上升趋势[1]。但是在临床常用的 3 500 多种药品制剂中,儿童专用的仅有 60 多种,不足整个制剂品种的 2%。由于缺少专门的儿童用药,绝大多数患儿只能按照比例服用成人药。许多药品说明书上关于儿童用药的用法、用量、不良反应等资料缺少,大部分都仅仅模糊提及"儿童酌减"或"儿童按公斤体重或遵医嘱",临床医师难以把握,超说明书用药等现象普遍存在。对于家长来说,儿童用药基本靠"掰"、剂量只能靠"猜",导致药效降低、不良反应增加,严重威胁儿童用药安全[2]。即便是少之又少的儿童药,许多也只是成人药品的"减量版"。

然而,儿童不是简单的"缩小版的成人"!儿童属于特定人群,具有不同于成人的生理发育特点和药动学特性,药物的体内吸收、分布、代谢、排泄与成人均有差别。且由于儿童尚处于生长发育过程,不同年龄的儿童对于药物的安全性阈值各不相同[3]。目前,临床上大部分儿童用药并非专为儿童设计或研发,而一些成人适用药品,儿童并不见得适用,不合理用药、超剂量用药、用药错误使得儿童用药安全形势严峻。《2016 年儿童用药安全调查报告白皮书》指出:因用药不当,我国每年约有 3 万名儿童耳聋,约有 7 000 名儿童死亡,我国儿

童药物不良反应率为12.5%，是成人的2倍，新生儿更是达到成人的4倍[4]。因此开发专门的儿童药物以满足儿童用药需求、促进儿童用药安全，是目前迫切需要解决的问题。

那么，究竟是什么原因造成了儿童药品市场如此短缺的现状呢？儿童用药生产具有小批量、多批次、工艺远比成人药复杂的特点，开发周期长、企业研发成本较高且研发难度大；市场容量相对较小，远远不及成人，但儿童药的零售单价并不明显高于成人药，企业回报不明显，这些导致药企对儿科用药研发积极性不高。加上我国目前缺乏临床试验受试者的保障机制，导致儿童药物临床试验受试者少、儿童药临床试验成本高，并且儿童生长发育具有显著的年龄段差异，这些都是儿科用药走向临床的阻力[5]。据全国工商联医业商会调查，在我国6 000多家药厂中，专门生产儿童药品的仅10余家。为解决儿童用药问题，鼓励生产企业积极研发专用规格和剂型的儿童药物，从国务院到各部委高度重视，先后出台了多项鼓励政策，从儿科药的研发报批、生产供应、保险报销、招标采购等多方面进行专项支持。2014年5月，中华人民共和国国家卫生和计划生育委员会等6部门联合印发了《关于保障儿童用药的若干意见》，这是我国关于儿童用药的第一个综合性指导文件。目前，在国家政策扶持和市场需求增长的共同推动下，我国儿童用药市场规模逐年扩大，2018年我国儿童用药市场规模约为786.07亿元，至2020年我国儿童用药市场规模有望突破1 100亿元。

但是，当前儿童用药难、药品短缺的问题依然存在，儿童用药缺乏适宜剂型、剂量定量不方便、口感不好等问题仍待进一步解决。作为药品研发的重要环节，药剂工作者更应该以此为己任，在充分认识不同年龄儿童的生理学、病理学和心理特点的前提下，以品种、剂型、剂量、口感、给药便捷性等为切入点，为儿童"量身定制"适宜的药品制剂，提高儿童用药的安全性和依从性，改善治疗效果，提升儿童健康水平。

参考文献：

[1] 王威，陈中亚，柴旭煜，等. 儿童药物制剂现状及开发策略分析. 中国医药工业杂志，2015，46（4）：412-417.

[2] 许淑红，张绮，张林琦，等. 探讨我国儿科用药的发展现状及政策层面的思考. 中国临床药理学，2020，36（12）：1760-1767.

[3] 苏敏. 儿童药物的剂型设计. 药学进展，2019，43（9）：655-666.

[4] 朱宁宁. 为儿童用药上"安全锁". 浙江人大，2018（6）：59-61.

[5] 程谋. 我国儿童药物发展环境与市场分析. 药学进展，2016，40（1）：653-664.

（南京医科大学药学院　李玲玲）

83. 利托那韦晶型对制剂的影响——严谨务实求质量

药品在国民生活中扮演着不可或缺的角色，药品安全是关乎百姓生命安全的重大问题。药品的研发，是药品质量的源头阶段，对药品的安全起着重要的作用。药品研发过程的规范、科学、严谨决定着药品的质量。

雅培制药公司开发的人类免疫缺陷病毒（human immunodeficiency virus，HIV）蛋白酶抑制剂利托那韦可用于治疗艾滋病[1]。利托那韦软胶囊和口服液于1996年经美国食品药品监督管理局批准上市，然而该药物制剂临床疗效不佳，并在两年后被迫从市场撤出。究其原因是药物发生了晶型转变，原料药利托那韦晶型Ⅰ在制剂中转变形成了利托那韦晶型Ⅱ，晶型Ⅱ的溶解度比原料药晶型Ⅰ差，但具有更好的热力学稳定性，因而利托那韦制剂的溶出速率和生物利用度被影响，进而严重影响其有效性，导致这种已上市的药品不得不退市，原研公司也因此损失巨大，并不得不重新开展制剂及生产工艺研究，才使得利托那韦制剂得以重新上市[2]。

在进行药物制剂设计与研究之前，应对候选药物的物理、化学、生物学等性质进行处方前研究，如药物的物理性状、熔点、沸点、溶解度、溶出速度、多晶型、pK_a、油水分配系数、物理化学稳定性、粉体学性质、吸收性质、与辅料相互作用等。处方前研究的主要目的是为后期研制稳定且具有适宜生物学特性的剂型提供依据[3]。

药物晶型研究是处方前研究的一个重要内容，晶型是指结晶物质晶格内分子的排列方式。对于同一种物质，结晶条件的不同改变分子间作用力和分子构象等因素，导致分子的排列和堆积方式不同，从而产生结构、形态、物性不同的晶型，也称同质多晶现象[4]。多晶型现象普遍存在于有机物和无机物中，晶型的基本分类有稳定型、亚稳定型、假晶型或溶剂化物（水分子或溶剂分子以一定的计量比结合在化合物的晶格中）。除稳定性的差异以外，稳定型和亚稳定型在其他理化性质方面如熔点、密度、溶解度等都可能存在差异。稳定型具有较高的熔点、较好的稳定性、较低的溶解度和溶出速度。相反，亚稳定的或不稳定的晶型一般具有较低的熔点、较差的稳定性、较高的溶解度和溶出速度。在适当条件下稳定型和亚稳定型之间可以互相转换[5]。

药物的多晶型会直接影响药品的有效性、安全性和药品质量，这已经成为国际制药领域的共识。药物多晶型现象及对其质量控制的研究对保证药品生产储存过程中的稳定性和临床使用中的安全性、有效性均具有极重要的意义[6]。

我国是一个仿制药大国，在我国药品市场上，同时存在原研药、进口仿制药、国产仿制药等。医师与患者普遍的印象是"国产药不如进口药"以及"仿制药不如原研药"。在这种情况下，近年国家出重拳，重点开展仿制药质量和疗效一致性评价。那么我国生产仿制药的疗效与质量问题到底出在哪里？药品也都是符合《中华人民共和国药典》标准、检验合格的，为什么还会有疗效不一致的现象？究其原因，是有一些影响疗效与质量的关键参数没有被控制。目前，对于影响药品疗效与质量的重要技术参数已经有普遍共识，主要集中在杂质、晶型、制剂三个方面[7]。其中，杂质与制剂的影响已经不同程度地被重视，而晶型参数的控制则一直被忽略，必须加以重视[8]。

在药品研发与生产中，药学工作者需要有科学严谨的工作态度以及实事求是的工作作风。

参考文献：

[1] BAUER J, SPANTON S, HENRY R, et al. Ritonavir: an extraordinary example of conformational polymorphism. Pharm Res, 2001, 18(6): 859-866.

[2] CHEMBURKAR SR, BAUER J, DEMING K, et al. Dealing with the impact of ritonavir polymorphs on the late stages of bulk drug process development. Org Proc Res Dev, 2000, 4(5): 413-417.

[3] JIANG S, WANG F, ZHU S, et al. Preformulation study of methazolamide for topical ophthalmic delivery: physicochemical properties and degradation kinetics in aqueous solutions. Int J Pharm, 2013, 448(2): 390-393.

[4] 庞怡诺, 殷恭宽. 药物多晶型. 华西药学杂志, 2000, 15(3): 197-199.

[5] 杨世颖, 周健, 张丽, 等. 我国化学药物晶型研究现状与进展. 医药导报, 2019, 38(2): 177-182.

[6] 陈桂良, 李君婵, 彭兴盛, 等. 药物晶型及其质量控制. 药物分析杂志, 2012, 32(8): 1503-1508.

[7] 强桂芬, 吕扬, 杜冠华. 我国晶型药物研究现状与发展方向. 中国新药杂志, 2009, 18(13): 1196-1200.

[8] 吕扬, 张丽, 杨世颖, 等. 多晶型药品的质量控制技术与方法应用要求. 中国新药杂志, 2014, 23(7): 759-763.

（南京医科大学药学院　李　瑞）

84. 硝苯地平控释片的研制——因病制方、对症投剂

随着科学的进步, 现代药剂学迅速发展, 新剂型与新技术的引进, 可明显改善传统药物制剂的缺点, 有利于提高药物的安全性以及有效性, 增加患者用药的便利性, 提高产品的竞争力。

硝苯地平(nifedipine)是二氢吡啶类钙通道阻滞剂, 1969年由德国拜耳公司研制成功, 目前仍然是临床治疗高血压和心绞痛的常用药物。硝苯地平为短效降压药物, 其半衰期较短, 约为4小时。硝苯地平口服后吸收迅速、完全; 口服后10分钟即可测出其血药浓度, 约30分钟后达血药峰浓度; 口服15分钟起效, 1~2小时作用达高峰, 作用持续4~8小时。患者采用硝苯地平普通片降压, 每天至少要口服3次, 即使如此, 血压波动仍然较大[1]。对于高血压患者来说, 血压剧烈波动是一大忌, 高血压患者除了降压要达标, 保持血压长期平稳也至关重要, 为实现平稳降压, 人们将硝苯地平制成长效缓释、控释制剂, 其中最受欢迎的是硝苯地平控释片[2]。

普通制剂口服后血药浓度峰谷波动大, 给药频繁; 缓释制剂可缓慢地非恒速释药, 血药浓度峰谷波动较普通制剂减少, 可减少药物不良反应, 给药频率较普通制剂减少, 如市售硝苯地平缓释片每天口服1~2次, 其可减轻服用硝苯地平普通片迅速降压造成的反射性交感活性增加; 控释制剂则按要求缓慢的恒速释药, 血药浓度在一定时间内在治疗窗范围内能维持一个恒定水平, 峰谷波动更小, 不良反应更少, 疗效更好, 给药频率也较普通制剂减少, 如市售硝苯地平控释片每天口服1次, 这大大提高了需要长期服药甚至是终身服药的高血压病患者的依从性[3]。

市售的硝苯地平控释片为渗透泵控释制剂。渗透泵控释制剂是以零级恒速释药为基本特征、以渗透压差为释药动力的一种药物传递系统, 其独特的释药方式和恒定的零级释药速率引起人们的普遍关注。渗透泵是目前控释效果最为理想的控释技术之一, 已经成为控释制剂的典型代表[4]。硝苯地平控释片由含药层、助推层、包衣膜和释药孔组成, 其中含药层中含有药物硝苯地平, 氯化钠、氯化钾或甘露醇等渗透压活性物质, 助推层中含有聚羟基甲基丙烯酸烷烃酯、聚乙烯吡咯烷酮或聚氧乙烯等促渗透聚合物及渗透活性物质, 在此双

层片芯外包由成膜材料醋酸纤维素或乙基纤维素等形成的半透膜,然后用激光在含药层侧半透膜上开一个适宜大小的释药小孔。口服后,胃肠道的水分通过半透膜进入片芯,形成药物的饱和溶液,渗透活性物质溶解使膜内产生较高的渗透压,由于膜内外渗透压的差别,水分持续渗入半透膜,药物溶液由释药小孔持续流出,膜内外的渗透压差作为药物释放的动力,将药液以恒定速率压出释药孔。同时助推层中的促渗透聚合物遇水强烈膨胀或溶胀,体积可增加 2~50 倍,将含药层水化形成的混悬液经释药孔推出,促进药物的释放。渗透泵控释制剂释药行为不受介质环境 pH、酶、胃肠蠕动、食物等因素影响,体内外相关性良好;它独特的释药方式能最大限度避免或减小血药浓度波动较大的现象,降低药物的毒副作用,而且可明显减少服药次数,提高患者服药的顺应性和有效性,不易漏服[5]。

新剂型与新技术的开发与应用,使得硝苯地平等老药获得了新生,延长了产品的生命周期,为患者提供了更加安全、有效、稳定、使用方便的药物制剂[6]。作为药剂工作者,应努力用我们的智慧和专业技术为患者寻求更有效治疗手段,将药物制成适宜的剂型,造福于人类健康。

参考文献：

[1] 陈彪,吴曙粤,王艳宁,等. 短效硝苯地平严重不良反应的病例分析. 中国药师, 2009, 12(8): 1136-1137.

[2] 邵静波,王世勋,苏志德,等. 不同剂型硝苯地平对高血压患者血压及心率变异性的影响. 山东医药, 2014, 54(17): 35-37.

[3] 齐晓丹,马志鹏,宋益民. 口服缓控释系统的研究进展. 中国药房, 2015, 26(16): 2281-2283.

[4] 安欣欣,周洪雷,李传厚,等. 口服渗透泵控释制剂的研究进展, 中国药房, 2018, 29(22): 3165-3168.

[5] 李佳,郭玲,宋旭,等. 硝苯地平双层渗透泵控释片的制备. 华西药学杂志, 2015, 30(1): 18-21.

[6] 冀慧雁,宋文静,王宁. 口服渗透泵控释制剂的研究进展. 山西医药杂志, 2018, 47(15): 1174-1176.

（南京医科大学药学院　李　瑞）

85. 注射用紫杉醇脂质体的上市——自主研发生产、服务人类健康

具有活性的原料药并不能直接应用于患者,必须将其制成药物制剂才能用于临床,而制备出安全、有效、稳定、使用方便的制剂就是药剂工作者的任务和追求。

紫杉醇是从短叶红豆杉树皮中分离得到的一种二萜类化合物,它能与肿瘤细胞微管结合,促进微管蛋白聚合,抑制微管解聚,阻止肿瘤细胞的有丝分裂,从而有效抑制肿瘤细胞的生长,近年来被广泛应用于卵巢癌、晚期胃癌、乳腺癌、非小细胞肺癌的治疗,此外它对前列腺癌、头颈部鳞癌、鼻咽癌、转移性食管癌及肝癌等的治疗也同样有效[1]。

然而紫杉醇难溶于水,因此在临床应用的传统紫杉醇注射液中,其溶于增溶剂聚氧乙烯蓖麻油与无水乙醇组成的混合溶媒中,使用前再用生理盐水或 5% 葡萄糖溶液进行稀释[2]。聚氧乙烯蓖麻油在体内降解时释放组胺,激活补体,能引起呼吸困难等严重的过敏反应。

患者使用紫杉醇注射液前需进行脱敏处理，使用前 12 小时及 6 小时需口服地塞米松，治疗前 30~60 分钟需肌内注射苯海拉明，静脉滴注西咪替丁或雷尼替丁，这些严重限制了紫杉醇的临床应用，给患者增加了痛苦[3]。

为了克服传统紫杉醇注射液存在的缺陷，避免在紫杉醇制剂中使用聚氧乙烯基蓖麻油，减轻不良反应，人们想到了用脂质体（liposomes）包载紫杉醇。脂质体是将药物包封于主要由磷脂与胆固醇构成的类似生物膜的双分子结构中所制成的微小囊泡[4]。脂质体的类似生物膜结构使其对正常细胞和组织无损伤，因此具有良好的细胞亲和性与组织相容性，并可长时间吸附于靶细胞周围，使药物能充分向靶细胞、靶组织渗透，还可通过融合进入细胞内发挥相应作用。将药物包封于脂质体中，可减慢药物的排泄和代谢，使药物在体内缓慢释放，从而延长药物作用时间，达到长效作用，此外包封的药物受到脂质体双层膜的保护可提高稳定性。脂质体由于具有良好的生物相容性、可降低药物毒性等优点，已成为研究最为广泛、应用最为成熟的药物递送载体之一[5]。

将紫杉醇包封于脂质体中制成纳米注射制剂无须添加聚氧乙烯蓖麻油，与传统注射液相比，可降低过敏反应、减小毒副作用。2003 年 1 月南京绿叶思科药业有限公司研制的"注射用紫杉醇脂质体（力扑素）"由国家食品药品监督管理局批准在中国上市，这是全球第一个也是目前唯一一个上市的紫杉醇脂质体制剂，用于卵巢癌的一线化疗及以后卵巢转移性癌的治疗。作为一线化疗药物，力扑素也可以与顺铂联合应用[6]。力扑素的上市打破了进口紫杉醇注射液曾经在国内市场的垄断地位，并且降低了使用传统紫杉醇注射液的不良反应，取得了显著的经济效益和社会效益。

然而，力扑素在临床应用时仍需采用脱敏预处理，虽然与传统注射液相比，力扑素降低了脱敏治疗的激素用药量、缩短了激素处理时间、减轻了患者负担，但是力扑素还存在易被网状内皮系统吞噬、在体循环时间短、缺乏靶向识别等问题。高效低毒的新型紫杉醇制剂还需要我们进一步探索研究，以期能消除过敏反应、降低毒副作用，提高肿瘤靶向性、改善治疗效果，造福于广大癌症患者。

中国是制药大国，原料药和中间体的产量和出口量位居世界前列，但不是制药强国，一个重要的原因就是制剂水平有限，我国绝大多数高端制剂依赖进口。随着中国制剂基础研究水平和对工业药剂研究重视程度的提高，在广大药剂工作者的共同努力下，近年来我国高端制剂研发体系正逐渐与国际接轨。

参考文献：

[1] 于莹，任耘. 紫杉醇临床应用及安全性研究进展. 天津药学，2017，29（2）：54-57.

[2] 郑婉榕，赖佛宝. 紫杉醇新剂型研究进展. 现代医药卫生，2020，36（2）：216-219.

[3] 郭倩倩. 紫杉醇纳米脂质体的研究进展. 中国药科大学学报，2014，45（5）：599-606.

[4] 安飞，刘德杰，冷佳蔚. 紫杉醇纳米制剂的研究进展. 药学研究，2018，37（10）：604-608.

[5] 王建娜，成日青，萨仁高娃，等. 脂质体作为药物载体的研究进展. 中南药学，2019，17（9）：1492-1498.

[6] 徐佳茗，夏学军，刘玉玲. 紫杉醇新型制剂及临床研究进展. 实用药物与临床，2016，19（4）：510-517.

（南京医科大学药学院　李　瑞）

86. 气体灭菌法在医药制品中的应用——强化专业、保国卫民

气体灭菌法指的是用化学消毒剂形成的气体杀灭微生物的方法[1]。该方法适合于环境消毒以及不耐受加热灭菌的医药制品（例如器具、设施、设备、粉末型注射剂）的灭菌。常用的灭菌气体包括环氧乙烷、甲醛、臭氧、气态过氧化氢等。应用时要注意灭菌气体的燃爆性、致畸性、残留毒性。

在医药制品中，有一部分会直接注入人体内（如注射剂）或者与人体皮肤黏膜接触（如滴眼剂和口罩）。这些制品的质量要求严格，不能被微生物污染。所以在生产过程中必须灭菌。常用的灭菌方法有热压灭菌法、流通蒸汽灭菌法、煮沸灭菌法、干热空气灭菌法、过滤除菌法、辐射灭菌法、气体灭菌法、药液灭菌法等。虽然热压灭菌法是最为可靠的灭菌手段，但是在操作中温度往往要求达到 121℃ 左右，这给不耐热的药物和医疗器械的灭菌带来了问题。针对这些不耐热的药物和器械，气体灭菌法能在较低温度下（40~60℃）开展，得到令人满意的灭菌效果。

环氧乙烷作为一种最常用的灭菌气体，是一种简单的环氧化合物，分子式为 C_2H_4O，分子量为 44.05。其外观为无色透明液体，具有芳香味，易燃易爆，所以使用时常加入惰性气体，例如环氧乙烷与二氧化碳的体积比为 1:9，混合使用以防爆炸[2]。

环氧乙烷灭杀各种微生物的化学机制，主要是通过与微生物核酸和蛋白质分子中的氨基（—NH_2）、巯基（—SH）、羟基（—OH）、羧基（—COOH）等亲核基团发生烷基化反应，让微生物的这些生物大分子失活，从而杀死微生物。另外，环氧乙烷能抑制微生物的胆碱酯酶、磷酸脱氢酶、氧化酶的活性，阻碍微生物的正常代谢过程，致其死亡。所以，它是一种高效、广谱的灭菌剂，能杀灭细菌的芽孢和繁殖体、真菌孢子、病毒[3]。

医药制品中，可用环氧乙烷灭菌消毒的对象非常多。例如，①医疗耗材：医用口罩、防护服、一次性注射器、缝线、手套、培养皿等；②医疗设备：人工肾、心肺机、麻醉设备、压力计、起搏器等；③多种类型的腔镜：胃镜、肠镜、膀胱镜、耳镜、咽镜、胸腔镜等；④粉末型的药品[2]。虽然环氧乙烷用途广泛，但是人们也要注意它的毒性。大量吸入环氧乙烷可造成头昏、恶心和呕吐、呼吸道刺激、胸痛和神经毒性反应；皮肤接触引起刺激感、皮炎和水泡；眼睛接触会造成眼损伤。所以，经过环氧乙烷消毒后，还要消除残留，才能用于人体。例如，医用口罩和防护服，经环氧乙烷消毒以后，还需要静置解析 7~14 天，才能使得残留达到国家标准规定限度以下[4]。

2020 年，全球爆发了严重的新型冠状病毒肺炎疫情。这种疾病可经呼吸道传染。一时间，医用口罩和防护服成为紧缺防疫物资。在生产这些物资的过程中，气体灭菌是关键技术，甚至是限速步骤。我国的医药科技工作者，通过长期的学习积累，不仅掌握了这些核心技术，而且建立了牢靠的产业基础，使我国成为世界上最大的口罩生产国。依靠这些技术和产业基础，我国迅速将口罩日产量由两千万只提升到一亿只以上[5]，有效保障了国内的抗疫需求，保卫了国家和人民的安全。同时，我国向世界上许多国家包括意大利、德国、英国等发达国家，援助和出口了大量医用防护物资，建立了良好的国际声誉。

从这次灭菌防疫物资的扩产，我们可以看到，现在的医药专业学生必须学好专业知识，

掌握核心技术，才能建设好国家的卫生事业。当面对各种疾病的挑战时，我们才能凭借科学与专业的武器，保卫人民生命健康安全。

参考文献：

[1] 方亮. 药剂学. 8版. 北京：人民卫生出版社，2016.

[2] 黄靖雄. 环氧乙烷灭菌. 中华医院感染学杂志，2004（12）：1435-1439.

[3] 邹从霞. 环氧乙烷灭菌原理及影响灭菌效果的因素. 计量与测试技术，2018（08）：65-66.

[4] 徐燕，孙巍，吴晓松. 环氧乙烷灭菌技术应用与发展. 中国消毒学杂志，2013（02）：52-57.

[5] 梁施婷. 全国口罩产能剧增12倍，但为什么你还是买不到？http://www.time-weekly.com/index.php/post/266443，2020-03-02/2020-04-24.

（南京医科大学药学院　张　青）

87. 液体制剂常用辅料的合理应用——遵纪守法、恪守诚信

液体制剂（liquid preparations）系指药物分散在适宜的分散介质中制成的可供内服或外用的液体形态制剂[1]。为了制备出质量合格的制剂，多种功能辅料被加入到液体制剂中。这些辅料能够起到溶解药物、防止微生物繁殖、抗氧化、调色、调味等多种作用。虽然辅料不是主药成分，但是直接影响到药品的安全性和有效性。所以制药工作者一定要在严格遵守法律和法规的条件下，购买、管理、使用、销售辅料，做到诚信做人、诚信做药。

液体制剂的常用辅料包括溶剂、增溶剂、助溶剂、潜溶剂、防腐剂、抗氧剂、矫味剂、着色剂等。其中溶剂是液体制剂中必须添加的辅料，用于溶解或者分散药物。常用的溶剂分为三大类，分别是极性溶剂（如水、甘油、二甲亚砜）、半极性溶剂（如乙醇、丙二醇、聚乙二醇）、非极性溶剂（如脂肪油、液状石蜡、乙酸乙酯）。有些溶剂不仅仅可用于液体制剂，还可以用于注射剂、软膏剂等多种剂型，一定要严格按照制药规定使用。随意违反规定、以次充好、掺杂使假的使用，必然会造成严重后果。

历史上的二甘醇事件就是一个活生生的例子[2]。1937年，美国药师瓦特金斯用二甘醇溶剂替换了原剂型中的乙醇，制备儿童用的磺胺口服液。虽然做出的口服液色、香、味俱全，但是患者服用后会发生急性肾衰竭。文献报道，105人因此死亡，其中34例儿童、71例成人。研究表明，二甘醇为无臭、无色、透明、有辛辣的甜味、具有吸湿性的液体。尽管二甘醇本身毒性低，但是在体内被醇脱氢酶氧化，代谢成为肾毒性的2-羟基乙氧基乙酸，造成急性肾功能衰竭[3]。

除此以外，在历史上还多次发生二甘醇中毒事件。最近的一次是发生在我国的"齐二药事件"[4]。2006年4月，地处广州的中山大学第三附属医院发现11名重症肝炎患者先后出现了急性肾功能衰竭的症状。经调查发现，这些患者都使用了同一种亮菌甲素注射液。这种药品是由齐齐哈尔第二制药有限公司（简称齐二药）生产的。经广东省食品药品监督管理局调查，最终确定齐二药用工业级别的二甘醇代替了药品生产批件中的药用丙二醇。丙二醇是一种经常使用的制药辅料，主要作为吸水保湿剂、潜溶剂、消毒剂、增塑剂、防腐抗

菌剂、促渗透剂使用。浓度为 10%~60% 的丙二醇还可以用于注射剂。最重要的是,它的毒性很低,可代谢和排泄,小部分在体内可代谢为丙酮酸和乳酸,最终代谢为二氧化碳和水,大部分以原型从尿中排泄。所以,丙二醇的价格比较昂贵,当时市价达到 1.5 万~1.8 万元 / 吨。相比之下,二甘醇的价格则便宜得多,只有 0.5 万~0.7 万元 / 吨。正因为两种原料价格相差悬殊,不法商人将工业原料二甘醇冒充药用辅料丙二醇卖给了齐二药,以牟取不义之财。另一方面,齐二药自身也有不可推卸的责任。作为一家经过 GMP 认证的药厂,按规定要检查原料供应商的资质,原料进厂、生产过程中、成品出厂等众多环节,都应该执行严格的质量检查。只要其中任何一个环节真正起到了监督检查作用,这种害人的“毒药”就不可能流向患者。最终,相关责任人被法院追究了重大经济与刑事责任。

从“齐二药事件”我们可以看到,这种贪图不义之财、不守诚信、违反法律法规的行为,不仅严重损害了患者的身心健康,也会接受法律的严惩。因此,所有药学专业工作者在制药过程中一定要严格遵守法律规定,而且要恪守诚信做良心药、做好药。

参考文献:

[1] 方亮. 药剂学. 8 版. 北京:人民卫生出版社,2016.

[2] 蔡晧东. 1937 年磺胺酏剂(含二甘醇)事件及其重演. 药物不良反应杂志,2006,8(3):217-220.

[3] 王冉,方舒正,汪俊涵,等. 化妆品中二甘醇的风险评估. 中国工业医学杂志,2011,24(04):279-281.

[4] 陈铮.“齐二药事件”敲响诚信警钟——不诚信企业是药品安全的最大隐患. 首都医药,2006,13(11):10-12.

(南京医科大学药学院　张　青)

88. 伊马替尼和“费城染色体”的发现——突破陈规、求真务实

白血病是一种血液系统的癌症,由于大部分患者体内白细胞明显增高而得名。以前,白血病是一种令人谈虎色变的疾病,因为其恶性程度非常高,很多患者最终会死亡,然而,现在白血病已经成为可达到 70%~80% 治愈率的疾病。在众多治疗白血病的新药中,伊马替尼是其中最早上市的有效治愈白血病的药物之一,也成为了很多白血病患者的希望。

伊马替尼,原研药的商品名为“格列卫”,是全球最早上市的分子靶向药物之一,这种分子靶向药物就像精确制导的导弹,可以靶向抑制体内的肿瘤细胞。伊马替尼上市后,在治疗白血病与胃肠道间质瘤等疾病上取得了巨大的成功,引起了全世界医学界和科学界的极大关注,其背后则凝聚着多个国家的众多肿瘤学家、药物学家以及临床医学家们很多年的共同智慧和努力 [1]。特别是伊马替尼所针对的治疗靶点——费城染色体的发现过程,其背后具有一个敢于质疑陈说并谨慎求证的科学故事。

20 世纪 50 年代,“病毒可能是引起肿瘤的主要原因”的观点仍然被很多肿瘤研究者所认可。然而,当时美国宾夕法尼亚大学病理系的 Nowell 教授却不这样认为,他通过敏锐的科研嗅觉发现,肿瘤细胞中似乎有某些遗传物质的改变,而这种改变可能才是导致癌症发生的真正原因。为了证实这种观点,他找到了学习人类遗传学的 Hungerford 教授,并共同讨

论了这一想法,两人一拍即合,开始了漫长的合作研究之旅。当时,现代生物学研究刚刚兴起,各种研究技术十分有限,研究材料也非常缺乏,使得研究过程开展得非常艰难。但是,Nowell 教授和 Hungerford 教授并不放弃,经过艰苦卓绝的努力,在大量的临床样本分析研究的基础上,他们终于发现慢性粒细胞白血病患者体内的一种遗传物质——第 22 号染色体要比正常人的短一小段,并把这条小染色体命名为"费城染色体",这也符合他们的当初的猜测,该研究结果发表在 1956 年的著名的 *Science* 上 [2]。该篇论文是当时世界上首次报道肿瘤与遗传物质变异之间存在对应关系的学术论文,引起了科学界的广泛关注。但是,虽然很多科学家认同这篇文章的发现,但当时很多人仍然认为费城染色体只是肿瘤细胞受到了病毒感染的结果,而不是促使肿瘤形成的原因。但科学界继续基于费城染色体的发现进行深入的研究。直到 20 世纪 80 年代,才由新西兰科学家 Annelies 等证实了费城染色体异位是导致白血病的主要原因,并最终认识到病毒感染或者环境因素刺激,会导致染色体变化,最终导致癌症的发生。

在发现病因后,药学研究人员不断筛选和检测各种可能针对"费城染色体"有治疗效果的药物。随后,又经过 20 年的努力,直到 2001 年,经过规范的临床试验后,美国 FDA 终于批准新药甲磺酸伊马替尼,即"格列卫"用于白血病的治疗,其所针对的靶点正是异位的费城染色体 [3]。伊马替尼的上市大幅度提高了白血病的治愈率,使得白血病成为治愈率最高的恶性肿瘤之一,也创造了无数的生命奇迹 [4,5]。

目前,以伊马替尼为代表的分子靶向药物已成为很多肿瘤治疗的一线药物,给肿瘤的治疗带来一场革命,而这一切都始于费城染色体的发现。这个故事说明了随着现在科技的不断发展和进步,不断刷新人类的认知,人类有更多的未解之谜,我们要敢于对现有的理论和技术,大胆提出新的假设,并坚持用科学的方法去求证,这样才能发现新的科学真理,最终造福于人类。

参考文献:

[1] 杨悦. 我不是药神:过去的故事,未来的思考. 中国卫生,2018(08):68-70.

[2] 菠萝. 靶向药物是如何对抗肿瘤的? 中国医药报,2018-07-11(004).

[3] 郭海涛,甄橙. 医学人看《我不是药神》. 中国医学人文,2019,5(04):69-70.

[4] 郭晓强. 靶向治疗的典范,精准医学的楷模从费城染色体到格列卫. 生命世界,2016(03):72-77.

[5] 佚名. 探究医药巨头诺华"神药"历程. 中国商界,2018(08):110-113.

(南京医科大学药学院 刘 阳)

89. 流感疫苗的前世今生——精诚合作、医者典范

感冒、流行性感冒、新型冠状病毒肺炎虽然很多症状具有相似性,但它们是由不同的病毒引起的疾病。感冒的传染性较弱,但流行性感冒和新型冠状病毒肺炎则传染性很强,症状也一般更严重。

流行性感冒,简称流感,是由流感病毒引起的急性传染性疾病,多爆发于冬季,从北半

球蔓延到南半球,是一种常见的传染病。由于流感几乎每年都会流行,很多人认为流感只是一种无伤大碍的小病,然而有数据表明流感每年能夺取高达 25 万 ~50 万人的生命,特别对老年人和身体虚弱的人,流感可能引起多种并发症,成为隐形的"致命杀手"[1]。由于流感病毒极易变异,导致人体内缺乏相应的抗体,往往每隔几年就会造成全球性的流感大流行。接种流感疫苗是最重要、最有效的流感预防措施。流感疫苗制造过程的背后则有一个全球公共卫生工作者通力合作的故事。

1918—1919 年,前所未有的大流感在一年之内横扫全球,在一年之内连续发生 3 次大规模流行,当时大约有 1/3 的世界人口(约 5 亿人)被感染并出现临床症状,夺去了当时地球上约 5% 人类的生命,成为有史以来报道的最为致命的一次流感疫情[2]。由于条件所限,这场流感至今仍有很多未解之谜,例如其来源、始发地和开始时间。

此后的 30 年,随着疫苗技术的发展,科学家们开始研究流感疫苗用于流感的预防。但是,流感病毒是一种 RNA 病毒,其变异速度非常快,每年都会有新的毒株生成,旧的疫苗往往难以发挥作用,导致需要每年针对最新的病毒结构进行"定制"生产流感疫苗。为了及时掌握流感的变化趋势,1953 年,世界卫生组织(WHO)召集各成员国,协调建立全球流感监测网络(Global Influenza Surveillance Network, GISN),通过各成员国积极分享病毒信息,促进国际和区域合作,提高疫苗的研发效率,目前已经有 100 多个国家加入该网络。每年 2 月和 9 月,WHO 根据这一监测网络的信息,分别针对南半球和北半球下一个流感季节的疫苗候选株进行预测性推荐,并制备参考株提供给疫苗制造商,使疫苗生产商可以生产出针对最新病毒的流感疫苗。

虽然流感大流行常常难以避免,但是通过流感疫苗进行群体免疫,保护高危人群,可以极大降低流感的死亡率,发挥着十分重要的保护作用。我国也是 GISN 的重要成员,建立了覆盖全国的流感监测网络,收集数百家网络实验室和哨点医院的监测信息,并通过 GISN 向全球分享病毒的变异和耐药性信息,为全球流感检测、诊断、防控培训和疫苗研发等作出了重要贡献,已经成为全球流感防治体系中重要的组成成员和核心力量[3]。

虽然现有的流感疫苗尚不能发挥 100% 预防保护作用,但是随着大数据和人工智能的飞速发展,GISN 将能够有效改进现有的病毒预测模型,及时纠正疫苗的失误,并能够缩短预测时间,加快疫苗生产周期。今后的流感疫苗必然将在预防流感流行方面发挥越来越重要的作用[4, 5]。

在过去的百年间,世界人口增长了 4 倍,世界各国的交往更加紧密,使传染病的传播速度可能会加快,对公共健康和社会经济将产生严重影响。这个故事说明了在经济发展全球化的今天,传染病是人类共同的敌人,由于病原微生物可以通过媒介传播,而且由于交通的飞速发展,每天都有数百万人在旅行,一个国家或城市发生一种新的传染病的距离可能就是一架飞机的飞行距离。在地球村时代,传染病防治是世界难题,需要建立和完善全球公共卫生体系,通过国际社会共同的密切合作,才能够实现自身以及全世界的可持续发展[6]。

参考文献:

[1] LN, 玛格纳. 传染病如何影响人类世界? 社会科学报, 2020-02-20(008).

[2] 张瑜. 百年流感对抗史中的技术之殇. 辽宁日报, 2020-04-07(007).

[3] 朱兰. 关于接种流感疫苗,你应该知道的那些事. 中国食品药品监管, 2020(01): 98-101.

[4] 闵芳. 打了疫苗,就一定不得流感了吗. 生命与灾害,2020(01):10-11.

[5] 王喜民. 流行性感冒的预防与治疗. 中国实用医药,2011,6(4):246-247.

[6] 丁丽丽,郭雪,赵淑洁,等. 流感病毒裂解疫苗上市后再评价研究. 微生物学免疫学进展,2020,48(01):14-18.

(南京医科大学药学院　刘　阳)

90. 丁苯酞成长的曲折故事——自主创新、柳暗花明

　　新药研发水平往往体现一个国家生物医药领域的基础研究能力和医药产业化水平。作为一个拥有 14 亿人口的大国,药物研发的自主创新对中国人民健康和国家安全具有重要意义[1]。然而,药物研发不是一帆风顺的,实际上往往经历千辛万苦之后才可能柳暗花明。一个药物的发现到上市需经过比较漫长的基础研究、临床前研究、临床试验、新药申报等过程,离不开科学家们的艰苦付出,也离不开企业家们的不懈努力。

　　丁苯酞是我国自主创新的国家Ⅰ类新药,具有保护线粒体和改善微循环的独特作用,用于治轻、中度急性缺血性脑卒中。丁苯酞是芹菜籽油的化学成分之一,具有芹菜的香味。从芹菜籽中提取的左旋丁苯酞,后经人工合成为消旋体,简称为丁苯酞。现有两种丁苯酞制剂,丁苯酞软胶囊剂和丁苯酞注射液。丁苯酞从 1986 年开始研究至今历经 30 多年,是我国历史上第三个自主开发的国家Ⅰ类新药,是脑血管病领域第一个拥有自主知识产权的创新药物[2],也是国际上首个作用于急性缺血性脑卒中多个病理环节的创新药物。中国医学科学院药物研究所与石药集团有限公司的"丁苯酞原料及软胶囊"项目荣获 2009 年国家科技进步二等奖,是本年度国内制药类科技成果的最高荣誉。

　　丁苯酞的发现与推广经历过一个曲折的过程。1978 年,中国医科院药物所研究员杨峻山率先从芹菜籽中分离出了左旋丁苯酞,1980 年该所研究员杨靖华则首次化学合成了丁苯酞。药理研究结果表明,丁苯酞有广谱的抗惊厥及中枢镇静作用,并具有一定的抗癫痫作用,但所需剂量过大、存在产生毒副作用的安全隐患,其后续研发就此搁浅。1986 年,从事神经药理研究多年的冯亦璞研究员开始研究丁苯酞的脑缺血治疗作用[3],并在 1991 年启动代号为"911"的研究课题,对丁苯酞防治脑缺血和脑卒中的药效学进行了系统研究,从整体动物、器官、组织、细胞及分子水平证实了丁苯酞治疗脑卒中的独特作用——能重建脑缺血区微循环,显著缩小脑梗死面积,并能保护线粒体功能,改善脑代谢[4]。1993 年,丁苯酞研究取得了突破,其研究成果申请了系列专利。在此过程中,冯亦璞研究员在丁苯酞治疗脑卒中作用的发现与新药开发中的贡献突出。

　　丁苯酞的临床前研究阐明了其治疗脑卒中的药效和药理机制,但其临床应用还需经过临床试验。1995—1999 年,丁苯酞相继完成了Ⅰ期、Ⅱ期、Ⅲ期临床试验,Ⅱ期临床试验(201 例)和Ⅲ期临床(443 例)的结果证明丁苯酞总有效率为 70.3%。丁苯酞临床试验的成功引起了石药集团的兴趣,石药集团买入丁苯酞项目并进一步推动其产品上市。2002 年,丁苯酞软胶囊(恩必普)取得新药证书及试生产批件,但是此时的批准文号是国家的"试字号"。2003 年石药集团专门成立恩必普药业有限公司,并启动Ⅳ期临床试验。2004 年

11 月,丁苯酞软胶囊上市。2010 年,石药集团开发的新剂型丁苯酞氯化钠注射液上市。

一个药品的成功还在于其临床疗效及市场认可程度。丁苯酞软胶囊 2005—2009 年的销售虽有增长,但销售额远远低于预期。2009 年丁苯酞进入国家医保目录,2010 年丁苯酞软胶囊及新批准的丁苯酞氯化钠注射液的销售额增长迅速。据石药集团官网公布,丁苯酞产品在 2012 年、2013 年连续两年销售收入突破 10 亿元,成为我国首个销售额突破 10 亿元的自主创新药物。据统计,丁苯酞胶囊及注射液 2018 年销售额为 43.8 亿元,丁苯酞产品实现了它的华丽转身。

丁苯酞从最初发现到研究搁浅,又到新药理作用的发现和确证,最后经过近 10 年的临床试验后终于上市。正是研究人员的灵光一闪和不懈坚持,才有自主创新药物的柳暗花明。丁苯酞及其系列产品的成功必将激励我国自主创新药物研发的不断发展。

参考文献:

[1] 谭小芹,熊嘉诚,朱亭霏,等. 中国药物分子设计 40 年发展成就. 中国科学,生命科学,2019,49(11):1375-1394.

[2] 徐蓓,赵志刚. 脑血管病治疗药物丁苯酞注射液的药理与临床研究评价. 中国新药杂志,2011,20(11):947-950.

[3] 冯亦璞,胡盾,张丽英. 丁基苯酞对小鼠全脑缺血的保护作用. 药学学报,1995,30(10):741-744.

[4] 冯亦璞. 缺血性脑卒中的病理生理及药物治疗现状. 药学学报,1999,34(1):72-78.

（苏州大学药学院　邓益斌）

第九章 临床药理学课程思政教学案例

91. O 药成功上市的背后故事——持之以恒、前赴后继、跨越荆棘

电影《我不是药神》让大家认识到神药"格列宁"治疗白血病的特效性，也让我们认识到抗癌药物对于肿瘤患者的重要性，临床上大名鼎鼎的 Opdivo（纳武利尤单抗注射液），俗称 O 药，就是治疗肿瘤的神药之一。

作为全球首个获得监管机构批准的程序性细胞死亡蛋白 -1（programmed death-1，PD-1）抑制剂，O 药在肿瘤治疗方面不同于传统抗癌疗法直接攻击癌细胞，而是通过抑制人体免疫 T 细胞表面的 PD-1 与肿瘤细胞表面的受体结合，重新激活人体自身的免疫系统来发挥持续抗肿瘤作用，给患者带来长期生存获益和持久免疫应答[1]。O 药目前已在全球超过 65 个国家及地区累计获批了十多个适应证，在肿瘤治疗领域开创了新纪元，填补肿瘤治疗存在的市场空白，成为继手术、化疗和放疗后的第四大肿瘤主流治疗方法。

O 药成功用于肿瘤治疗的背后是我们难以想象的困难，1992 年日本科学家本庶佑首次提出 PD-1 能够抑制免疫系统的理论[2]，但是这些关于免疫系统与肿瘤相关联的基础研究并未引起科学界的重视，在随后的十多年里，本庶佑、Gordon Freeman 及陈列平教授等多个国内外专家对 PD-1 不断深耕，深入研究 PD-1 与肿瘤之间的密切联系，随着各项研究结果的发表，终于推动了科学界对肿瘤与免疫系统的理解和重视。基础研究只是新药开发的一小部分，虽然前期的基础研究被理解了，但是药物开发过程中资源的缺乏又是一个难题，没有专家指导、缺乏数据与文献支撑、无法外购实验材料、实验条件不知如何建立……各个问题都在阻挠 PD-1 抑制剂的研发。然而项目启动者王常玉教授并没有放弃，他花了多年的时间带领科研团队不断摸索，从最基础的基础克隆、蛋白表达到后来的蛋白改造、氨基酸替换，一步步推动试验的进展，终于发明出全新的 O 药。药物研发的难题解决了，更大的问题又再延缓 O 药上市的进程，不管是什么科研产品，上市前的临床试验都是一个风险极高的过程，颇受关注而在关键阶段戛然而止的科研项目比比皆是。在首批 39 名癌症复发患者的 O 药临床 I 期试验中，无论是无进展生存期，还是客观响应率，与传统抗肿瘤药物相比，O 药的治疗效果并不惊艳，包括研发公司 Medarex 在内的多数人都对 O 药的价值产生质疑，一度想放弃这个"自杀项目"，最后 Medarex 公司甚至将包括 O 药在内的多个项目出售给其他公司。管理层放弃 O 药了，研发团队却没有。在之后的四年里，科研人员一直致力于 O 药临床试验结果的研究，终于他们发现在第一批晚期耐药的癌症患者中，一位结直肠癌患者完全缓解，一位肾癌患者和黑色素瘤患者部分缓解，两位黑色素瘤患者的肿瘤显著缩小[3]。这个结

果引起了行业的重视，O 药的命运也随之逆转，成为治疗肿瘤的重磅药物。

O 药的研发历程可谓艰辛，是多个研发团队数名科学家 20 余年前赴后继的努力，从最初的基础理论，经历转化医学研究，最后再到临床试验，不知道一代代科学家克服了多少困难，最终才促进 O 药的诞生，给肿瘤患者带来长期生存的希望，让肿瘤治疗领域的科学研究向前迈进一大步。

科研历程就是这样一条充满荆棘的坎坷道路，从来没有捷径可言，作为一名科研工作者，我们必须拥有不问功与名、十年磨一剑的勇气和担当；我们也要有持之以恒、永不放弃的决心。科研之路永远没有尽头，前方总是充满了不确定性。既然选择做一名科研人员，我们能做的就是勇担重任、永不言弃，接过前辈的接力棒，一代一代、前赴后继地走下去。

参考文献：

[1] 褚涛. "O 药" "K 药" 与 2018 年诺贝尔生理学或医学奖. 生物学教学, 2019, 44 (6): 78-80.

[2] ISHIDA Y., Y. AGATA K. SHIBAHARA, et al. Induced expression of PD-1, a novelmember of the immunoglobulin gene superfamily, upon programmed cell death. EMBOJ, 1992, 11: 3887-3895.

[3] C. WANG, K. B. THUDIUM, M. HAN, et al. In vitro characterization of the anti-PD-1antibody nivolumab, BMS-936558, and in vivo toxicology in non-human primates. Cancer Immunol, Res 2014. 2: 846-856.

（南京医科大学药学院　徐华娥，赵昆磊）

92. 咪唑类驱虫药物引发急性脱髓鞘脑病——积极探索、勇挑重担

药物如水，能载舟亦能覆舟。任何药物都具有对立统一的属性，具有两面性，包括治疗作用和不良反应，就像一把双刃剑，既能治人救命，也能致命伤人。譬如曾经在我国广泛使用的咪唑类驱虫药物（驱虫净、驱虫速）在驱虫的同时也引发了严重的不良反应——急性脱髓鞘性脑病。

20 世纪 70 年代末期，自浙江省温州市开始，十多个省市都陆续出现了一种病因未明的脑炎，患者均出现全身乏力、言语不清等神经系统症状以及头晕、恶心的流感综合征症状。至 20 世纪 80 年代，该脑炎发病数猛增，遍布全国各地。至 1986 年全国报告病例已逾 2 万，估计受害人数上百万，并一度成为神经科的主要危重症，仅次于中风。

1976 年该病被命名为 "散发性脑炎" （散脑），病因不明，可能与颅内病毒感染及免疫功能障碍有关[1]。但由于缺乏流行病学群体性研究的论证，既难以肯定，又无切实有效的预防对策。为查明病因，温州医学院附属第一医院神经内科郑荣远教授勇挑科研重担，带领团队成立了 "脑炎研究组"，运用流行病学的方法，对温州市该脑炎的病因展开了研究；经过十多年时间的不懈钻研，通过长期多项目的流行病学研究，终于发现患有该病的患者发病之前确实有普通安全剂量的驱虫药接触史，影像学显示脑实质弥散性或局灶性损害的多种神经精神症状和体征，最终确认该病病因，服用驱虫药导致这种新发现的中枢神经系统的药

源性疾病——迟发而严重的药物不良反应,证实该脑炎并不是散脑(凡能查清病原者,均不属于散脑),而是急性脱髓鞘性脑病 [2],最终为患者带来了福音。

那驱虫药到底是一个什么样的药物呢? 我国最早用的驱虫药是一种咪唑类药物,又叫驱虫净,它的主要成分四咪唑((Tetramisole, TMS),是 1966 年被发现的一种新型驱除肠道线虫的药物,能选择性抑制虫体肌肉内的琥珀酸脱氢酶,阻止延胡索酸还原为琥珀酸,影响虫体肌肉的无氧代谢,使其神经肌肉去极化,致使其肌肉持续性收缩而麻痹 [3],从而发挥抗肠道线虫的作用。我国在 20 世纪 70 年代将其研制成功并投入生产,并作为广谱抗驱虫药逐渐在各地广泛应用于临床。1976 年,科学家发现 TMS 分子结构中,具有一个不对称中心,存在两种旋光异构体:左旋异构体(左旋四咪唑, levamisole, LMS)和右旋异构体(右旋四咪唑)。实验证明,其驱虫作用为左旋异构体所产生的生理活性,和 TMS 比较,单独应用 LMS 治疗肠道线形虫的感染,具有剂量小、疗效高等优点,随后将 LMS 试剂成功,并将其商品名命名为驱虫速,与驱虫净一起作为广谱驱虫药应用于临床 [4]。后来的研究发现 LMS 还有免疫调节和免疫刺激功能 [5],可以用于肺癌等多种肿瘤术后的辅助治疗,恢复骨髓抑制。另外还可用于类风湿关节炎、红斑性狼疮支气管哮喘、小儿呼吸道感染、病毒性肝炎等多种疾病的治疗,用途广泛 [6]。

二十世纪七八十年代一直认为咪唑类驱虫药(TMS 和 LMS)是足够安全的,TMS 和 LMS 的神经系统毒性并没有引起足够的重视,因此有关这方面的研究很少。郑荣远团队的重大发现为急性脱髓鞘性脑病的预防和控制找到了对策。并且为国家药品安全监管司、国家药品评价中心提供并报告了这几类药物上市后再评价的科学依据。郑荣远主持完成的《咪唑类驱虫药引起急性脱髓鞘脑病的多项目药物流行学研究》,在世界上首次报道了这一中枢神经药源性疾病的病因,曾受到 WHO(World Health Organization)的称赞“在世界药物不良反应史上,这是中国人的唯一骄傲”。

但是,咪唑类驱虫药引起的脱髓鞘性脑病的机制尚不明确,目前多数学者认为咪唑类驱虫药(TMS 和 LMS)作为抗原或半抗原作用于特异体质的个体,诱导机体产生 Ⅱ、Ⅲ、Ⅳ型变态反应,以 Ⅳ变态反应为主 [7]。有关于咪唑类驱虫药引起的脱髓鞘性脑病的机制还需要我们进一步发挥钻研精神,像郑荣远教授那样不断去探索研究,以期为广大的患者造福。

参考文献:

[1] 穆娇,王广东,张宏燚,等. 散发性脑炎误诊为破伤风临床分析. 临床误诊误治,2015,28(2):66-68.

[2] 郑荣远. 咪唑类驱虫药致迟发性脑病与散发性脑炎的鉴别. 中华内科杂志,1995,34(07):468-471.

[3] 王长连,林玮玮. 左旋咪唑致脱髓鞘脑病. 中国医师协会,中国医院协会,中国药学会. 药物性损害与安全用药学术会议论文集,2009:171.

[4] 汉江制药厂. 优良广谱驱虫剂——左旋咪唑的制取. 陕西化工,1976,(Z1):13-16.

[5] 宋旸,卢岩. 左旋咪唑致脱髓鞘脑病. 神经疾病与精神卫生,2010,10(6):638-639.

[6] 李璐玚. 驱虫药左旋咪唑的其他用途. 首都医药,2009,16(17):41.

[7] 张停亭,庄顺芝,孔令恩,等. 左旋咪唑致脱髓鞘脑病 1 例. 大家健康(中旬版),2018,12(8):266-267.

(南京医科大学药学院　徐华娥　段振东)

93. 华法林：从毒药到良药——科学严谨、善于思考、勇于探索

长期以来，华法林一直是临床抗凝治疗的基础性药物。但是，许多人不知道华法林最开始别名叫"灭鼠灵"，而作为灭鼠毒药的华法林是怎么成为抗凝药物的呢？在新型抗凝药不断问世的今天，华法林是怎么保证地位不被取代的呢？我们来看看华法林的前世今生。

华法林的发现是一个偶然。1921年，北美的牧场主发现牛羊在受到轻微外伤后就出血不止，甚至因此死去。加拿大兽医病理学家弗兰克·斯科菲尔德（Frank Schofield）细致调查发现由于天气异常温暖，农场储存的牧草发霉腐败，"难道是发霉牧草的原因？"他用兔子作为实验对象，发现吃发霉牧草的兔子发生了异常出血，而吃新鲜牧草的兔子则安然无恙，由此证实是霉变的牧草引起了牲畜凝血功能障碍。然而，到底霉变牧草中是什么引起了凝血异常呢？做植物药学研究的卡尔·保罗·林克（Karl Paul Link）在前人的研究基础上不断探索，终于从霉变的牧草中分离出了双香豆素类物质。原来，天然的单体香豆素并无毒性，在发霉的牧草中由于真菌作用被氧化为双香豆素，进而引起抗凝作用[1]。

牛羊出血的"元凶"虽然被找到了，但林克并没有停止思考，他在努力为双香豆素寻找出路。他突发奇想，能不能将分离出的双香豆素作为"灭鼠药"，使老鼠流血而死呢？林克对双香豆素进行改造，经过反复研究相关的实验数据，历时三年后，终于在1948年筛选出了毒性最强的一种衍生物作为灭鼠药使用。"灭鼠药"被命名为Warfarin，中文译名为华法林，也就是大名鼎鼎的"灭鼠灵"。在很长时间内，华法林都是颇受欢迎的灭鼠药。

本以为灭鼠是华法林的唯一出路，一场意外事件使事情出现了转机。1951年，一个美国大兵试图通过服用华法林自杀，送到医院接受维生素K治疗后竟完全康复，这引起了研究者们对华法林用于人体抗凝作用的极大兴趣。深入研究发现华法林是通过抑制维生素K依赖的凝血因子活化发挥抗凝作用，在一定范围内是安全的，可以作为抗血栓的药物。20世纪50年代开始，华法林被应用于深静脉血栓形成、房颤以及瓣膜置换术后患者的抗凝治疗。但是，在临床应用中面临了新的问题，华法林治疗窗窄，使用不当可能导致脑出血、消化道大出血等严重后果，甚至危及生命。为了克服制约华法林广泛应用的剂量控制问题，世界卫生组织推荐可以采用国际标准化比值监测华法林疗效。自此，全世界范围内正式迎来了华法林"一统口服抗凝药物江湖"的时代。

随着华法林的广泛使用，华法林的个体差异性越来越受到重视。国内外学者发现并证实了基因多态性是造成华法林个体差异的决定因素之一。随后，美国食品药品监督管理局两次更新华法林的说明书，指出基因变异可能对华法林产生影响，并公布了基因型分类计量表。美国临床药理学实践协会研发了*CYP2C9*和*VKORC1*基因华法林剂量预测模型，国内许多学者也深入研究了适合中国人的华法林预测模型[2]。除了遗传因素，研究人员发现年龄、身高、体重以及合并使用的药物，甚至饮食都会引起华法林疗效改变。近年来，临床药师深入临床，对使用华法林患者进行治疗全过程的药学实践[3]，在华法林治疗过程中综合分析遗传因素、个体因素、病理因素、合并用药因素，协助医师为患者制订个体化的治疗方案，这极大地推动了华法林的合理应用，也为药师实现自我价值提供了重要途径。

华法林的问世为我们揭示了科学研究从现象到本质、从实验室到实践及临床应用的一般规律。表面上看,华法林的发现貌似是许多偶然事件的堆叠,但偶然中总是存在必然,伟大的创新往往都是厚积薄发,这也正是科学的魅力!而华法林上市后,虽然面临各种各样的问题却仍然活跃在抗凝一线,这离不开诸多科研工作者、医师、药师的共同协作、不懈努力。近年来,研究人员又有了惊喜的发现,对于 50 岁以上人群华法林具有广泛的抗肿瘤活性[4]。未来,我们还要继续秉承科学严谨的态度,善于思考,全方位认识华法林,不断探索华法林合理使用的方法,真正实现华法林的个体化给药,让这位"钢丝上的舞者"继续绽放光彩。

参考文献:

[1] 张路. 华法林的发现史:从灭鼠药到救命药. 协和医学杂志,2018(2):190-192.

[2] JOHNSON J A, GONG L, WHIRL-CARRILLO M, et al. Clinical Pharmacogenetics Implementation Consortium Guidelines for CYP2C9 and VKORC1 Genotypes and Warfarin Dosing. Clinical Pharmacology & Therapeutics, 2011, 90(4):625-629.

[3] 张媛,李进峰,丛日楠. 简述华法林治疗全过程药学实践的路径和方法. 中国医院药学杂志,2013(18):75-77.

[4] HAALAND G S, FALK R S, ODDBJØRN STRAUME, et al. Association of Warfarin Use With Lower Overall Cancer Incidence Among Patients Older Than 50 Years. Jama Internal Medicine, 2017, 177(12:5):1:565-7:570.

(南京医科大学第一附属医院药学部　郭　苗)

94. 经典药物沙利度胺的峰回路转——严谨求实、打破成见

说到沙利度胺,大多数人可能并不熟悉,但是提到它的另一个名字"反应停",绝大多数人则都会露出惋惜的表情。因为 20 世纪 60 年代,许多孕妇使用沙利度胺缓解呕吐等妊娠反应后,诞下"海豹肢"畸形儿。这一不良反应使其迅速退出了国际市场。这便是使沙利度胺闻名世界的重大药源性伤害事件——"反应停事件"。

有这么严重的不良反应,很多人想必都认为沙利度胺必然早已退出历史舞台。其实不然,如今,沙利度胺依然活跃在临床上,治疗着许多患者的病痛。下面我们来看沙利度胺一路走来的历程。

沙利度胺是一种人工合成的谷氨酸衍生物,最早是由诺华制药的前身 CIBA 制药在研发抗菌药物时合成,但由于它并没有抗菌活性而被放弃。后来,德国一家制药公司对其进一步研究发现,沙利度胺有明显的中枢神经系统抑制作用,对恶心呕吐等早期妊娠反应有良好的缓解作用。但当时,这家公司在并没有充分权衡药物安全性的情况下,就声称其"安全无毒副作用,包括孕妇及儿童均可服用,在实验室中未能找到小鼠的致死剂量"[1]。当它以商品名"反应停"作为一种非巴比妥类镇静剂上市后,迅速受到了欧洲、非洲、拉丁美洲和澳洲各地孕妇的追捧。然而,未能严谨求实的科学态度导致了恶果:大批海豹肢畸形儿诞

生，很快就有学者将这一现象与沙利度胺的使用联系起来[2]。一年间，反应停被迫迅速在世界各地退市。

但美国人民却幸免于难，这是因为与这家德国制药公司急功近利、好大喜功的做法恰恰相反，当时美国食品药品监督管理局的一名职员 Frances Kelsey 认为，沙利度胺安全性研究数据不足，坚持要求美国代理沙利度胺的公司给出药物安全性的证据，否则不予受理上市。她顶住了多方的压力，秉持用实验事实说话的原则，使一代美国孕妇和新生儿免于遭受反应停事件的伤害。

"反应停事件"发生后，沙利度胺一度被认为是毒性药物，令人闻风色变。这一药害事件让医药工作者意识到，小鼠作为常用实验动物在用于研究药物生殖毒性时的片面性。另外，沙利度胺的一对光学异构体中，R 型异构体中枢抑制作用较强，S 型异构体则与它的致畸作用密切相关。这也促使了药品监管部门和制药公司更加关注新药光学异构体的药理学和毒理学差别。

然而科学家们并没有放弃沙利度胺。事情的转机发生在 1965 年，以色列皮肤病学家 Jacob Sheski 使用沙利度胺治疗麻风性皮肤结节红斑患者所伴有的长期失眠症状，却意外地发现这一药物改善了患者们的皮肤损伤[3]。另外，沙利度胺在免疫学方面的新发现，使得药学界对沙利度胺的进一步开发恢复了信心。1991 年，Sampaio E.P. 等人发现沙利度胺的抗麻风病活性可能和炎症因子——肿瘤坏死因子（TNF-α）相关。这将沙利度胺的使用领域进一步往抗炎和抗癌等方向拓展开去[4]。1998 年，经过严格的审批，美国 FDA 终于批准沙利度胺作为抗麻风药物上市。2006 年，沙利度胺再次获批用于治疗骨髓瘤。而今沙利度胺活跃在临床，还被用于治疗复发性口腔溃疡、免疫系统疾病、皮肤系统疾病[3]、肝细胞癌等恶性肿瘤疾病[5]等。

"反应停事件"为药物安全性研究带来了前所未有的重视和突破性的新认知。其后，一位位像 Jacob Sheski 这样的医药工作者并没有对这一药物形成固有的成见，而是善于发现研究工作中的新突破口，不断开拓沙利度胺的新用途，使得沙利度胺曲折命运再一次峰回路转，进一步由治疗麻风病这一罕见病的"孤儿药"发展成为备受瞩目的抗癌药。沙利度胺的故事告诉我们，在科研工作尤其是医药研究中，严谨求实、打破成见和勇于创新的精神是难能可贵又必不可缺的。

参考文献：

[1] 朱兰. 沙利度胺的故事. 中国食品药品监管, 2019（09）：110-113.

[2] MCBRIDE W G. Thalidomide and congenital abnormalities. Lancet, 1961, 2（1358）：90927-90928.

[3] 桂瑞, 宋永平. 沙利度胺的临床应用新进展. 医学综述, 2012, 18（11）：1739-1742.

[4] SAMPAIO E P, SARNO E N, GALILLY R, et al. Thalidomide selectively inhibits tumor necrosis factor alpha production by stimulated human monocytes. The Journal of experimental medicine, 1991, 173（3）：699-703.

[5] 潘骥群, 鲁光平, 于志坚. 沙利度胺抗肿瘤的研究进展. 中华肿瘤防治杂志, 2012, 19（07）：552-555.

（南京医科大学第一附属医院　魏梦琳）

95. 西罗莫司上市的波折之旅——坚守不摧、精勤不倦

西罗莫司（sirolimus）是一种新型、强效、低毒的大环内酯类免疫抑制药，临床上主要用于防治肾移植物的排异反应，其分子式为 $C_{51}H_{79}NO_{13}$，分子量 914.2。临床常用的抗排异药物，如钙调磷酸酶抑制剂（CNI）、他克莫司（FK506）和环孢素 A（CsA），长期使用可导致急性、慢性及剂量依赖性肾毒性。西罗莫司由于不会抑制钙调磷酸酶，因而可完全避免 CNI 的肾毒性，是器官移植后出现肝、肾功能不全或 CNI 不能达到理想药物浓度时的最佳选择之一 [1]。

（1）西罗莫司的发现：20 世纪 70 年代初，一位名叫苏伦·塞加尔（Suren Sehgal）的生物学博士因为研究抗真菌药物而从复活节岛的土壤里分离、发现了一种全新的抗真菌化合物。因为这种化合物来源于复活节岛的土壤，苏伦·塞加尔将这种化合物命名为雷帕霉素（rapamycin），"雷帕"来源于土著人对复活节岛的称呼（Rapa Nui）。目前，雷帕霉素已被美国更名委员会重新命名为"西罗莫司" [2]。

（2）西罗莫司上市的波折之旅：苏伦·塞加尔发现雷帕霉素时就职于加拿大蒙特利尔的一家制药公司。后来，由于公司搬家，塞加尔博士从加拿大搬到了美国，他对雷帕霉素的研究被迫暂停。当塞加尔博士再次开启对雷帕霉素的研究时，已是十几年后的 1987 年。

作为以抗真菌为目的而研发的西罗莫司，在动物身上进行实验后，塞加尔发现西罗莫司能消灭所有有害的真菌，这是非常令人欣喜的。但不幸的是，塞加尔同时发现，西罗莫司在抗真菌的同时也会抑制动物的免疫系统。在抗真菌治疗时，为了达到好的抗真菌效果，必须要有好的免疫系统和抗真菌药物同时发挥作用。而西罗莫司对免疫系统的抑制无疑是对其自身抗真菌应用的一个无法克服的缺陷。因此，塞加尔所在的制药公司的高管决定放弃这种药。

塞加尔知道另一种抗真菌的化合物"环孢霉素"（cyclosporine）已被用于器官移植患者的治疗。和西罗莫司一样，环孢霉素也会抑制免疫系统，但对于移植患者来说，它能防止患者出现排异反应，是一种理想的药物。因此，塞加尔推断，西罗莫司可能也可以用作防排异的药物。然而，当时塞加尔就职的制药公司因为已经与另一家制药公司合并，新的管理团队对器官移植药物不感兴趣，他们立刻否决了塞加尔的提议 [3]。

塞加尔深知大型制药公司的运作规律：高管经常换人。因此，每当有新的管理团队上任，塞加尔都会提议将"西罗莫司"作为器官移植药物进行研发。此种情况重复了三四次后，塞加尔的上司认为，为了一个毫无意义的小项目反复提出建议让老板不胜其烦，于是他被命令将"西罗莫司"的培养菌直接扔进高压灭菌器里灭掉。这样，塞加尔研发器官移植药物的建议会随着这种微生物的消失而停止。塞加尔服从了上司的命令。

（3）转机：塞加尔虽然将"西罗莫司"的培养菌扔进了高压灭菌器里，但却把其中一份培养菌偷偷带回家，冻在了冰箱里。

塞加尔的孤注一掷终于有了回报。他的上司很快换了岗位，另一个管理团队接管了公司。塞加尔再一次提议将西罗莫司作为器官移植患者的抗排异药物进行研发。这一次，新上司批准了这个项目 [3]。

（4）成功走向市场，应用于移植患者：塞加尔将西罗莫司先后应用在动物和人体进行测试，均取得了成功。1999年，距离塞加尔首次发现"西罗莫司"的25年后，这种抗真菌的药物最终被美国食品药品监督管理局（FDA）批准成为抑制免疫系统的药物[3]。

药物的发现与研究是一个处处充满各种不确定因素而漫长的过程，西罗莫司之所以能够应用在器官移植患者，并不断被开发应用于冠状动脉支架的涂层，延长其使用寿命。不得不说，这得益于生物学家苏伦·塞加尔长达25年之久的坚守。

参考文献：

[1] 王伟霞，张翠欣，唐霄. 西罗莫司临床应用及药物相互作用的研究进展. 临床合理用药杂志，2018，11（31）：173-177.

[2] 程元荣. 新型强效免疫抑制剂西罗莫司（Sirolimus）的作用机理、药物代谢和临床. 四川生理科学杂志，2000（04）：8-9.

[3] [美]唐纳德·R. 基尔希，[美]奥吉·奥加斯. 猎药师. 陶亮，译. 北京：中信出版集团，2019.

（南京医科大学第一附属医院　王源园）